U0935862

智慧健康养老服务与管理专业教材
编审委员会

主　任：

刘文清　广东开放大学（广东理工职业学院）校长、广东省重点学科老年学学科带头人、广东老年大学负责人、广东终身教育学分银行管理委员会副主任；国家民政行业指导委员会副主任委员、中国成人教育协会副会长、民政部养老服务业专家委员会委员、国家健康与养老服务专家委员会专家、广东省高职教育公安司法与公共管理类专业教学指导委员会主任委员、广东省成人教育协会会长、广东省本科高校继续教育指导委员会主任委员

副主任：

瞿志印　广东开放大学（广东理工职业学院）副校长

吴惠珍　滁州城市职业学院副校长

委员（排名不分先后）：

潘美意　广东开放大学（广东理工职业学院）图书馆馆长

王　磊　广东开放大学（广东理工职业学院）健康产业学院院长

赵国信　广东开放大学（广东理工职业学院）实训中心主任

吴　结　广东开放大学（广东理工职业学院）老年教育研究院院长

王建根　广东开放大学（广东理工职业学院）工程技术学院（物联网学院）院长

刘忠权　广东开放大学（广东理工职业学院）健康产业学院副院长

杨礼芳　广东开放大学（广东理工职业学院）智慧健康养老服务与管理专业负责人

邹　华　湖南中医药高等专科学校护理学院副院长

岳　亮　湖南娄底职业技术学院医学部中医康复教研室主任

邹立琴　肇庆医学高等专科学校健康养老教研室副主任

秘　书：

郑智源　广东开放大学（广东理工职业学院）党政办公室（外事办公室、校友工作办公室）秘书科副科长

王斯维　广东开放大学（广东理工职业学院）健康产业学院专任教师，广东省高职教育公安司法与公共管理类专业教学指导委员会秘书、广东省重点学科老年学学科秘书

智慧健康养老服务与管理专业教材

老年心理照护

主　　编　潘美意　杨立君

副 主 编　何　维　段　莉　田春生

参编人员　王斯维　黄缤慧　杨礼芳

广东高等教育出版社
Guangdong Higher Education Press
·广州·

图书在版编目（CIP）数据

老年心理照护 / 潘美意，杨立君主编．—广州：广东高等教育出版社，2022.8
（智慧健康养老服务与管理专业教材 / 刘文清主编）
ISBN 978-7-5361-7080-3

Ⅰ．①老… Ⅱ．①潘… ②杨… Ⅲ．①老年人－护理学－教材 Ⅳ．① R473.59

中国版本图书馆 CIP 数据核字（2021）第 159007 号

LAONIAN XINLI ZHAOHU

出版发行	广东高等教育出版社 地址：广州市天河区林和西横路 邮编：510500　营销电话：（020）87553335　38493773 网址：www.gdgjs.com.cn
印　　刷	东莞市翔盈印务有限公司
开　　本	787 mm × 1 092 mm　1/16
印　　张	19.50
字　　数	470 千
版　　次	2022 年 8 月第 1 版
印　　次	2022 年 8 月第 1 次印刷
定　　价	48.00 元

总 序

人口老龄化是社会发展的重要趋势，是人类文明进步的体现，也是我国当前及今后较长一段时间的基本国情。人口老龄化对经济运行全领域、社会建设各环节、社会文化多方面乃至国家综合实力和国际竞争力，都具有深远影响。积极应对人口老龄化，是贯彻以人民为中心的发展思想的内在要求，是实现经济高质量发展的必要保障，是维护国家安全与社会和谐稳定的重要举措。

党的十八大以来，以习近平同志为核心的党中央高度重视老龄工作，党的十九届五中全会将积极应对人口老龄化确定为国家战略。2021 年重阳节前夕，习近平总书记对老龄工作作出重要指示，强调各级党委和政府要高度重视并切实做好老龄工作，贯彻落实积极应对人口老龄化国家战略，把积极老龄观、健康老龄化理念融入经济社会发展全过程，加快健全社会保障体系、养老服务体系、健康支撑体系，让老年人共享改革发展成果、安享幸福晚年。

“十四五”时期，中共中央、国务院高位部署、科学谋划，积极应对人口老龄化战略。2021 年中共中央、国务院印发《关于加强新时代老龄工作的意见》，2022 年国务院印发《“十四五”国家老龄事业发展和养老服务体系规划》，共同构成了实施积极应对人口老龄化国家战略、实现老龄事业和产业高质量发展的顶层设计。自此，养老服务体系建设不仅成为积极应对人口老龄化国家战略的重要支撑，更是满足老年人日益增长的多层次、高品质健康养老需求的重要举措，既是社会工程，也是一项重要的民生工程。

“十四五”时期，我国老年人口规模大，老龄化速度快，老年人需求结构正在从生存型向发展型转变，养老服务还存在发展不平衡不充分等问题，主要体现在农村养老服务水平不高、居家社区养老和优质普惠服务供给不足、专业人才特别是护理人员短缺、科技创新和产品支撑有待加强等方面，建设与人口老龄化进程相适应的养老服务体系、培养与新时代养老服务体系相适应的养老服务人才队伍的重要性和紧迫性日益凸显，任务更加艰巨繁重。目前，我国养老服务人才队伍突出问题表现在人才严重短缺、队伍不稳定、文化程度低、年龄偏大、服务技能和专业知识差等方面，这些问题严重制约着我国养老服务水平的发展和提高，严重影响老年人多样化养老服务需求的实现。

职业教育是促进社会服务产业提质扩容的重要抓手，产教深度融合是促进产业高质量发展的重要手段。为服务国家积极应对人口老龄化战略，助推新时代养老服务体系建设，大力培养复合型养老服务人才队伍，广东开放大学（广东理工职业学院）作为“老年学”重点学科建设单位和粤港澳大湾区老年教育研究基地、粤港澳大湾区智慧健康养老研究基地、首批国家老年服务类示范专业建设单位，借助线上教学的优势、资源的优势、平台的优势与体系的优势，联合广东高等教育出版社，组织老年服务与管理的专家学者和一线教学经验丰富的专业教师，研发出版了本套智慧健康养老服务与管理专业配套教材。

本系列教材以专业教学标准和课程标准为依据，呈现出三大特点：

一是系统性。在编写思想上，充分体现能力为本的思想，注重职业道德和职业素养、职业技能的培养。教材的研发体现教育属性和职业属性的有机结合，既能满足专业教学及升学的需要，也能满足就业的需求。

二是创新性。在编写形式上，采用任务驱动编写模式，通过行动导向、项目引领、任务驱动等模块化教学，增强了“做中学、做中教”的教学双向互动，让职业能力培养有效地体现在教学过程中。同时增加数字资源模块，实现“互联网＋教育＋养老”。

三是实用性。教材内容的研发基于工作过程及职业情境，立足智慧健康养老服务与管理岗位需求，对准由行业企业专家提出的真实用人要求和职业活动，让学生切实掌握就业岗位的工作内容，达到职业能力及职业道德要求，实现学有所指、学有所用的目的。

本系列教材的研发得到了上级有关部门的关心和支持，也得到省内外有关职业院校、行业企业的大力支持和积极参与，在此致以衷心的感谢！

本系列教材的出版是我们为了建立和完善养老服务人才培养体系，提高人才培养质量所做的积极探索和努力，由于水平有限，难免存在不尽如人意之处，恳请广大专家、读者和一线教师提出宝贵意见，帮助我们把这项工作做得更好。

2022 年 6 月 20 日

目 录

项目一 老年人心理照护基础

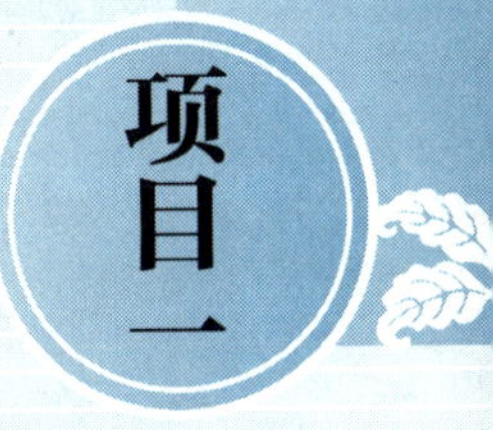

项目概述

21世纪以来，世界人口结构发生深刻的变化，西方发达国家陆续进入高龄社会，中国也成为世界上老龄人口最多的国家之一。为应对人口结构变化，各国政府都采取多种措施以缓解高龄社会带来的压力，尤其是老年人照护方面的问题。由于既往照护服务较多关注亚健康老年人、半自理老年人及失能老年人的生活、饮食、运动等综合性服务内容，而对心理照护服务存在不同程度的忽视。本章即从老年人心理照护服务的概念及内容、需求及意义标准及评估及实用技能这几方面进行详细阐述，重点介绍老年人心理照护服务的标准及评估，共2学时。

学习目标

知识目标	1. 熟知老年人心理照护的意义。 2. 掌握老年人心理照护的内容及需求。 3. 了解老年人心理照护的概念
能力目标	1. 能正确说出老年人心理照护评估的常用方法。 2. 能正确说出老年人心理照护评估的常用工具。 3. 能正确说出老年人心理照护评估的注意事项
素养目标	1. 具有使用心理照护评估常用工具的能力。 2. 具有实施心理辅导实用技能基本素能

项目导航

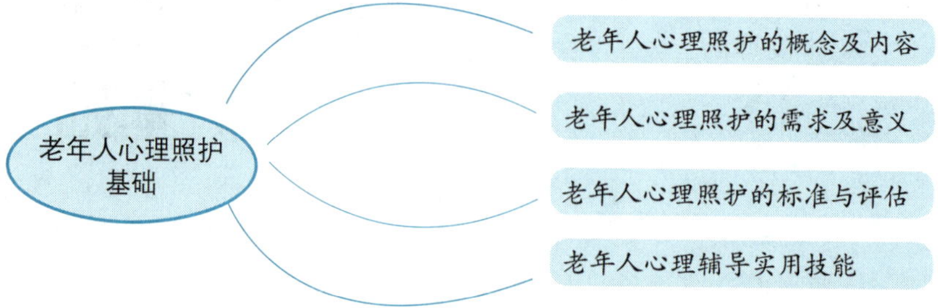

在线预习

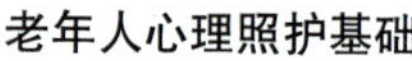
老年人心理照护基础

在线预习

任务一　老年人心理照护的概念及内容

任务情境

患者，女，62 岁，个体商户。因烦躁不安，失眠加重 3 个多月来院就诊。一年来受疫情影响门店生意收入缩减，半年前无明显诱因逐渐出现情绪不稳定，表现急躁，坐立不安、心神不宁，总预感有事要发生，整日忧心忡忡。同时还伴发心悸、气短、手心出汗，胃肠不适。曾多次就诊急诊科、消化内科、心内科、呼吸科，行胃肠镜、心电图、心脏彩超、肺部 CT 检查，均未见异常。但患者仍自觉躯体症状显著，对日常生活造成明显影响，自述内心感到很焦虑但又无所适从，时常白天，甚至半夜出去溜达，仍不能缓解心里难受的感觉。跟丈夫诉说后不能被理解，经常因为家庭琐事跟丈夫故意闹脾气。

现病史：近 4 周以来，情绪低落，紧张感趋于加重，脑中总是闪回多种不具体又毫无意义的想法。入睡困难，多梦，次日疲乏感显著，情绪更加烦躁，频繁就诊。既往无头颅外伤史、无感染病史、无精神活性物质使用史。

个人史：性格内向、总是担心事，遇到困难或解决问题时，总瞻前顾后，犹豫不决。

家族病史：无特殊。

体格检查：体温 36.8 ℃；脉搏 92 次 / 分；血压 150/92 mmHg。余未见异常。

心理量表测评：汉密尔顿焦虑（HAMA）32 分，严重焦虑；汉密尔顿抑郁（HAMD）23 分，中度抑郁。余未见异常。

精神科检查：意识清楚，接触主动，问答切题，眉头紧锁，表情紧张。候诊时，多次打断医生询问。坐立不安，在门诊走廊及诊室内来回踱步。语速较快，语言表达清楚，无思维联系增多、增快等。焦虑情绪显著，不能控制地反复诉说自己内心的焦虑、紧张不安，产生不好的预感。过分在意并担心自己的身体状况，并伴有情绪低落、自信心缺乏、兴趣减退。思维流畅，未引出感觉、知觉、感知觉综合障碍；未引出思维形式 / 内容障碍。情感反应协调，自知力完整。

初步诊断：抑郁伴焦虑。

任务目标

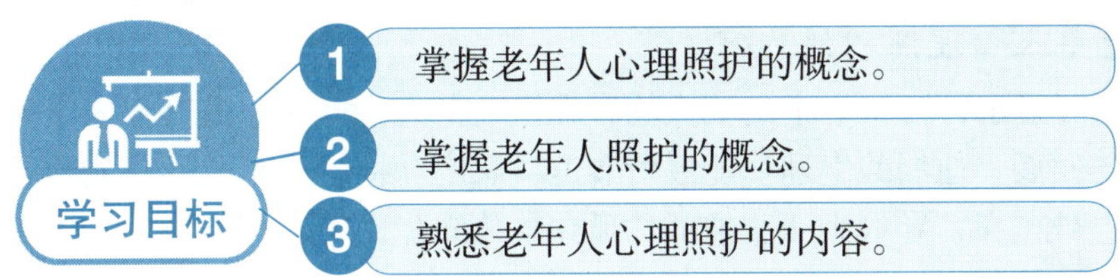

任务描述

老年人抑郁焦虑心理问题的常见表现是什么？具体的照护内容是什么？

1. 老年人心理照护的相关概念

人口老龄化是现阶段我国经济社会发展需应对的重大课题之一。伴随老龄化进程的加剧发展，老年人照护问题逐渐成为社会关注的热点问题。但中国的老年人照护受传统文化影响，早期是由家庭内的子女来承担主要照护责任。而无子女、无依靠、无劳动能力的老年人则在政府开办的养老机构或福利院内，接受以满足自身温饱及日常生活为主要目的的照护服务。由于我国老年人长期照护管理体制的缺陷，相关理论研究及教育改革的滞后，无论是从事老年人照护社会管理者，还是从事老年人照护服务的专业人员，都对老年人照护的认识存在许多误区。大多数人认为老年人照护就是生活照顾，不需要对照护者进行专业理论知识的教授和实践技能培训，或将老年人照护与老年人疾病的护理进行混淆，缺乏现代意义上的照护、管理理念和完善的社会保障机制。

随着经济的发展，医疗服务水平得到专业化提升，老年人照护的内涵发生了根本性的转变，老年人对心理满足、疾病治疗、社会依赖和归属感，以及生活质量提升的诉求越来越高。论及养老问题，“照料”“护理”和“照护”是常常易被混淆的三个概念，但其实三者之间存在显著区别。

照料：是指日常生活方面的服务，通常在研究社会性问题时被应用。

护理：是指诊断和处理人类对现存的、潜在的健康问题的反应，这是1980年美国学会对护理的定义，通常是在研究医疗保健问题时被应用。

照护：是一个综合性的概念，包含照料和护理的全部内容，是指对因高龄、患病导致生活不能自理或只能半自理，甚至生活不便老年人的生活照顾和医疗护理。广义的照护不仅包括因生理疾病所需的照护，还包括因健康问题所引起的心理和社会适应性等方面疾患和受损所需要的照护。

心理护理：是指护理过程中，由护士通过各种方式和途径（包括应用心理学和技术），积极影响患者的心理活动，从而达成护理目标的心理治疗方法。

心理照护：是老年人因遭受与健康因素相关、与家庭因素相关、与社会因素相关等问题的应激性事件导致出现焦虑、抑郁等负性情绪，甚至精神障碍等问题时，照护者应用各种方式和途径（包括心理学理论知识，心理辅导、心理咨询及心理治疗技术）积极影响老年人的心理活动，进而提高其适应能力，促进其心理健康的照护服务。

2. 老年人心理照护的内容

调查研究显示，90%以上的国人均存在潜在的心理问题。尤其对老年人而言，随着老年化的发展，他们的生理功能逐渐衰退，家庭和社会的角色及功能均会弱化，甚至被忽视、被抛弃，导致焦虑、抑郁、孤独、认知障碍等心理问题的发生。照护者及专业医护人员需在对上述心理问题进行客观评估的基础上，制定照护措施。

（1）老年焦虑。焦虑是个体在面临可能对自身形成威胁的客观事件或环境时，感到没有能力应对而产生的一种情绪。老年人因对身体和健康较为关注、对疾病和死亡易产生恐惧、对退休后收入减少以及自尊心易受损伤等原因，引发急性、慢性焦虑。老年人焦虑的表现主要有过分机警，对周围的人和事小心翼翼，过于警惕影响自己及他人生活；身体紧张，面部肌肉紧绷、眉头紧皱，不能放松；自主神经系统反应过强，产生出汗、眩晕、呼吸急促、心跳过快、胃部不适、大小便频繁等；对未来丧失信心，过分担心自己的身体状况、亲人关系、物质财产等。

面对上述老年焦虑患者的心理问题，照护者可采取以下几方面措施。

①正视焦虑，转移注意力：协助老年人正确认识并接受焦虑的存在，而不用其他理由来掩饰或否认。帮助老年人建立消除焦虑的信心，合理利用转移注意力的方法，去感受新的生活或心理体验，减轻或消除焦虑症状。

②倾诉：面对焦虑症状显著的老年人，照护者需引导其主动采取倾诉、哭泣的方式进行宣泄，之后再适时予以心理疏导，缓解焦虑情绪。

③自我放松：照护者协助老年人采用自我意识放松的方法来进行调节，即用语言引导处于焦虑状态的老年患者从躯干到四肢，直至手指、脚趾有意识地进行自主放松，

感受轻松、宁静的心理状态，行为上表现得更加快乐、轻松和自信。

④适度参加耗氧运动：评估老年人的心肺功能及运动习惯等基本情况，鼓励老年人适度参加慢跑、快走等耗氧运动，不但可以改善血液循环，促进身心健康，还可改变不良情绪，振奋精神。

⑤培养兴趣爱好：鼓励老年人主动发展一些兴趣爱好，通过从事自己感兴趣的事情，不但可增加生活情趣，还可感悟更加深刻的人生真谛。

⑥改善居住环境：通过对原有环境中光线、颜色、摆设进行调整，以及适老化设备的安装与完善，改善老年人的情绪。

（2）老年抑郁。抑郁是一种混合的复杂情况，主要包括痛苦和忧郁。其核心症状是缺乏快乐，会让老年人丧失体验快乐的能力，感到生活空虚，毫无乐趣可言。我国 60 岁以上老年人抑郁情绪的检出率为 12% ~ 36%，10% 的老年人还被确诊为抑郁症，严重危害老年人的身体健康、扼杀其积极情绪、损害其社会功能，降低其生命质量。

面对上述老年人的心理问题，照护者需保证老年人养成规律的生活作息，帮助他们在有规律的生活中充分感受生活乐趣及情绪；帮助老年人扩大社交范围，更好地融入社会，逐步恢复其社会功能；鼓励老年人积极参与户外活动，增强活动能力。而对抑郁症状较重，有严重自杀倾向或有自杀行为的老年人，需及时寻求专业治疗。

（3）老年孤独。孤独是个体的人际关系从数量、质量方面进行评价，都不能满足其社交需要，导致个体产生消极的主观情绪体验。这种封闭、弥散的心理状态，还常伴有寂寞、孤立、无助等不良情绪和精神空虚感。对老年人而言，受退离工作岗位、社交互动减少、家人朋友相继离世等多因素的影响，很容易诱发孤独等不良情绪。进而表现出情绪低落、离群索居、沮丧、愁眉不展，伴发失眠、食欲减退等症状。严重的孤独情绪会对老年人认知能力以及人际交往造成损伤，降低其生活质量。

照护者应协助老年人通过培养兴趣爱好等措施，寻找精神寄托；鼓励老年人在维持现有人际互动的同时，结交新的朋友，分享自己的生活与情绪；建议老年人的家庭成员对其予以理解和包容，多予以陪伴，减轻或消除其孤独失落感。

（4）老年认知障碍。老年认知障碍泛指因各种原因导致的各种程度不一的认知功能损伤，是一种常见的神经系统退行性病变，仅次于脑血管疾病而成为神经科的常见疾病。认知障碍包括轻度认知障碍到认知症等不同程度的分级。老年期是认知症发生率最高的阶段，并因增龄而导致轻度认知障碍的发生率有增高趋势。研究显示，认知症在 60 岁时的发病率为 1%，之后每增龄 5 岁，发病率增加 1 倍。认知症会降低老年人的生活质量，给家庭带来沉重负担和痛苦。因此，照护者一旦发现老年人确诊为认知症或有发展为认知症的可能，应及时进行适当的记忆训练、手工作业等脑功能训练；鼓励老年人加强体育锻炼，减缓病情发展速度并防止抑郁、焦虑等其他疾病的发生。

（5）老年偏执。老年人对事物的认识往往比较固执、思想保守，但如果过分固执、敏感且多疑，就形成偏执。老年偏执是一种常见的心理问题，多见于 65 岁以上的老年人，以女性多见。发生偏执的老年人不愿接受新鲜事物和新知识，长期固执坚持自己偏激的看法，并因他人未认同或遵从自己的看法或意见而充满敌意，严重时即会发展为老年偏执症，进而破坏老年人的人际关系，降低其生活质量。

面对偏执行为或偏执症的老年人，照护者切勿粗暴顶撞或激烈对峙，而需在评估了解其老年心理状况的基础上，进行耐心引导。帮助老年人客观认识偏执性格的危害，自愿自觉地采取自我调适、陶冶情操的方法，克服虚荣、孤僻自傲的缺点，控制自己的情绪冲动，与周围人建立起值得信赖、友好的人际关系。鼓励老年人寻找生活乐趣，养成接受新鲜事物的良好习惯。家中承担主要照护责任的照护者还需注重对老年人精神的赡养和抚慰，使老年人能保持愉快的心情安度晚年。

（6）老年成瘾。成瘾是指个体对某类事物或某种东西的依赖性达到一定程度，核心特征是成瘾者明知自己的行为具有危害性但仍无法控制。老年人常见的成瘾行为包括药物成瘾、囤积成瘾、网络 / 手机依赖等。药物和类药物依赖不但会损伤老年人的肝肾功能，还会对其认知功能、精神紧张度、情绪情感、睡眠与经历、躯体运动与感觉、家庭婚姻等方面造成影响，降低其生活质量。囤积与老化有关，老年人可能通过囤积行为而排解孤独、体现自我价值，或面对应激事件时转移注意力。但过度的囤积行为通常会给老年人及其家庭成员造成负面影响，容易引发家庭矛盾、邻里冲突，产生环境卫生问题，还可能造成火灾隐患。随着网络科技的发展及手机等电子产品的普及，网络或手机成瘾在老年群体中的发生率也逐渐增高，导致老年人因过度沉溺于网络而影响人际关系，或因缺乏对网络信息的鉴别而受骗，蒙受经济或情感损失，加重孤独、抑郁情绪。

面对老年成瘾的心理问题，照护者可采取的措施包括：当老年人患病或自己感觉身体不适时，需及时就医问诊，遵医嘱合理用药以减少药物滥用而发生依赖；照护者及社区卫生工作人员采取电话、网络及上门走访的方式与老年人多沟通，及时发现并抚慰、疏导其消极情绪，采取多途径的方式丰富其晚年生活，转移注意力以减少不必要的囤积行为；对有网络、手机依赖行为的老年人，需评估并结合老年人的意愿，由照护者和老年人共同制订日常作息计划，合理安排每天的生活，增加户外活动，并监督执行，以减少其使用手机或网络的时间。

（7）老年受虐。虐待老年人是指恶意地对待老年人，在身体、情感、心理、性或经济方面对老年人构成虐待或剥削，具体包括身体虐待、情感虐待、经济剥夺和疏于照顾等。调查显示，全球有 4% ~ 6% 的老年人曾遭受过不同形式的虐待，而我国家庭内发生老年虐待的比例为 13.3%。其中，城市发生率高于农村，西部地区高于其他地区，公共养老机构也呈逐年增多的趋势。而情感虐待和疏于照顾是最常见的两种老年虐待形式。严重损害了老年人的身体健康，包括身体上的伤害、酒精及药物依赖、免疫系统受损、营养不良和各种情绪问题，甚至发生自杀。

面对老年虐待的问题，应鼓励老年人及照护者之间相互倾诉和沟通交流，不但利于减轻照护者的护理压力，还可增强老年人与照护者之间的沟通协调，以及自我教育和提前预防。另外，协助拓展老年人的社交网络，鼓励其参与适当的社交活动，并积极对家庭成员、邻居、养老机构内的工作人员进行宣传教育，提高对老年受虐的识别能力，减少受虐事件的发生。

（8）老年性心理问题。健康老年人中普遍存在性欲，并具有性生活的能力，但很多老年人碍于传统观念的束缚和机体功能的衰退，不得已压抑自己的性需求，导致性心理问题的发生。具体表现为：性羞涩感、罪恶感，这是老年人最常见的性心理问题之一；性生活兴趣降低，缺乏性冲动，甚至拒绝过性生活；对自己性能力的担心和忧虑，老年男性更为显著；性自慰行为增加，并且独身老年男性自慰的行为通常比普通老年妇女更为普遍。过度压抑性欲还会导致器官功能退化，诱发疾病，加速老化。性心理问题的发生容易引发老年焦虑、抑郁、紧张、猜疑、嫉妒等心理问题，进而严重影响老年家庭的和睦，令家庭关系日益紧张，破坏社会秩序。

照护者应对出现性心理问题的老年人加强性知识的宣传教育，引导老年人形成正确的性观念，鼓励老年夫妻多沟通，突破传统观念和社会舆论的束缚。还需协助老年人正确认识和对待因老化而引发的生理性功能变化，加强身体锻炼，强健体魄，排解不良情绪和压力。

任务实施

表 1–1　对老年人心理照护的概念及内容的测试

分类	内容	重点	说明
老年人心理照护的概念	（1）护理的概念。 （2）照护的概念。 （3）心理护理的概念。 （4）心理照护的概念	（1）照护的概念。 （2）对心理照护的理解	
老年人心理照护的内容	（1）老年焦虑。 （2）老年抑郁。 （3）老年孤独。 （4）老年认识障碍。 （5）老年偏执。 （6）老年成瘾。 （7）老年受虐。 （8）老年性心理问题	（1）对老年焦虑照护内容的理解。 （2）对老年抑郁照护内容的理解。 （3）对老年孤独照护内容的理解。 （4）老年成瘾问题常见的类型	

知识拓展

老年人心理问题的分类

心理问题的出现会对老年人个体的学习、工作、生活等方面带来一定影响，但一般不会影响他人。从诱因、情绪和行为特征角度，可将心理问题分为：（1）一般心理问题，属于轻微心理异常，是正常心理活动中的局部异常状态，通过倾诉、宣泄和自我调适可得到缓解；（2）严重心理问题，则需采取合适的心理咨询和治疗方案进行干预，具体见表 1–2。

表 1-2　心理问题的分类

因素	一般心理问题	严重心理问题
诱因	因现实生活事件、压力等因素产生的内心冲突，引起不良情绪反应，有现实意义且具有明显道德色彩	由较强烈的、对个体威胁较大的现实刺激引起心理异常，情绪体验痛苦
情绪体验持续时间	不间断地持续 1 个月或者间断持续 2 个月	超过 2 个月，且不能凭自身力量化解
行为受理智控制程度	不良情绪在理智控制中，能保持常态，基本维持正常生活、社交，但效率下降，未对社交功能造成影响	遭受刺激越大，反应越强烈。多数情况下，老年人会短暂失去理智控制，难以摆脱，对生活、工作及社交均造成影响
泛化程度	情绪反应的内容对象没有泛化	情绪反应的内容对象产生泛化

任务评价

老年人心理照护概念及内容

同步练习

表 1-3　“老年人心理照护的概念及内容”任务学习自我检测单

姓名：	专业：	班级：	学号：
任务分析	照护的概念：		
	老年心理照护的概念：		
	老年心理照护的内容：		
任务实施	老年焦虑的照护		
	老年抑郁的照护		
	老年孤独的照护		

任务二 老年人心理照护的需求及意义

任务情境

患者，女，60 岁。下岗工人，初中文化。患者一生经历坎坷，中考因肺炎高烧而发挥失利，未能继续接受教育，自觉充满不幸。后因一直未能找到稳定的工作而郁郁不得志，经济收入欠佳。35 岁结婚后，因丈夫出轨离异。自此，变得情绪低落、郁郁寡欢、总觉得自己是不祥的灾星，悲观厌世。不愿与家人朋友来往，甚至周围人的谈笑声也让其心烦意乱。整日闭门不出，暗自伤心落泪。长期如此，自觉记忆力下降显著，思维迟钝。

任务目标

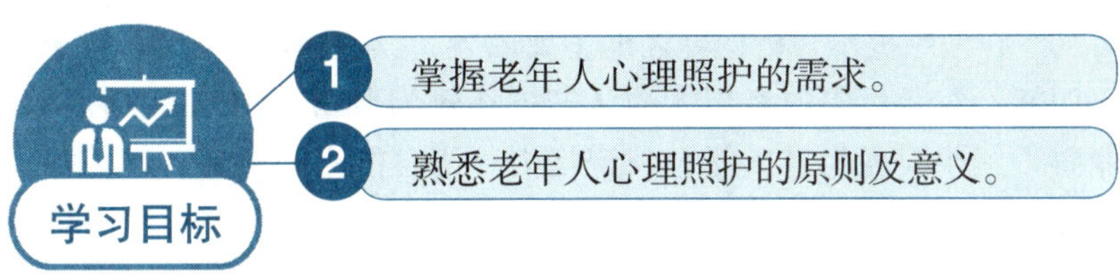

任务描述

该老年患者可能存在的心理健康问题是什么？患者所需要的心理照护措施是什么？

1. 老年人心理照护的需求

现阶段，随着健康理论知识的完善，健康被公认为不仅是没有疾病和不虚弱，而且还要有完整的生理、心理及社会的安适状态。心理健康作为整体健康的重要构成要素，是指老年个体在自身及环境条件许可范围内所能达到的适应与完好状态，逐渐引起学者及公众的重视。根据常见养老方式、患特殊疾病及处于特殊阶段老年人的心理照护需求进行介绍。

（1）居家养老老年人的心理照护需求。现阶段，面对老龄化的快速发展，我国已初步形成以居家养老为主、以社区养老为依托、以机构养老为补充的医养结合养老服务体系。相关调查显示，37.15% 的老年人有心理照护的需求，而女性老年人经济收入较高（≥ 3 000 元 / 月）；完全不能自理老年人的心理照护需求更为迫切。而上海作为全国率先进入老龄化社会的地区，大力开展社区居家养老服务，调查显示，老年人对居家养老服务的总体满意度≥ 80 分，但有关心理疏导、情绪管理的照护服务成为未来养老服务的最大需求。其他相关研究也提出，居家高龄老年人（≥ 80 岁）的照护需求率依次为心理慰藉与陪伴（79.49%）、协助家务（72.27%）、医疗性照护（71.32%）、日常生活照护（37.78%）。其中，陪伴与聊天、陪同外出散步作为心理慰藉与陪伴的照护服务内容，需求量高居照护需求的首位。高龄老年人受社交活动范围缩小、慢性病增多（63.38% 患有慢性病）等因素影响，心理状态趋于弱化，产生强烈的归属动机，渴望与人交谈，渴望有人陪伴。为避免医疗资源的浪费，建议由亲属、朋友、接受短期培训的健康低龄老年人来完成高龄老年人的心理照护需求。总的来说，心理照护需求是居家养老照护服务的重要内容，主要需求内容体现在心理疏导、情绪管理、心理慰藉与陪伴，尤其对女性老年人、高龄老年人、经济收入较高、自理能力较差的老年人更为突出。

（2）机构养老老年人的心理照护需求。长期以来，我国多实行居家养老模式，但受“4–2–1”家庭的普遍存在、子女工作节奏加快及居住距离的拉长、空巢家庭的增加等因素影响，家庭养老功能日趋弱化，老年人的照护责任逐渐由家庭转向社会。但社区养老作为家庭养老的补充，在生活照护及医疗服务方面仍存在不足，尤其对失能、半失能、失智老年人的照护需求较难满足。由此，机构养老逐渐发展成为养老服务体系的重要构成。心理照护作为机构养老的主要内容，具体需求有如下几方面。

①认知功能：养老机构内老年人的认知损伤较为普遍，约 62% 的老年人存在轻、中度认知障碍。主要表现为定向能力、记忆力、语言能力的减退，继而导致老年人日常生活活动能力退化、跌倒、抑郁、焦虑等负性情绪发生。因而与健康老年人相比，他们更需要恰当的日常生活活动照料、精神慰藉、专业照护及监护服务。

②情绪功能：有关养老机构老年人心理卫生状况的调查显示，受与子女、亲属、朋友的分离，对新环境和新群体的不适应，不愿主动与他人交流，社会功能逐渐减弱等因素影响，14.8% 的老年人存在抑郁情绪，11.6% 的老年人存在焦虑情绪，27.5% 的老年人感觉孤独。因此，养老机构老年人需要更多来源于家人、朋友的情感交流，以及丰富的精神文化生活、心理疏导。此外，对确诊抑郁的老年人还需增强监护服务，以防意外事件的发生。

③行为问题：少数有关养老机构内老年人精神、行为症状的研究报道显示，21% 的老年人存在一定的精神行为异常，最常见的是抑郁症状，其次是焦虑、易怒、淡漠、饮食异常，还有部分老年人有攻击、行为失控、夜间行为。尤其痴呆老年人的精神行为症状给养老机构及照护者造成了较大负担和困扰。因此，养老机构内老年人需要照护者能及时发现该异常行为，并及时给予相应的精神慰藉和监护服务，促进老年人的精神健康，避免不良事件的发生和发展。

（3）失能老年人的心理照护需求。我国失能、半失能老年人总数约 4.63 万人，占老年人口总数的 18.3%。现阶段有关失能老年人的长期照护体系还处于探索阶段，建立包括心理照护在内的照护模式，不仅能提高老年人的生活质量，还对推进我国养老保障体系的发展、促进家庭和谐、社会稳定具有积极的现实意义。但调查显示，失能老年人的心理健康状况较普通老年人差，16.9% 的失能老年人认为自己的情绪状态一般或不稳定，34.2% 的失能老年人认为身体状况给自己带来心理压力，24.2% 的失能老年人会感到孤独，11.8% 的老年人有失落感，情绪低落。另有研究也指出，失能老年人的孤独感较为严重，完全失能老年人感受到的孤独为 41.1%，完全失能老年人中度以上的抑郁比例达 45.9%。中国老龄委亦强调，中、重度失能老年人的心理抑郁等负性情绪状况更为严重。

但目前，针对失能老年人的心理照护需求，基本只有家庭能部分给予满足，政府、社区、养老机构及社工等很少介入。而失能老年人本人也往往选择沉默和自我承受心理问题带来的不适，甚至自责给家庭带来沉重的负担和拖累。因此，满足失能老年人的心理照护需求，不能仅靠家庭，从社区层面建立关爱老年人的心理支持系统，由社区卫生工作人员、专业医务工作人员、社工等专业人员组建团队，评估并拟定以失能老年人为中心的健康教育内容，提供有关饮食、运动、服药、疾病预防、控制并发症等方面的指导，建立老年人心理关爱模式，缓解慢性病给失能老年人带来的躯体不适及心理折磨非常重要。

（4）失智老年人的心理照护需求。老年失智症，俗称老年痴呆，主要表现为持久全面的智能减退、行为异常，自身活动和工作能力丧失，需要照护者长期的照顾。国际阿尔茨海默病协会（Alzheimer’s Disease International，简称 ADI）2016 年报告显示，预计至 2050 年，失智人数将从目前 4 700 万增加至 1.32 亿人。我国 60 岁以上人口失智症患病率高达 4.8%。由于失智老年人对新环境的适应能力降低，居住环境的改变容易诱发激越情绪等行为问题，因此专家倡导失智老年人应采取居家照护。

有关失智老年人的基本照护服务，广义的概念是从基本照护服务的公平性出发，凡是失智老年人的健康需求就应该是基本照护服务，其他则属于非基本照护服务；狭义的概念是从基本照护服务的现实性出发，是指目前能够实现、效用最大、充分体现公平科技、基本免费的照护服务，与之相对应的其他照护服务，无论是否为健康需求，都列为非基本照护服务。心理照护服务作为基本照护服务的重要内容之一，老年人的需求主要包括以下三方面。

①精神慰藉：照护者可陪同老年人看 / 读书刊、陪同聊天、陪同散步，并协助老年人参与其他文化娱乐活动。

②精神行为照护：照护者能帮助老年人减轻痛苦，协助老年人按时入睡，处理老年人异常的精神行为。

③心理干预：照护者能向老年人及家属宣讲健康相关知识，协助疏导老年人的不良情绪，提供临终关怀服务。

但疾病发展的不同阶段，患者会产生不同的生理及心理变化，主要表现为认知、行为、精神状态逐步退化，自主能力也越来越差。而由家庭照护者作为主体完成全部照护服务的难度及压力也趋于增加，因此社区—居家照护是国际上较为推崇的失智老年人照护模式，即对失智老年人的心理照护需求进行分级评估，根据老年人照护情况、经济收入等情况，由医院、全科医师、日托中心、志愿者等共同联合承担专业化的心理照护及心理咨询服务更为科学及人性化。

（5）临终老年人的心理照护需求。临终老年人的心理照护需求与健康老年人相同，包括疾病的生理需求、安全需求、爱与归属的需求、自尊和自我价值需求、自我实现需求，共五个层次。具体包括以下几方面。

①维护自己的尊严：临终老年人希望维护自我形象的完整，认为这不单是自己自尊的来源，也是受到他人尊重的依据。虽然这属于较高层次的需求，但对临终老年人而言，这种维护并保持自己尊严的心理活动往往占据主导地位。

②强烈执着与依赖的需求：临终老年患者认为过去曾经拥有的财富、事业、家庭和朋友都会因死亡而全部消失，因而有强烈被剥夺感和失落感。

③不被遗弃的需求：临终老年人因担心被亲人遗弃而陷入孤独，同时又担心过分依恋给照护者造成情感上的负担，相互矛盾。

④参与的需求：临终老年人希望自身原本独立自主的生活，不会因为生病就完全丧失而成为照护者的负担。由此，照护者应尽量顺从老年人的想法、方式，让其参与基本的生活自理过程，同时也有助于老年人体验积极的自我肯定感。

2. 老年人心理照护的原则

（1）支持陪伴，宣泄不良情绪。老年人最需要的是有人提供支持、陪伴。家人、亲朋好友、社会工作人员和志愿者等的支持陪伴，可以增加老年人的生活信心和安全感。耐心倾听老年人，可能使老年人压抑在心头的不良情绪得到宣泄，心情慢慢舒畅起来，从而摆脱不良情绪的困扰。

（2）耐心疏导，提升积极认知。尤其针对偏执、情绪易于激动的老年人，照护者需耐心劝解疏导，使他们能走出个人认知的误区，全面地或从积极的角度看待问题，从而走出心理困扰，保持良好心态。

（3）学习放松方法，加强情绪调节。照护者可通过教授老年人通过深呼吸、冥想、想象性放松法、听音乐、练习书法、打太极拳、跳舞等方式放松身心，调节情绪。

（4）提升老年人的自身力量，维护自尊。多数老年人在面对逆境的时候，有着很强的自我修复能力。因此，注意维持老年人自我掌控生活的能力，尽量在他们需要的时候适时给予必要的帮助，以维护他们的自尊。

3. 老年人心理照护的意义

（1）明确老年人的心理健康状况，满足老年人的心理照护需求。开展心理照护前，需对老年人开展全面、系统、科学的心理评估，可帮助医务人员及家庭内的照护者及时筛查出已患或潜在精神心理障碍的老年患者及高危老年患者，明确其身心、家庭、社会及功能等方面的整体健康状况，针对性制定完善的心理照护措施，尊重并满足老年人的心理照护需求，维护并促进心理健康水平的提高。

（2）缓解老年人的不良情绪，避免风险事件的发生。心理照护开展的过程中，照护者与老年人建立了良好的人际互动关系，充分理解导致他们不良情绪的原因，通过适时的语言、表情及态度去影响并引导老年人的感受和认知，还可通过解释和劝慰，改变其负性心理状态和行为。照护者还通过与家庭内照护者的沟通，鼓励其照顾、陪伴老年人，帮助老年人重新获得家庭的温暖，缓解或消除其焦虑、抑郁的负性情绪。

同时，也有利于照护者动态掌握老年人的心理状况及治疗效果，筛选出精神心理问题严重或潜在自杀风险的高危老年患者，加强预警管理，降低或规避风险事件的发生。

（3）促进老年人的躯体健康的恢复，提高老年生活质量。罹患急慢性疾病的老年人在疾病发展过程中往往经历不同程度的负性心理情绪，甚至精神心理障碍，对临床治疗效果及后期躯体康复造成不良影响。而在常规临床护理的基础上，结合监测、分析、评估患者心理状态的结果，制定针对性、科学性的心理咨询及照护方案，有助于躯体及心理健康的恢复，巩固疾病预后效果，提高老年人晚期生活质量。

任务实施

表 1–4　老年人心理照护需求及意义内容的测试

分类	内容	重点	说明
老年人心理照护的需求	（1）居家养老老年人的心理照护需求。 （2）机构养老老年人的心理照护需求。 （3）失能老年人的心理照护需求。 （4）失智老年人的心理照护需求。 （5）临终老年人的心理照护需求	（1）居家养老老年人心理照护最迫切的需求。 （2）机构养老老年人心理照护需求的内容	
老年人心理照护的原则及意义	（1）老年人心理照护的原则。 （2）老年人心理照护的意义	运用心理照护的原则为老年人服务	

知识拓展

心理健康的标准

有关心理健康的标准有很多种说明，可基本概括为智力正常、情绪良好、人际和谐、适应环境和人格完整。《简明不列颠百科全书》提出，心理健康是指个体心理在本身及环境条件许可范围内所能达到的最佳状态，但不是指绝对的十全十美状态。另外还需明确的是，心理健康的界限是相对的，没有一个固定不变、普遍使用的绝对标准，已有衡量心理健康的标准也会随时代的变迁和社会文化的差异而变化。

1. 马斯洛与米特曼提出心理健康的标准

（1）有充分的适应力。

（2）充分了解自己，并对自己的能力做适当的估价。

（3）生活的目标切合实际。

（4）与现实的环境保持接触。

（5）能保持人格的完整与和谐。

（6）具有从经验中学习的能力。

（7）能保持良好的人际关系。

（8）适度的情绪表达与控制。

（9）在不违背集体意志的前提下，能做有限度的个性发挥。

（10）在不违背社会规范的情况下，个人的基本需求能恰当满足。

2.《简明不列颠百科全书》提出心理健康的标准

（1）心理与环境的同一性：心理是客观现实的反映，任何正常的心理活动和行为，无论形式或内容均与客观环境保持协调一致，即同一性。

（2）心理与行为的统一性：一个人的认知、情感、意志行为应是一个完整和协调一致的统一体，以确保个体具有良好社会功能和有效进行活动的心理基础。

（3）人格稳定性：人格是个体在长期生活过程中形成的独特心理特征，一旦形成就具有相对的稳定性，并在一切生活中显示出其区别于他人的独特性。

任务评价

老年人心理照护的需求及意义

同步练习

表 1-5 “老年人心理照护的需求及意义”任务学习自我检测单

姓名：	专业：　班级：　学号：	
任务分析	老年人常见心理照护需求的分类：	
	老年人心理照护的原则：	
	老年人心理照护的意义：	
任务实施	居家养老老年人心理照护需求的分析	
	机构养老老年人心理照护需求的分析	

任务三 老年人心理照护的标准及评估

任务情境

患者，女，65 岁，因消瘦及情绪低落 2 个月来院就诊。

现病史：5 个月前，患者右侧肢体麻木，无力，急诊就医后被确诊为脑梗死，治疗后无后遗症，完全生活自理。2 个月前，患者逐渐表现出情绪低落，兴趣丧失，认为自己是家人的拖累，自觉悲观无望，常说“没意思，不想活了”，食欲下降，体重骤降 15 kg，自觉乏力，筋疲力尽，不愿出门，也不愿与家人、朋友交流。夜间入睡困难，半夜易醒，且醒后难以入睡。

既往病史：糖尿病史 10 年，长期胰岛素治疗，口服阿司匹林（100 mg/ 天）。否认抑郁及躁狂病史，否认药物过敏史。

个人生活史：离退休 10 年，与家人同住。无吸烟酗酒史，性格内向，多思虑。

家族史：无特殊。

体格检查：身高 160 cm，体重 65 kg，心肺、腹部查体未见异常，双下肢无浮肿，神经系统检查未见异常。

精神状态检查：面部表情较少，回避与他人目光接触，语音低，语调平淡，定向力完整。但记忆力略有下降，对健康状况评价较低。承认抑郁情绪，但归因于身体不适、睡眠不好。未引出幻觉、妄想。

实验室检查：糖化血红蛋白 7.8%。肝肾功能、电解质、甲状腺功能正常。

初步诊断：抑郁症；2 型糖尿病。

任务目标

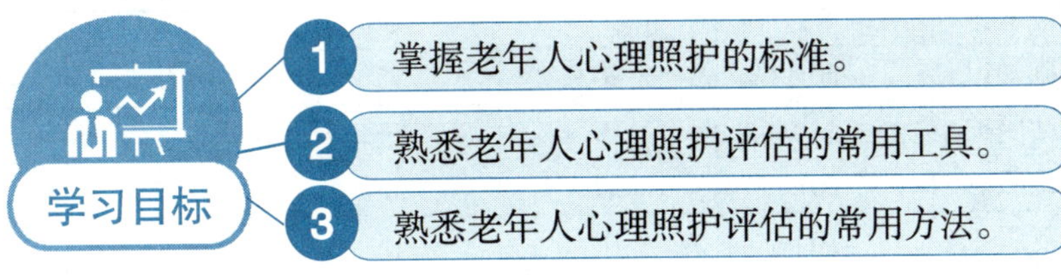

任务描述

该老年患者可能存在的心理健康问题是什么？应用何种测评工具对其心理问题进

行评估？评估过程的注意事项有哪些？

1. 老年人心理照护的标准

老年人照护是老龄化社会背景下的一种新兴职业，目前我国约有3 250万老年人需要不同形式的长期照护服务，照护服务市场的发展也面临供不应求的现况，但照护人员的素质参差不齐，照护服务行为不规范，照护服务质量存在较大差异，因此不仅需对照护人员进行规范化、专业化的培训及制度考核，还需要用较高的职业标准来对该专业领域工作的推进和发展提供概念框架。但目前，我国仅有《养老护理员国家职业标准》（2019年修订），心理照护作为各级养老机构养老护理员职业鉴定范围中技能要求项目之一，仅在四级/中级工、三级/高级工系列对心理支持理论知识及技能需求提出要求标准，所占比重及具体要求见表1–6至表1–8。

表1–6 四级/中级工、三级/高级工养老护理员开展心理支持要求标准

技能等级	工作内容	技能要求	相关知识要求
四级/中级工	沟通交流	能与老年人和家属沟通；能与团队成员沟通	沟通交流的类型；沟通交流的方法
	精神慰藉	能观察老年人的情绪和行为变化；能识别老年人情绪和行为变化的原因	老年人情绪和行为变化的特点；老年人情绪和行为变化的原因
三级/高级工	沟通交流	能与失明、失聪、失语等功能受损的老年人进行沟通；能在发生冲突的情况下进行沟通；能应对岗位工作压力；能指导老年人自我解压	非语言沟通交流的常用方法；冲突发生的过程和沟通的注意事项压力应对方法；老年人常见的异常心理及处理方法
	心理辅导	能识别老年人的异常心理活动，并及时应对上报；能根据老年人心理及情绪变化采取应对方法	老年人心理及情绪变化的应对技巧

表1–7 各级养老护理员职业鉴定范围及比重要求（基础知识）

技能等级		五级/初级工/%	四级/中级工/%	三级/高级工/%	二级/技师/%	一级/高级技师/%
基本要求	职业道德	5	5	5	5	5
	基础知识	20	20	15	10	10
相关知识要求	生活照护	45	30	—	—	—
	基础照护	20	30	35	—	—
	康复服务	10	10	15	15	—
	心理支持	—	5	15	—	—
	照护评估	—	—	—	30	30
	质量管理	—	—	—	25	30
	培训指导	—	—	15	15	25
合计		100	100	100	100	100

表 1–8　各级养老护理员职业鉴定范围及比重要求（技能要求）

技能等级		五级 / 初级工 /%	四级 / 中级工 /%	三级 / 高级工 /%	二级 / 技师 /%	一级 / 高级技师 /%
技能要求	生活照护	60	30	—	—	—
	基础照护	25	45	40	—	—
	康复服务	15	15	20	20	—
	心理支持	—	10	20	—	—
	照护评估	—	—	—	30	40
	质量管理	—	—	—	30	35
	培训指导	—	—	20	20	25
合计		100	100	100	100	100

2. 老年人心理照护的评估

（1）老年人心理照护评估的方法。

①交谈法。是精神心理评估中最基本、最重要的方法之一，是一种带有目的性的会谈，兼有诊断与治疗的作用。通过与老年人、照护者以及相关医务人员进行沟通交流，可了解评估老年人的心理问题或异常表现的特点、发生原因，进而有助于临床诊断。交谈过程中，照护者应运用有效沟通技巧，与老年人及其相关人员建立良好的信任关系，有效获取老年人心理照护的相关资料和信息。

②观察法。包括自然观察法和控制观察法。前者是在不施加任何干预措施的自然情况下，评估者通过视、触、嗅、听等多感官的方式，有目的、有计划地系统观察老年人的言语、动作、表情、姿态等心理行为，全面评估老年人的现存或潜在的心理照护问题及潜在风险。后者则是在预先控制条件下进行，例如借助医疗辅助仪器，增强观察效果。相较之下，自然观察法较常用，尤其对有语言功能障碍的老年人具有重要意义。

③阅读法。通过查阅医疗文件记录、辅助检查结果、医学相关文献等资料，获取老年人心理照护的相关信息。

④心理学测量技术。由心理测验、评估量表组成，是量化了的心理评估方法。即用标准化的量表或问卷，综合应用临床观察、会谈的方法，测量老年人的身心健康状况，是心理照护评估中最常用且较为科学的检查方法。量表或问卷的选择必须根据老年人的实际情况来确定，并且需要综合考虑测评工具的信度及效度。

⑤医学检查。包括体格检查和实验室检查，临床常用心率、血压、血浆肾上腺皮质激素、脑脊液检查、头颅影像学检查等方法，协助对老年人精神心理评估提供辅助检查的客观资料。

（2）老年人心理照护评估的常用工具。照护者为老年人提供心理照护服务后，主要从情绪与情感状态、认知、感知压力及自我概念等方面进行评估。

①情绪与情感状态评估。情绪和情感可直接反应个体的需求是否被满足，是身心

健康的重要标志。老年人的情绪变化较为复杂，焦虑和抑郁是最常见也是最需要照护的情绪状态。常用的评估工具主要包括以下几种。

a. 汉密尔顿焦虑量表（Hamilton Anxiety Scale，简称 HAMA），由汉密尔顿（Hamilton）于 1959 年编制，广泛用于评定焦虑严重程度的他评量表，主要包括 14 个条目，分为精神性（1 ~ 6 项，第 14 项）、躯体性（7 ~ 13 项）两大类。各条目主要采取 0 ~ 4 分的 5 分级评分法，由经过训练的两位精神科医师对被测试老年人进行联合检查，独立评分。总分超过 29 分，提示可能为严重焦虑；超过 21 分，提示有明显焦虑；超过 14 分，提示有肯定的焦虑；超过 7 分，可能有焦虑；小于 7 分，提示没有焦虑（见表 1–9）。

表 1–9　汉密尔顿焦虑量表（HAMA）的具体内容

序号	评估内容	评估选项					得分
1	焦虑心境：担心、担忧，感到有最坏的事将要发生，容易激惹	0	1	2	3	4	
2	紧张：紧张感、易疲劳、不能放松、情绪反应，易哭、颤抖、感到不安	0	1	2	3	4	
3	害怕：害怕黑暗、陌生人、一人独处、动物、乘车或旅行及人多的场合	0	1	2	3	4	
4	失眠：难以入睡、易醒、睡得不深、多梦、夜惊、醒后感疲倦	0	1	2	3	4	
5	认知功能：或称记忆、注意障碍，注意力不能集中，记忆力差	0	1	2	3	4	
6	抑郁心境：丧失兴趣、对以往爱好缺乏快感、抑郁、早醒、昼重夜轻	0	1	2	3	4	
7	躯体性焦虑：肌肉酸痛、活动不灵活、肌肉抽动、肢体抽动、牙齿打颤、声音发抖	0	1	2	3	4	
8	感觉系统症状：视物模糊、发冷发热、软弱无力感、浑身刺痛	0	1	2	3	4	
9	心血管系统症状：心动过速、心悸、胸痛、血管跳动感、昏倒感、心搏脱漏	0	1	2	3	4	
10	呼吸系统症状：胸闷、窒息感、叹息、呼吸困难	0	1	2	3	4	
11	胃肠道症状：吞咽困难、嗳气、消化不良（进食后腹痛、腹胀、恶心、胃部饱感）、肠动感、肠鸣、腹泻、体重减轻、便秘	0	1	2	3	4	
12	生殖泌尿神经系统症状：尿意频数、尿急、停经、性冷淡、早泄、阳痿	0	1	2	3	4	

续上表

序号	评估内容	评估选项					得分
13	自主神经系统症状：口干、潮红、苍白、易出汗、起鸡皮疙瘩、紧张性头痛、毛发竖起	0	1	2	3	4	
14	会谈时行为表现： ①一般表现：紧张、不能松弛、忐忑不安，咬手指、紧紧握拳、摸弄手帕，面肌抽动、不宁顿足、手发抖、皱眉、表情僵硬、肌张力高，叹气样呼吸、面色苍白。 ②生理表现：吞咽、打嗝、安静时心率快、呼吸快（20次/分以上）、腱反射亢进、震颤、瞳孔放大、眼睑跳动、易出汗、眼球突出	0	1	2	3	4	

b. 状态—特质焦虑问卷（State-trait Inventory，简称 STAI），由斯皮尔伯格（Spieberger）等人编制的自评问卷，可直观反映被测试者的主观感受。状态焦虑是描述一种不愉快的情绪体验，如紧张、恐惧、忧虑、神经质，并伴有自主神经系统功能亢进；特质是用来描述相对稳定的，作为一种人格特质且具有个体差异的焦虑倾向。该量表由状态焦虑分量表（1～20 项）、特质焦虑分量表（21～40 项）两个部分组成。各项条目进行 1～4 级评分，有受试老年人根据自己的体验选择最合适的分值，总分范围为 20～80 分。分值越高，说明焦虑程度越严重（见表 1-10）。

表 1-10 状态—特质焦虑问卷（STAI）的具体内容

序号	评估内容	评估选项				得分
		完全没有	有些	中等程度	非常明显	
	状态焦虑分量表（S-AI）					
1	我感到心情平静	4	3	2	1	
2	我感到安全	4	3	2	1	
3	我是紧张的	1	2	3	4	
4	我感到紧张束缚	1	2	3	4	
5	我感到安逸	4	3	2	1	
6	我感到烦乱	1	2	3	4	
7	我现在正烦恼，感到这种烦恼超过了可能的不幸	1	2	3	4	
8	我感到满意	4	3	2	1	
9	我感到害怕	1	2	3	4	
10	我感到舒适	4	3	2	1	
11	我有自信心	4	3	2	1	
12	我觉得神经过敏	1	2	3	4	

续上表

序号	评估内容	评估选项				得分
		完全没有	有些	中等程度	非常明显	
13	我极度紧张不安	1	2	3	4	
14	我优柔寡断	1	2	3	4	
15	我是轻松的	4	3	2	1	
16	我感到心满意足	4	3	2	1	
17	我是烦恼的	1	2	3	4	
18	我感到慌乱	1	2	3	4	
19	我感觉镇定	4	3	2	1	
20	我感到愉快	4	3	2	1	
	特质焦虑分量表（T-AI）					
21	我感到愉快	4	3	2	1	
22	我感到神经过敏和不安	1	2	3	4	
23	我感到自我满足	4	3	2	1	
24	我希望能像别人那样高兴	4	3	2	1	
25	我感到我像衰竭一样	1	2	3	4	
26	我感到很宁静	4	3	2	1	
27	我是平静的、冷静的和泰然自若的	4	3	2	1	
28	我感到困难一一堆积起来，因此无法克服	1	2	3	4	
29	我过分忧虑一些事，实际这些事无关紧要	1	2	3	4	
30	我是高兴的	4	3	2	1	
31	我的思想处于混乱状态	1	2	3	4	
32	我缺乏自信心	1	2	3	4	
33	我感到安全	4	3	2	1	
34	我容易做出决断	4	3	2	1	
35	我感到不合适	1	2	3	4	
36	我是满足的	4	3	2	1	
37	一些不重要的思想总缠绕着我，并打扰我	1	2	3	4	
38	我产生的沮丧是如此强烈，以致我不能从思想中排除它们	1	2	3	4	
39	我是一个镇定的人	4	3	2	1	
40	当我考虑我目前的事情和利益时，我就陷入紧张状态	1	2	3	4	

c. 汉密尔顿抑郁量表（Hamilton Depression Scale，简称 HAMD），由汉密尔顿于1960 年编制，可用于对抑郁症等多种神经症的抑郁症状进行评定，尤其适用于抑郁症患者，并被认为是衡量抑郁症状的一个黄金标准，是临床上评定抑郁状态时应用最为普遍的量表。该量表经多次修改，具有 17 项、21 项和 24 项等 3 种版本。临床研究较常采用 17 项版本，具体包括焦虑 / 躯体化、认知障碍、阻滞 / 迟缓、睡眠障碍、体重，共 5 个因子。采用 0 ~ 4 分的评分，总分越高，抑郁症状越严重。

表 1–11　汉密尔顿抑郁量表（HAMD）的具体内容

项目	评分标准	无	轻度	中度	重度	极重
1. 抑郁情绪	0= 无症状； 1= 只有在问到时才诉述； 2= 在谈话中自发地表达； 3= 不用语言也可从表情、姿势、声音中表露出抑郁； 4= 自发言语或情绪、动作几乎完全表现为抑郁情绪	0	1	2	3	4
2. 有罪感	0= 无症状； 1= 责备自己，感到自己已连累他人； 2= 认为自己犯了罪，或反复思考以往的过失和错误； 3= 认为目前的病是对自己错误的惩罚或有罪恶妄想； 4= 罪恶妄想伴有指责或威胁性幻想	0	1	2	3	4
3. 自杀	0= 无症状； 1= 觉得活着没有意义； 2= 希望自己已经死去或常想到与死有关的事； 3= 消极观念（自杀念头）； 4= 有严重自杀行为	0	1	2	3	4
4. 入睡困难	0= 无症状； 1= 主述有入睡困难，上床半个小时后仍不能入睡； 2= 主述每晚均有入睡困难	0	1	2	3	4
5. 睡眠不深	0= 无症状； 1= 睡眠浅，多（噩）梦； 2= 半夜（晚 12 点以前）曾醒来（不包括上厕所）	0	1	2	3	4
6. 早醒	0= 无症状； 1= 有早醒，比平时早醒 1 小时，但能重新入睡； 2= 早醒后无法重新入睡	0	1	2	3	4

续上表

项目	评分标准	无	轻度	中度	重度	极重
7. 工作和兴趣	0= 无症状； 1= 提问时才诉述； 2= 自发地直接或间接表达对活动、工作或学习失去兴趣，如感到无精打采、犹豫不决、不能坚持或需要强迫才能工作或劳动； 3= 活动时间减少或效率下降，长期居家者室内劳动或娱乐时间不满 3 小时； 4= 因目前的疾病而停止工作，不参加任何活动或没有他人帮助便不能完成居家日常事务	0	1	2	3	4
8. 迟滞	0= 思维和语言正常； 1= 精神检查中发现轻度迟滞； 2= 精神检查中发现明显迟滞； 3= 精神检查进行困难； 4= 完全不能回答问题	0	1	2	3	4
9. 激越	0= 无症状； 1= 检查时显得有些心神不定； 2= 明显心神不定或小动作多； 3= 不能静坐，检查中曾起立； 4= 搓手、咬手指、扯头发、咬嘴唇	0	1	2	3	4
10. 精神性焦虑	0= 无症状； 1= 问及时叙述； 2= 自发性表达； 3= 表情和言语流露出明显忧虑； 4= 明显惊恐	0	1	2	3	4
11. 躯体性焦虑	0= 无症状； 1= 轻度； 2= 中度，有肯定的上述症状； 3= 重度，上述症状严重，影响生活或需要处理； 4= 严重影响生活和活动	0	1	2	3	4
12. 胃肠道症状	0= 无症状； 1= 食欲减退，但不需要他人鼓励使自己进食； 2= 进食需他人催促或请求，或需要应用泻药或助消化药	0	1	2	3	4
13. 全身症状	0= 无症状； 1= 四肢、背部或颈部沉重感，背痛、头痛、肌肉疼痛，全身乏力或疲倦； 2= 症状明显	0	1	2	3	4

续上表

项目	评分标准	无	轻度	中度	重度	极重
14. 性症状	0= 无症状； 1= 轻度； 2= 重度； 9= 不能肯定，或该项对被评者不适合	0	1	2	3	4
15. 疑病	0= 无症状； 1= 对身体健康过分关注； 2= 反复考虑健康问题； 3= 有疑病妄想； 4= 伴幻觉的疑病妄想	0	1	2	3	4
16. 体重减轻	A. 根据病史评定： 0= 无症状； 1= 患者叙述可能有体重减轻； 2= 肯定体重减轻。 B. 医师测定体重： 0= 体重记录表明 1 星期内减轻不到 0.5 kg； 1= 体重记录表明 1 星期内减轻 0.5 ～ 1 kg 以上； 2= 体重记录表明 1 星期内减轻 1 kg 以上	0	1	2	3	4
17. 自知力	0= 知道自己有病，表现为抑郁； 1= 知道自己有病，但归咎于伙食差、环境问题、工作过忙、病毒感染、需要休息； 2= 完全否认有病	0	1	2	3	4

d. 老年抑郁量表（the Geriatric Depression Scale，GDS），由 Brink 等人于 1982 年编制，是专门用于老年人的抑郁筛查表。具体包括情绪低落、活动减少、易激惹、退缩痛苦的想法以及对过去、现在、将来的消极评分，共 30 个条目。该量表可用于筛查老年抑郁症，但临界值存在疑问，常用的评定标准为：总分 0 ~ 10 分为正常；11 ~ 20 分为轻度抑郁；21 ~ 30 分为中重度抑郁（见表 1–12）。

表 1–12　老年抑郁量表（GDS）的具体内容

序号	评估内容	是	否	得分
1	你对生活基本上满意吗？			
2	你是否已放弃了许多活动与兴趣？			
3	你是否觉得生活空虚？			
4	你是否常感到厌倦？			
5	你觉得未来有希望吗？			

续上表

序号	评估内容	是	否	得分
6	你是否因为脑子里一些想法摆脱不掉而烦恼?			
7	你是否大部分时间精力充沛?			
8	你是否害怕会有不幸的事落到你头上?			
9	你是否大部分时间感到幸福?			
10	你是否常感到孤立无援?			
11	你是否经常坐立不安，心烦意乱?			
12	你是否希望待在家里而不愿去做些新鲜事?			
13	你是否常常担心将来?			
14	你是否觉得记忆力比以前差?			
15	你觉得现在活着很惬意吗?			
16	你是否常感到心情沉重、郁闷?			
17	你是否觉得像现在这样活着毫无意义?			
18	你是否总为过去的事忧愁?			
19	你觉得生活很令人兴奋吗?			
20	你开始一件新的工作很困难吗?			
21	你觉得生活充满活力吗?			
22	你是否觉得你的处境已毫无希望?			
23	你是否觉得大多数人比你强得多?			
24	你是否常为一些小事伤心?			
25	你是否常觉得想哭?			
26	你集中精力有困难吗?			
27	你早晨起来很快活吗?			
28	你希望避开聚会吗?			
29	你做决定很容易吗?			
30	你的头脑像往常一样清晰吗?			

此外，临床对老年患者焦虑及抑郁水平评估常用的心理测评工具还包括：Zung焦虑自评量表（Self-rating Anxiety Scale，简称SAS）、贝克焦虑量表（Beck Anxiety Inventory，简称BAI）、流调中心用抑郁量表（the Center for Epidemiological Studies Depression，CES-D）、贝克抑郁量表（Beck Depression Inventory，简称BAI）。但各研究工具均有自己的适用范围、计分方式、评估标准，照护者需结合老年人情况进行筛选。

②认知评估。认知是人们认识、理解、判断、推理事物的过程，通过行为、语言

表现出来，反映个体的思维能力。老年人认知评估的内容包括思维能力、语言能力、定向力三个方面。常用的评估工具主要包括以下几种。

a. 简易智力状态检查（Mini-mental State Examination，简称 MMSE），由 Folsten 于 1975 年编制，主要用于筛查有认知缺损的老年人，适合于社区老年人群的调查。具体包括对老年人时间定向力、记忆力、注意力和计算力、回忆能力及语言能力的测定。完成测评时，虽费时较长，但可通过得分判定特定分数段所代表的认知功能受损情况，用于简单判断和区分谵妄、抑郁、昏迷和痴呆的老年患者。但认知功能评估中，较低分数不能直接判定老年人为痴呆，因测评结果受谵妄、抑郁、缺少合作、教育水平低、智力障碍、语言障碍或精神不集中等因素影响。评估标准：总分 30 分，分数值与受教育程度有关，文盲≤ 17 分，小学程度≤ 20 分，中学或以上程度≤ 24 分，为有认知功能缺陷，以上为正常。13 ~ 23 分为轻度痴呆，5 ~ 12 分为中度痴呆，< 5 分为重度痴呆。

表 1-13 简易智力状态检查（MMSE）的具体内容

评价内容		得分	
时间定向力（10 分）	1. 现在是（5 分）	星期几？	答对 1 分，答错或不答 0 分
		几号？	答对 1 分，答错或不答 0 分
		几月？	答对 1 分，答错或不答 0 分
		什么季节？	答对 1 分，答错或不答 0 分
		哪一年？	答对 1 分，答错或不答 0 分
	2. 我们现在在哪里？（5 分）	省市？	答对 1 分，答错或不答 0 分
		区或县？	答对 1 分，答错或不答 0 分
		街道或乡？	答对 1 分，答错或不答 0 分
		什么地方？	答对 1 分，答错或不答 0 分
		第几层楼？	答对 1 分，答错或不答 0 分
即刻记忆力（3 分）	3. 现在我要说三种东西，在我说完后，请您重复说一遍，请您记住这三样东西，因为几分钟后要再问您的（3 分）	皮球	答对 1 分，答错或不答 0 分
		国旗	答对 1 分，答错或不答 0 分
		树木	答对 1 分，答错或不答 0 分
注意力和计算力（5 分）	4. 请您算一算 100-7=？连续减 5 次。（若错了，但下一个答案正确，只记一次错误）（5 分）	100-7=	答 93 给 1 分，否则为 0 分
		93-7=	答 86 给 1 分，否则为 0 分
		86-7=	答 79 给 1 分，否则为 0 分
		79-7=	答 72 给 1 分，否则为 0 分
		72-7=	答 65 给 1 分，否则为 0 分

续上表

评价内容		得分	
回忆能力（3 分）	5. 请您说出我刚才告诉您让您记住的那些东西？（3 分）	皮球	答对 1 分，答错或不答 0 分
		国旗	答对 1 分，答错或不答 0 分
		树木	答对 1 分，答错或不答 0 分
语言能力（9 分）	6. 命名能力（2 分）	出示手表，问这个是什么东西？	答对 1 分，答错或不答 0 分
		出示钢笔，问这个是什么东西？	答对 1 分，答错或不答 0 分
	7. 复述能力（1 分）	我现在说一句话，请跟我清楚地重复一遍（44 只石狮子）	能正确说出 1 分，否则 0 分
	8. 阅读能力（1 分）	（闭上您的眼睛）请您念念这句话，并按上面意思去做！	能正确说出并能做到 1 分，否则为 0 分
	9. 三步命令（3 分） 我给您一张纸请您按我说的去做，现在开始	用右手拿着这张纸	正确给 1 分，错误给 0 分
		用两只手将它对折起来	能对折 1 分，不能为 0 分
		放在您的左腿上	放对给 1 分，否则为 0 分
	10. 书写能力（1 分）	要求受试者自己写一句完整的句子（句子必须有主语、动词、有意义）	能正确写出 1 分，否则为 0 分
	11. 结构能力（1 分）	（出示图案）请您照上面图案画下来！	正常为 1 分，错误为 0 分

b. 蒙特利尔认知评估量表（Montreal Cognitive Assessment，简称 MoCA），可用于对轻度认知功能状况的快速筛查，但评估结果的判定需综合考虑老年人的受教育水平。它评定了许多不同的认知领域，具体包括注意与集中、执行功能、记忆、语言、视结构技能、抽象思维、计算和定向力。完成检查大约需要 10 分钟（见图 1-1）。

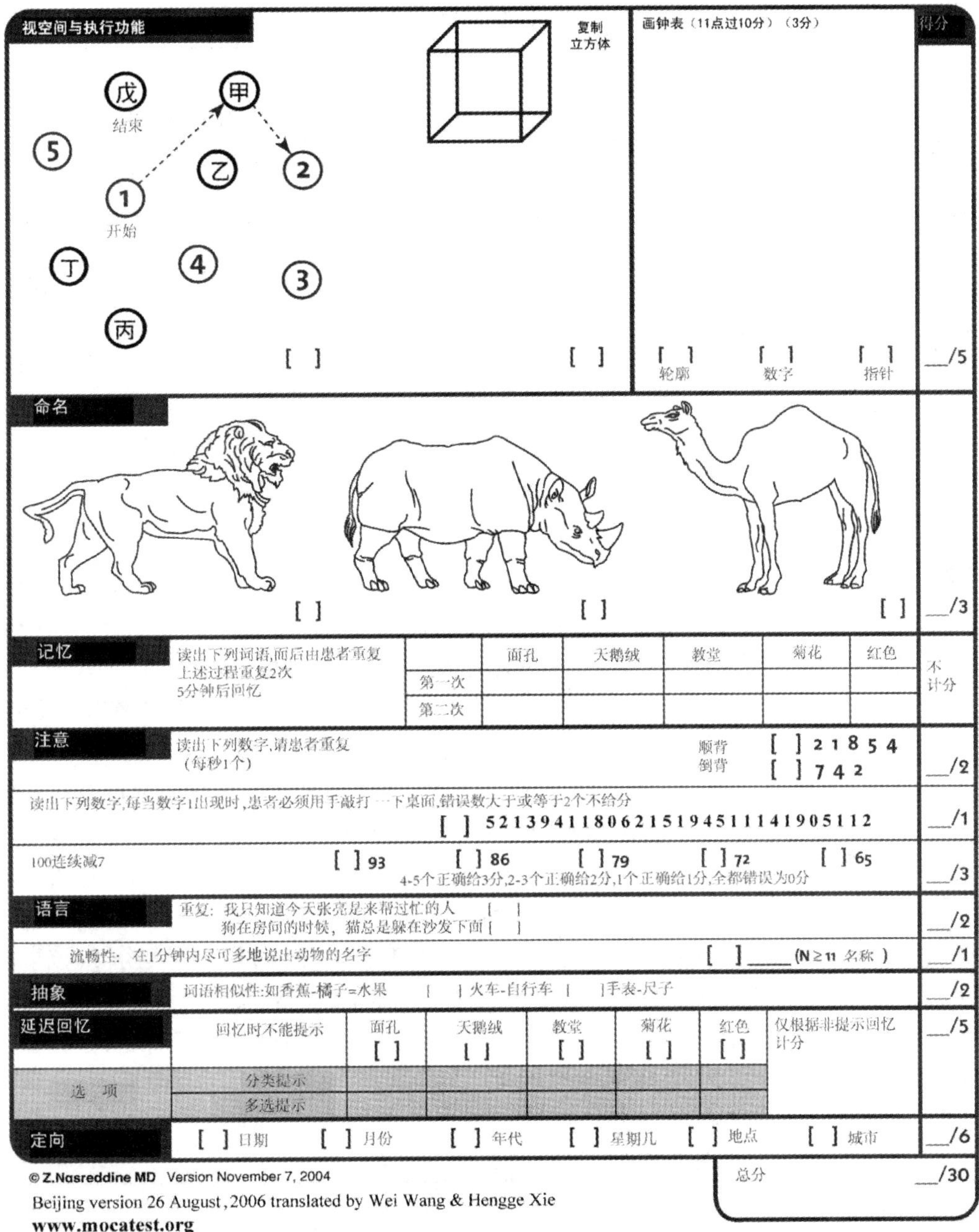

视空间与执行功能

（戊）结束　（甲）　⑤　（乙）　②　①开始　（丁）　④　③　（丙）

[ ]

复制立方体 [ ]

画钟表（11点过10分）（3分）

[ ] 轮廓　[ ] 数字　[ ] 指针

得分 ___/5

命名

[ ]　[ ]　[ ]　___/3

记忆

读出下列词语，而后由患者重复上述过程重复2次 5分钟后回忆

	面孔	天鹅绒	教堂	菊花	红色
第一次					
第二次					

不计分

注意

读出下列数字，请患者重复（每秒1个）　顺背 [ ] 2 1 8 5 4　倒背 [ ] 7 4 2　___/2

读出下列数字，每当数字1出现时，患者必须用手敲打一下桌面，错误数大于或等于2个不给分

[ ] 5 2 1 3 9 4 1 1 8 0 6 2 1 5 1 9 4 5 1 1 1 4 1 9 0 5 1 1 2　___/1

100连续减7　[ ] 93　[ ] 86　[ ] 79　[ ] 72　[ ] 65

4-5个正确给3分，2-3个正确给2分，1个正确给1分，全都错误为0分　___/3

语言

重复：我只知道今天张亮是来帮过忙的人 [ ]

狗在房间的时候，猫总是躲在沙发下面 [ ]　___/2

流畅性：在1分钟内尽可多地说出动物的名字　[ ] ____ (N ≥ 11 名称)　___/1

抽象

词语相似性：如香蕉-橘子=水果　[ ] 火车-自行车　[ ] 手表-尺子　___/2

延迟回忆

回忆时不能提示	面孔 [ ]	天鹅绒 [ ]	教堂 [ ]	菊花 [ ]	红色 [ ]	仅根据非提示回忆计分
选项　分类提示						
多选提示						

___/5

定向

[ ] 日期　[ ] 月份　[ ] 年代　[ ] 星期几　[ ] 地点　[ ] 城市　___/6

总分 ___/30

© Z.Nasreddine MD　Version November 7, 2004

Beijing version 26 August, 2006 translated by Wei Wang & Hengge Xie

www.mocatest.org

图 1-1　蒙特利尔认知评估量表（MoCA）的具体内容

c. 画钟试验（Clock Drawing Test，简称 CDT），该测试方法简单易行、准确性高，且文化相关性小。老年人完成 CDT 需要多项认知功能的参与，具体包括：对测验的理解；计划性；视觉记忆和图形重建；视觉空间能力；运动和操作能力；数字记忆、排列能力；抽象思维能力；抗干扰能力；注意力集中、持久，以及对挫折的耐受能力。鉴于老年性痴呆早期，认知功能损害最早体现在视觉空间能力障碍，同时计算

和操作能力受损也较明显，因此 CDT 在早期老年性痴呆的筛查和诊断方面有重要意义（见表 1–14）。

表 1–14　画钟试验（CDT）的具体内容

指令	三分法标准	四分法标准	五分法标准
先画好一个圆表示表盘，再让被检查者在表盘上填上所有的数字，最后让被检查者标出一个具体的时间	1. 轮廓（1 分）：表面是个圆 2. 数字（1 分）：所有的数字完整、顺序正确且在所属的象限 3. 指针（1 分）：两个指针指向正确的实践，时针需短于分针，指针的中心交点在或接近表的中心	1. 画出封闭的圆（表盘）（1 分） 2. 表盘的 12 个数字正确（1 分） 3. 将数字安置在表盘的正确位置（1 分） 4. 将指针安置在正确的位置（1 分）	1. 画出封闭的圆（表盘）（1 分） 2. 表盘的 12 个数字正确（1 分） 3. 将数字安置在表盘的正确位置（1 分） 4. 画出两个指针 5. 将指针安置在正确的位置（1 分）

③压力评估。压力在心理行为学中是指内外环境中的各种刺激作用于机体时所产生的非特异性反应。适当应激可提高机体的适应能力，但长期处于较强的应激环境中，可导致个体因适应不良而罹患高血压、焦虑等多种身心疾病。常用的评估工具有以下几种。

a. 生活事件量表（Life Event Scale，简称 LES），由杨德森教授等人于 1986 年编制，适用于 16 岁以上的正常人、神经质、心身疾病、各种躯体疾病患者以及自知力恢复的重度精神疾病患者。包括家庭生活方面（28 个条目）、工作学习方面（13 个条目）、社交及其他方面（7 个条目），共 48 条常见的生活事件。请个体回顾过去 1 年内所经历过的事件，并对各事件发生的时间、性质、精神影响程度及影响持续时间予以判断。生活事件刺激量的计分方法为：某事件刺激量 = 该事件影响程度分 × 该事件持续时间分 × 该事件发生次数；正性事件刺激量 = 全部好事刺激量之和；负性事件刺激量 = 全部坏事刺激量之和；生活事件总刺激量 = 正性事件刺激量＋负性事件刺激量。总分越高，反映个体所承受的精神压力越大。

表 1–15　生活事件量表（LES）的具体内容

生活事件	事件发生时间					性质		精神影响程度					影响持续时间				得分
	未发生	一年前	一年内	不到一年	超过半年	好事	坏事	无影响	轻度	中度	重度	极重	三个月内	半年内	一年内	一年以上	
1. 恋爱或订婚																	
2. 恋爱失败、破裂																	

续上表

生活事件	事件发生时间				性质		精神影响程度					影响持续时间				得分
	未发生	一年前	一年内	不到一年	超过半年	好事	坏事	无影响	轻度	中度	重度	极重	三个月内	半年内	一年内	一年以上	
3. 结婚																	
4. 自己（爱人）怀孕																	
5. 自己（爱人）流产																	
6. 家庭增添新成员																	
7. 与爱人父母不和																	
8. 夫妻感情不好																	
9. 夫妻分居（因不和）																	
10. 夫妻两地分居（工作需要）																	
11. 性生活不满意或独身																	
12. 配偶一方有外遇																	
13. 夫妻重归于好																	
14. 超指标生育																	
15. 本人（爱人）做绝育手术																	
16. 配偶死亡																	
17. 离婚																	
18. 子女升学（就业）失败																	
19. 子女管教困难																	
20. 子女长期离家																	
21. 父母不和																	
22. 家庭经济困难																	
23. 欠债一万元以上																	
24. 经济情况显著改善																	
25. 家庭成员重病、重伤																	
26. 家庭成员死亡																	
27. 本人重病或重伤																	
28. 住房紧张																	
29. 待业、无业																	
30. 开始就业																	

续上表

生活事件	事件发生时间					性质		精神影响程度					影响持续时间				得分
	未发生	一年前	一年内	不到一年	超过半年	好事	坏事	无影响	轻度	中度	重度	极重	三个月内	半年内	一年内	一年以上	
31. 高考失败																	
32. 扣发奖金或罚款																	
33. 突出的个人成就																	
34. 晋升、提级																	
35. 对现职工作不满意																	
36. 工作学习中压力大																	
37. 与上级关系紧张																	
38. 与同事、邻居不合																	
39. 第一次远走他乡异国																	
40. 生活规律重大变动																	
41. 本人离退休或未安排工作																	
42. 好友重病或重伤																	
43. 好友死亡																	
44. 被误会、错怪、诬告、议论																	
45. 介入民事法律纠纷																	
46. 被拘留、受审																	
47. 失窃、财产损失																	
48. 意外惊吓、发生事故、自然灾害																	

b. 压力知觉量表（Chinese Perceived Stress Scale，简称 CPSS），由美国 Cohen 博士等人于 1983 年编制，主要用于通过调查近 1 个月来发生于个体周围的事件，进而量化其面对无法控制的、不可预知的、超负荷事件的压力程度。该量表于 2003 年引入国内，包含失控感和紧张感两个维度，共 14 个条目。量表总分范围为 0 ~ 56 分。CPSS 的最佳分界值为 25/26，即当量表得分大于等于 26 分时，即可判断有健康危险性压力，且得分越高，表明个体觉察的压力越大（见表 1–16）。

表 1-16　压力知觉量表（CPSS）的具体内容

具体条目	绝对不会	多数不会	有时会	经常会	总是会
1. 对某些突然发生或无法预期的事情感到心烦意乱					
2. 感觉无法控制生活上重要的事情					
3. 感觉到焦虑和压力					
4. 成功地处理生活上令人烦恼的事情或麻烦					
5. 感觉到自己是有效地处理生活中的重要改变					
6. 对于有能力处理自己私人的问题感到很有信心					
7. 感觉到事事顺心如意					
8. 发现自己无法处理所有自己必须要做的事情					
9. 有办法控制生活中恼人的事情					
10. 常觉得自己是驾驭事情的主人					
11. 常生气，因为很多事情的发生是超出自己所能控制的					
12. 经常想到有些事情是自己必须完成的					
13. 能控制自己对时间的安排					
14. 常感到困难的事情堆积如山，而自己无法克服它们					

④自我概念评估。自我概念涉及老年个体对自己的个性特征、身体特征及社会角色的认识与评价，并受价值观、信念、文化及他人对个体的评价等因素影响。这关系老年人的主观幸福感，一旦发生自我概念紊乱，即会影响老年人维持身心健康的能力及康复能力，是老年心理照护评估的重要内容。常用工具包括自尊量表（Self-esteem Scale，简称 SES），由 Rosenberg 于 1965 年编制的最初用以评定青少年关于自我价值和自我接纳的总体感受的量表，是我国心理学界使用最多的自尊测量工具。问卷总分数在 10 ~ 40 分之间，分值越高，自尊程度越高。评估结果：a. 15 分以下：自尊水平很低，做任何事情都对自己没信心，对自己的表现失望；b. 15 ~ 20 分：自尊水平比较低，难以摆正自己的态度，不能够正确地接纳自己，认为自己不如别人，回避挑战，自尊心不足；c. 20 ~ 30 分：自尊水平正常，你现在的自尊心处于中等水平，能够正确地对待自己和接纳自己，不抱怨，有自己的见解和想法，交往良好；d. 30 ~ 35 分：自尊水平较高，做事情都很有信心，不受别人的影响，能够很好地接纳自己，认为自己是有价值的，有爱心，人际关系良好；e. 35 分以上：自尊水平很高，对自己能够完全接纳，生活有快乐感，有爱心，乐于帮助别人，人际交往很好（见表 1-17）。

表 1-17　自尊量表（SES）的具体内容

序号	评估内容	评估选项				得分
		非常符合	符合	不符合	很不符合	
1	我感到自己是一个有价值的人，至少与其他人在同一水平上	1	2	3	4	
2	我感到自己有许多好的品质	1	2	3	4	
3	归根到底，我倾向于认为自己是一个失败者	4	3	2	1	
4	我能像大多数人一样把事情做好	1	2	3	4	
5	我感到自己值得骄傲的地方不多	4	3	2	1	
6	我对自己持肯定态度	1	2	3	4	
7	总的来说，我对自己是满意的	1	2	3	4	
8	我希望我能为自己赢得更多尊重	4	3	2	1	
9	我确实是时常感到自己毫无用处	4	3	2	1	
10	我时常认为自己一无是处	4	3	2	1	

⑤情绪行为照护等级评估。上海市于 2013 年在国内首开先河制定了《老年照护等级评估标准》，该标准依据国际通用的日常生活活动能力量表以及认知功能评估量表作为评估工具，设定了影响老年人日常生活能力的生活自理能力、认知能力、情绪行为、视觉等四大主要参数。对老年人的进食、洗浴、穿衣、如厕等多方面能力进行评估，据此对老年人日常生活能力进行判断，得出“正常”“轻度”“中度”“重度”四种评估结论、三个照料等级。其中，有关情绪行为的照护标准见表 1-18。

表 1-18　老年人情绪行为照护等级评估标准

评估事项		程度等级				判断评分
		正常	轻度异常	中度异常	重度异常	
情绪	对客观事物的主观态度体验是否与实际相符，能否被常人理解	情绪稳定，对客观事物的主观态度体验与实际相符，能被常人理解	情绪欠稳定，但对客观事物的主观态度体验尚能被常人理解	无诱因，情绪变化较大，对客观事物的主观态度体验与实际不相符，不能被常人理解	喜怒无常或毫无反应，对客观事物的主观态度体验与实际不相符，不能被常人理解	正常 轻度异常 中度异常 重度异常
行为	动作举止等行为表现是否异常	行为表现正常	行为表现偶尔异常，但不影响正常生活	行为表现经常异常，影响正常生活，需要一定监护	行为表现异常，严重影响正常生活，完全需要监护	正常 轻度异常 中度异常 重度异常

续上表

评估事项		程度等级				判断评分
		正常	轻度异常	中度异常	重度异常	
沟通能力	在交流中能否互相理解	理解准确，表达清晰	—	需提示能理解、简单表达	焦虑困难，不能表达和理解	正常 — 中度异常 重度异常
判断评分参考值 0 ~ 1 分，情绪行为正常 2 ~ 5 分，情绪行为轻度异常 6 ~ 15 分，情绪行为中度异常 ≥ 16 分，情绪行为重度异常				参数项目三评估结论 评分总和 判断等级 结论备注	□正常 □中度异常	□轻度异常 □重度异常

（3）老年人心理照护评估的注意事项。

①提供适宜的环境。老年的心理问题常常涉及隐私。另外，对精神心理问题客观、全面、科学的评估还需要有躯体症状的支持。而老年人的感觉功能降低，代谢率及体温调节功能降低，所以在完成体格检查时需注意调节环境温度，以 22 ~ 24 ℃为宜。老年人的视力、听力下降，评估时应避免光线对老年人直接照射，环境尽可能安静、无干扰，尊重老年人，并注意保护隐私。

②安排充分的时间。老年人由于反应缓慢、思维能力下降，完成心理评估所需时间较长。尤其对患有多种慢性疾病的老年人而言，很容易感到疲劳或不耐烦。照护者应根据老年人的具体情况，分时间段完成心理照护评估，让老年人有充足的时间回忆过去发生的事情，或对相关问题进行客观评价。另外，还可根据评估目的、评估内容及评估需求，协助老年人选择合适的姿势、体位，在全面评估的基础上，对情绪问题、照护需求等内容进行重点评估，这样既可避免老年人疲惫，又能获得更客观、更全面、更翔实的资料。

③运用沟通技巧。对老年人进行心理照护评估时，应充分考虑老年人因文化背景、性格特点、身体健康状况、情绪状态、认知水平等原因出现反应迟钝、词不达意的情况，照护者应充分尊重老年人，运用自身的专业知识和技能以及适当有效的沟通技巧，全面掌握老年人的心理状态、照护需求等评估内容。另外，对认知功能障碍、沟通交流障碍的老年人进行评估时，除需掌握询问技巧，用简洁得体的语言进行提问，必要时也可由家属或其他主要照护者协助提供资料。

④获取客观资料。对老年人进行心理照护评估时，应在细致全面搜集资料的基础上，进行客观准确的判断分析，避免因经验主义的主观判断引起偏差。另外，还需对直接观察、质性评估、量性分析的资料进行综合判断，避免资料前后的矛盾，延误治疗。

任务实施

表 1-19　老年人心理照护的标准与评估的测试

分类	内容	重点	说明
老年人心理照护的标准	养老机构内护理员心理支持照护服务的工作标准	心理支持照护的内容 心理支持照护的技能要求 心理支持照护相关知识的要求	
老年人照护的评估	（1）评估方法 （2）评估工具	评估情绪与情感状态的工具 评估认知的工具 评估压力的工具 评估自我概念的工具 评估情绪行为照护等级的工具	

知识拓展

老年照护等级评估

上海市于 2013 年拟定的老年照护等级评估标准中提及，老年照护等级是通过对老年人生活自理能力、认知能力、情绪行为、视觉等影响老年人日常生活的项目进行评判，得出其日常生活的能力状况，确定需要照护的程度及服务内容活动。评估对象为初次申请老年照护服务的老年人，以接受照护服务的老年人身体状况发生重大变化时；对首次评估或持续评估结论有异议时。主要参数项目评判：

（1）生活自理能力，共包括进食、修饰及洗浴、穿（脱）衣、排泄及如厕、移动五个部分的内容，每个部分又可分为正常、轻度、中度、重度四个等级。

（2）认知能力，共包括近期记忆、程序记忆、定向力、判断力四个部分的内容，每个部分又可分为正常、中度、重度三个等级。

（3）情绪行为，共包括情绪、行为、沟通力、视觉三个部分的内容。其中情绪及行为又包括正常、轻度、中度、重度四个等级，沟通力及视觉包括正常、中度、重度三个等级。

照护等级划分，按照单项分支加权处理后：

总分 0～7 分，照护等级为正常；总分 8～21 分，照护等级为轻度；

总分 22～35 分，照护等级为中度；总分≥ 36 分，照护等级为重度。

任务评价

老年人心理照护的标准及评估

同步练习

表 1-20 “老年人心理照护的标准及评估”任务学习自我检测单

姓名：	专业：	班级： 学号：
任务分析	养老机构内照护者心理支持照护的工作内容：	
	老年人心理照护的评估方法：	
	老年人心理照护的评估工具：	
任务实施	老年人情绪与情感状态的评估	
	老年人认知的评估	
	老年人压力的评估	
	老年人自我概念的评估	
	老年人情绪行为照护等级的评估	

任务四 老年人心理辅导实用技能

任务情境

患者，女，64岁。因“发作性心慌及情绪低落伴失眠1年”来心理科就诊。

现病史：患者于1年前无明显诱因突然出现失眠伴心慌，自觉心跳快，自诉“碰到事儿”的时候更加显著，无其他伴随症状，担心是“冠心病”而反复去医院检查，但各项身体指标均正常，但患者仍不放心，逐渐出现情绪低落，常自述“我不舒服，我该怎么办，谁能帮帮我”，对既往爱好失去兴趣，自觉筋疲力尽，回避与家人、朋友的交往，整天愁眉苦脸，说自己没用，拖累家人。家人欲带其去看病，患者拒绝。夜间入睡困难，易醒且不能重新入睡，诉夜里12点之前醒来以后不能再入睡。

半年前家人陪同就诊，但担心药物对肝肾损伤较大，拒绝药物治疗。

既往史：10年前确诊为萎缩性胃炎，间断服药治疗。否认传染病史及药物过敏史。

个人史：患者为退休工人，生育两女一儿，丈夫10年前去世，儿女成家立业后，自己独居生活。无烟酒等不良嗜好。性格内向，多虑。

家族史：无特殊，否认精神疾病史。

体格检查：体温36.5 ℃，脉搏72次，血压135/85 mmHg。心肺腹四诊未见异常，神经系统检查无特殊。

精神状况检查：神智清晰，交谈合作，但面容哀愁，言语较少，语音较低，承认情绪低落。焦虑体验明显，对治疗药物副作用担心顾虑多，定向力完整，记忆力无明显减退，计算力尚可，自知力存。否认幻觉妄想。

诊断：老年抑郁症。

任务目标

1. 掌握老年人心理辅导实用技能（个人）。
2. 掌握老年人心理辅导实用技能（团体）。

任务描述

对上述老年抑郁症患者，开展个体心理辅导及团体心理辅导的技能有哪些？

1. 概念阐述

施密特（Schimidt）于2002年提出心理辅导是针对学生群体进行的以促进其发展为目标的心理咨询过程。心理咨询与心理辅导有很多相同的地方，即以预防为主，通过建立相互信任的工作关系来对受访者进行帮助，解决在工作、学习、生活中所遇到的各种问题，促进改变或成长。

心理辅导与心理咨询的区别在于工作的对象及工作地点，即心理咨询的工作地点为医疗卫生机构、社会服务机构、社区服务机构、中小学、高等院校等；工作对象是普通人群，即来访者不具有经临床诊断的心理疾病。而心理辅导的工作地点是学校，工作对象是中小学生。

但在实际查阅文献的时候发现，心理辅导的工作对象范围在逐渐拓宽，不仅包括在校的中小学生、大学生，还包括社区内的老年人等，帮助解决网络成瘾，适应高校生活，缓解焦虑、抑郁等负性情绪，促进心理弹性的提高，维护心理健康等。由此，心理辅导与心理咨询在工作内容、工作对象等方面逐渐融合。

心理辅导也可被称为心理咨询，其具体分类主要包括以下几方面。

（1）按咨询对象的数量，可分为个别辅导和团体咨询。个别咨询是最常见的形式，针对性强，双方沟通多；团体咨询则面广、效率高，团体成员互动可取得更好的咨询效果，但不足之处是单纯的团体咨询难以兼顾每个个体的特殊性。

（2）按咨询的内容，可分为障碍咨询和发展咨询。前者指对存在不同程度心理障碍的来访者进行咨询；后者指对希望开发自己潜能、做出更好选择的来访者进行咨询。

（3）按咨询的方式，可分为门诊咨询、信函咨询、电话咨询、专题咨询等。

2. 老年人心理辅导实用技能（个人）

（1）建立咨询关系。咨询关系是指心理咨询师与求助者之间的相互关系，咨询关系在咨询过程中非常重要，是开展心理咨询的前提条件，也是达到理想咨询效果的先决条件。主要包括的内容为以下几方面。

①尊重，将来访老年人作为有思想情感、内心体验，生活追求、独特性与自主性的个体去对待。尊重来访老年人不仅可以给其创造一个安全、温暖的氛围，使其最大限度地表达自己，还可使老年人感到自己受尊重、被接纳，重拾自信心以及自我价值感。尤其对急需获得尊重、接纳、信任的老年人来说，尊重具有显著的助人效果，是咨询成功的基础。

②热情，可将咨询师与老年人的距离拉近。热情应体现在咨询的全过程，即老年人初次来访时适当询问，表达关切；注意倾听老年人的叙述；咨询过程中耐心、认真、

不厌其烦；咨询结束时，使老年人感到温暖，感受到自己受到了最友好的接待。

③真诚，是在咨询过程中，咨询师以“真正的我”出现，卸掉防御与伪装，不躲藏在专业角色身后，不带假面具，不是扮演角色或例行公事，而是表里一致、真实可信地置身于与来访老年人的关系之中。真诚的表达可为老年人提供一个安全自由的氛围，使其感受到自己被接纳、被信任和被爱护；为来访老年人提供一个良好的榜样，受到鼓舞，以真实的自我与咨询师袒露自己的情感、认知等，并在咨询师的帮助下认识自己、接纳自己、改变自己。

④共情，是影响咨询进展和效果最关键的咨询特质。主要含义包括：借助来访老年人的言行，深入对方内心去体验他的情感、思维；借助于知识和经验，把握来访老年人的体验与他的经历和人格之间的联系，以充分理解问题的实质；运用咨询技巧，把自己的共情传达给老年人，以影响老年人并取得反馈。共情有利于咨询师设身处地地理解老年人，让其获得被理解的满足感，方便深入交流。尤其对迫切需要获得理解、关怀和情感倾诉的老年人而言，咨询效果会更显著。

⑤积极关注，是对来访老年人的言语和行为的积极面予以关注，从而使其拥有真正的价值观。这不仅有助于建立咨询关系，促进沟通，而且本身就具有咨询效果，帮助来访老年人更加全面地认识自己和周围，看到自己的长处、光明面和对未来的希望，从而使其树立信心，消除迷茫。

（2）系统脱敏疗法。系统脱敏疗法可用于治疗求助者对特定时间、人、物体或泛化对象的恐惧和焦虑。基本方法是让求助者用放松取代焦虑，主要工作程序包括以下几种。

①学习放松技巧。即让来访老年人靠在沙发上，全身各部位都处于舒适状态，双臂自然下垂或搁置在沙发扶手上。引导其想象自己正处于令人轻松的情境中。训练 1 次 / 日，20 ~ 30 分 / 次，6 ~ 8 次即可学会放松。要求老年人在家中也反复练习，直至能在实际生活中运用自如。

②建构焦虑等级。即引导来访老年人倾诉引起焦虑的事件或描述具体情境，并将该事件或情境按引起焦虑影响度，从小到大进行排序（0 代表完全放松，100 代表高度焦虑）。每级刺激因素引起的焦虑，应小到能被全身松弛所拮抗的程度，这是系统脱敏疗法成功的关键。要使这一等级的刺激定量恰到好处，要使各等级之间的极差比较均匀，主要取决于老年人本身。要求老年人闭上眼睛想象各种刺激画面，画面要清晰、具体，并且置身其中能出现相应的情绪变化。但如果有具体的刺激实物，就不用老年人闭目想象。

③系统脱敏。来访老年人必须首先掌握放松技巧，之后按照设计的焦虑等级表，由小到大逐级脱敏。首先让其想象最低等级的刺激事件或情境，当他切实感受到焦虑紧张时，停止想象，开始放松训练。待平静后重复上述过程。每次放松后都需询问老年人的焦虑分数（≤ 25 为停止放松的界值）。反复次数不限，逐级而上，直至老年人对最高等级的刺激脱敏，并嘱其在现实生活中不断练习，巩固疗效。

（3）冲击疗法。冲击疗法又称满灌疗法，是让来访老年人持续一段时间暴露在现实或想象的恐惧刺激中，并且不采取任何环节恐惧的行为，让恐惧自行降低。这是一种较为剧烈的治疗方法，具体工作程序如下。

①确定工作对象。来访者需提前进行详细体格检查，排除严重心血管病、中枢神经系统疾病、严重呼吸系统疾病、内分泌疾患，精神并行障碍，以及老年人、儿童及孕妇及各种原因所导致的身体虚弱者。

②签订治疗协议。详细向来访者说明该疗法的原理、过程、可能出现的情况，对来访者在治疗中可能承受的痛苦不能加以隐瞒或淡化，同时也告知疗效之迅速是其他心理治疗所不能及的。征得来访者同意后，请其签署行为治疗协约，准备实施。

③治疗准备工作。确定刺激物，一般为来访者最害怕、最忌讳的食物，也是引发病症的根源。治疗室布置简单，一目了然，除刺激物外别无其他。房门由咨询师把控，来访者无法随意脱逃。另外，为防止意外，应准备安定、心得安、肾上腺素等急救药品。

④实施冲击疗法。来访者于治疗前正常饮食，排空大小便；穿戴简单、宽松。有条件的可在治疗中同步进行血压、心电监测。来访者跟随治疗师进入治疗室，落座后，迅速呈现刺激物，来访者可能会有惊叫、失态、气促、心悸、出汗、四肢震颤、头晕目眩等情况，治疗师应严密观察，情况严重（晕厥、休克）时可暂停，否则继续。治疗师可适时予以鼓励、规劝或漠视，尤其当来访者应激反应到高峰时，一定要说服甚至适当使用强制手段完成治疗。当其情绪开始出现逆转，来访者的情绪生理反应已过高潮，逐渐减轻，表明已基本完成治疗。再继续呈现 5 ~ 10 分钟刺激物，来访者将筋疲力尽，表现出视而不见、听而不闻，即可停止刺激。每次治疗时长为 30 ~ 60 分钟。冲击疗法一般 2 ~ 4 次，1 次 / 天或 1 次 /2 天。如咨询过程中来访者未出现应激反应由强到弱的逆转趋势，原因可能是刺激物的强度不够，应设法增强刺激效果。另外，也有可能该来访者不适合冲击疗法，应改换治疗方法。

（4）厌恶疗法。厌恶疗法是通过附加某种刺激的方法，是来访者在进行不适行为时，同时产生令人厌恶的生理或心理反应。反复实施，导致不适行为与厌恶反应建立条件联系，之后尽管已取消附加刺激，但只要来访者进行这种不适行为，厌恶体验依旧会产生，进而中止或放弃原有的不适行为。具体工作程序如下。

①确定靶症状。因厌恶疗法具有极强的针对性，因此开始治疗前必须询问来访者打算弃除哪种行为。如为多种不良行为或习惯，只能选择一个最主要的或是迫切想弃除的。

②选用厌恶刺激。厌恶刺激必须是强烈的，使来访者产生的不快要远远压倒原有的快感，才可削弱或消除不良行为。常用的刺激有：电刺激、药物刺激、想象刺激、憋气刺激、羞辱刺激等。

③把握时机施加厌恶刺激。厌恶体验与不良行为应是同步的。即不适行为或不适冲动出现时立即给予刺激，厌恶体验立即出现；不适行为停止，刺激立即停止，厌恶体验也停止。电刺激可采用该方法进行，但药物刺激较难控制，需了解药物性能和来访者的反应情况，保持药物作用高峰期与不适行为紧密联系。

（5）模仿法。模仿法又称示范法，是向来访者呈现某种行为榜样，让其观察示范者的行为反应以及他们的行为得到什么样的后果，以引起他们从事相似行为的治疗方法。具体工作程序如下。

①选择合适的治疗对象。应用心理测量结果或询问来访者的经历，以评估来访者的疾病适应症、模仿能力，决定是否选用该治疗方法。

②设计示范行为。根据来访者的具体情况，有针对性地设计一个或一组示范行为。示范情境尽可能真实，示范事件的顺序应从易到难、从简到繁，循序渐进。

③强化正确的模仿行为。要求来访者将模仿行为巩固、融合为个体自然行为中的一部分，及时予以巩固和加强。

（6）生物反馈疗法。生物反馈疗法，是通过现代电子仪器，将个体在通常情况下不能意识到的体内生理功能予以描记，并转换为数据、图形或声、光等反馈信号，让来访者根据反馈信号的变化了解并学习调节自己体内不随意的内脏机能及其他躯体机能，达到防治疾病的目的。主要工作程序如下。

①治疗前准备。设立专门的治疗室，安静、光线柔和、保持温湿度适宜，让来访者感到轻松舒适；咨询师熟练掌握反馈仪的使用方法；向来访者讲解生物反馈治疗仪的原理、方法、特点和功效。

②诊室训练。来访者进餐后 30 分钟开始；仰卧或坐位，双手自然放平，衣着宽松，头脑清醒，不考虑其他问题，呼吸自然均匀。之后依次完成酒精消毒皮肤后安放电极片，测量肌电水平的基线值，开始反馈训练。结束后，咨询师与来访者交谈，了解其体验，肯定治疗效果。求助者掌握放松技巧，增强自控能力。疗程为 30 分 / 次，第一周 1/ 次 1 ~ 2 天；第二周之后，2 次 / 周，共 4 ~ 8 周。

③家庭训练。巩固诊室训练疗效，将该治疗体验用于日常生活。

（7）认知行为疗法。认识行为疗法是一组通过改变思维和行为的方法来改变不良认知，达到消除不良情绪和行为的短程心理治疗方法。其特点为：来访者与咨询师是合作关系；假设心理痛苦在很大程度上是认知过程发生机能障碍的结果；强调改变认知，从而产生情感与行为方面的改变；通常是一种针对具体的结构性的目标问题的短期和教育性的治疗。具体工作程序如下。

①建立咨询关系。

②确定咨询目标。目标应具体，且整个咨询都围绕来访者对事物的认知这一中心进行。

③确定问题提问和自我审查的技术。提问是由咨询师提出特定问题，将来访者的注意力导向与他的情绪、行为密切相关的方面。自我审查是鼓励来访者说出他对自己的看法，并对自己的看法进行细致的体验和反省。

④检验表层错误观念。表层错误观念就是指来访者对自己不适应行为的一种直接、具体的解释。咨询师可使用建议、演示和模仿的技术方法来对这些错误观念进行纠正。

⑤纠正核心错误观念，该深层错误观念往往表现为一些抽象的与自我概念有关的命题，并不对具体的事件和行为，也难以通过具体情境加以体验。需要使用一些逻辑

水平更高、更抽象的技术进行纠正。

⑥一步改变认知。主要应为行为纠正技术对来访者的认知进行重构，即咨询师通过设计特殊的行为模式或情境，帮助来访者产生一些通常为他所忽视的情绪体验，但该体验对来访者认知观念的改变非常重要。此外，在行为矫正特定情境中，来访者不仅体验到什么是积极情绪，什么是成功行为，而且也学会了如何获得这些体验的方法，并在日常生活中尝试实施。

⑦巩固新观念。咨询师通过布置家庭作业或让来访者阅读有关认知疗法资料的方式给来访者提出某些相应的任务，加强认知复习。

3. 老年人心理辅导实用技能（团体）

团体心理辅导起源于美国，是普拉特在1905年开创的一种在团体情境下进行的心理辅导和治疗形式，具有预防和治疗的双重功效。团体心理辅导作为一种以心理学为基础的团体心理干预技术，通过构建团体，并由受过专业训练的领导者运用各种心理学技术对具有相同或相近困扰的成员进行训练，通过团体内部人际交互作用，促使成员在交往中观察、学习、体验，认知自我、探索自我、接纳自我，保持良好的心理健康状态，学习并掌握新的态度与行为方式，以调整改善与他人的关系，促进良好的使用与发展的助人过程。由于团体心理咨询的独特之处和肯定的效果，在国内外已得到广泛的发展，应用于学校、企业、医院、司法、社区等各个领域。西方国家将团体心理辅导大量应用于社区心理健康服务中，涉及各个不同年龄层次的人群。

团体信息咨询是由1～2名领导者主持，根据团体成员问题的相似性，构建小组，共同商讨、训练、引导，解决成员共有的或相似的心理障碍。团体的规模因参加者问题性质的不同而不等，少则3～5人，多则十几人到几十人。通过几次或十几次团体活动，参加者就共同关心的问题进行讨论，相互交流，共同探讨，彼此启发，支持鼓励，使成员观察、分析和了解自己和他人的心理行为反应，进而改善人际关系，增强心理社会适应能力，促进人格成长。

团体心理咨询的技术同个体心理咨询技术相似，主要包括咨询关系的构建、认知行为疗法等。但在实施过程中，还需掌握以下基本技术。

①主动倾听。专注于沟通过程中有关语言或非语言行为，且不做判断及评价，以增强团体成员的信任、自我开发及自我探索。

②重复。以稍有不同的措施，重复团体成员的话，以澄清其意思。目的是确定团体领导者正确了解成员的意思，提供支持及澄清。

③澄清。确定成员所想表达的信息，感受与想法的具体含义，目的是帮助成员明确内心冲突及混淆不清的感受与想法，导向更有意义的沟通。

④摘要。将互动过程中的重要信息，简要进行综合归纳，以澄清并避免误解成员的意思，并引导其继续表达。

⑤提问。通过提出问题，引发成员自我探索问题的内容以及解决方法。目的是引导各成员进行更深层次的讨论、搜集资料、刺激思考、增加澄清及汇聚焦点、提供成

员更深度的自我探索。

⑥解释。对团体成员的某些行为、想法、感受的原因和实质进行适当的解释，以鼓励更有深度的自我探索，并对团体中的现象提供新的观点。

⑦面质。又称质疑、对峙、对质、对抗等，是对团体成员言语、行为中表现出的困惑或矛盾加以挑战。目的是激发成员的潜能，鼓励他们诚实地思考问题，并引发对自我矛盾的反省。

⑧情感反应。反应各成员的感受，以让他们了解团体领导者在倾听并了解他的真实感受。

⑨支持。提供鼓励及增强信任。目的是建立良好的团体气氛，促进信任感，促发他们向困难挑战。

⑩同理心。能站在成员的立场，将心比心地体谅其感受和想法。目的是培养信任的咨询关系，促进沟通和了解，促发更深层次的自我探索。

⑪催化。在团体中以开放性、引导性的方法，清楚地协助成员向有助于团体目标的方向完成探讨。目的是增强沟通效率，促进团体目标的实现。

⑫引发。在团体中引发行动，促进团体参与或介绍团体新方向。目的是减少不必要的探索，推动团体发展。

⑬设定目标。引发团体参与，并具体确定团体特定且有意义的目标。目的是引导团体活动方向，帮助各成员选择及澄清团体目标。

⑭评估。评估团体进行过程，以及各成员相互之间的动力。目的是促进更深层次的自我觉察，并帮助各成员对团体方向的了解。

⑮反馈。对各成员专注观察后，给予真诚且具体的反馈。目的是对成员在团体中的行为提出反馈，帮助他们进行自我觉察。

⑯建议。提出与团体目标有关的信息、方向、意见等，以帮助各成员发展取代性的思考及行动。

⑰保护。保护各成员在团体中不必过早实施心理冒险。目的是提醒各成员适度开展心理探索，以免受到伤害。

⑱开放自我。对团体发生的事件，个人开放表达当下的感受和看法，以催化团体更深层次的互动，建立信任关系。

⑲示范。通过行动，示范对团体适合的行为，激发团体成员发挥其潜能。

⑳处理沉默。通过语言或非语言的沟通，对于团体沉默现象进行干预，以促进团体发展。目标是通过允许各成员积极主动反映其感受，凸显其焦点，整合与情绪有关的时间，帮助团体合理运用有利资源。

㉑阻断。对团体中无任何建设性意义的行为，适当予以阻止，以保护成员，并推动团体进展。

㉒结束。以适当的方法结束团体咨询活动，并准备让各成员整理其团体新的，引导成员将团体所得应用于现实日常生活。

任务实施

表 1–21 老年人心理辅导实用技能的测评

分类	内容	重点	说明
基本概念	（1）心理辅导的概念。 （2）心理咨询的概念	辨别两个概念的差异	
老年人心理辅导实用技能（个人）	老年人个体心理辅导常用的技能类型	（1）建立咨询关系所包括的内容。 （2）运用系统脱敏疗法的程序。 （3）运用模仿法的程序。 （4）运用认知行为疗法的程序	
老年人心理辅导实用技能（团体）	（1）团体老年心理辅导的概念。 （2）团体老年心理辅导的基本技术	运用多种老年团体心理辅导的适用时机及目的	

知识拓展

认知行为团体心理咨询对老年冠心病患者抑郁焦虑的实施步骤

老龄化导致老年人机体各组织器官功能减退，免疫力下降，对各种躯体疾病的易感性增强。而疾病对患者生存质量和心理状态造成负面影响。而冠心病的发病率在发展中国家更为显著，多发群体为老年人。老年冠心病患者由于生活所限，缺乏人际交往，担心疾病发展及预后，常伴有不同程度的焦虑及抑郁。药物治疗联合心理干预可提高临床治疗效果。认知行为干预是一种通过使患者意识到自己不良认知，协助认知行为重建，强化健康信念，增强适应能力的方法。认知行为团体心理咨询与个体心理咨询比较，更加节省人力与实践，同时减少患者治疗费用，积极社会效益好。

具体实施步骤主要包括：第 1 周，咨询师向患者介绍团体咨询性质，组织患者自我介绍，团体成员通过交流、互动，相互熟悉，并通过共情、理解等形式与患者建立良好的人际关系；第 2 ~ 3 周，采取措施，提高团队凝聚力，鼓励患者情绪，引导患者暴露不正确观念，并自评焦虑、抑郁程度；第 4 ~ 5 周，引导患者分析焦虑、抑郁产生的原因，通过回忆过往生活、工作中愉快的事缓解其负性情绪，促进心理重建；第 6 ~ 7 周，通过认知非理性信念，协助患者认知重建，强化健康念，让患者主动畅想、诉说，唤醒其愉快情绪体验的同时，提高自我效能感及自信心；第 8 周，带领所有患者回顾团体咨询过程，分享集体经验及体会，让患者谈谈现在的心愿，鼓励患者积极乐观面对未来，并完成末次心理测评。

任务评价

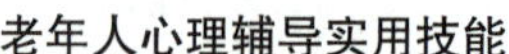

老年人心理辅导实用技能

同步练习

表 1-22 “老年人心理辅导实用技能”任务学习自我检测单

姓名：	专业：	班级： 学号：
任务分析	团体心理辅导的概念：	
	老年个体心理辅导的常用技术：	
	老年团体心理辅导的常用技术：	
任务实施	建立咨询关系的内容	
	开展暴露疗法的工作程序	
	开展认知行为疗法的工作程序	

项目总结

世界人口老龄化趋势是当今世界人口年龄结构的重要变化之一。我国长期以来作为世界第一人口大国，其老龄化现况日益显著。老年人心理健康与照护作为健康老龄化的重要内涵，始终是国内外心理卫生工作者共同关注的重要问题。为进一步规范老年人心理照护服务的标准，本章节从老年人心理照护的概念及内容、需求与意义、标准与评估进行详细阐述，并从实用角度对老年人个体及团体心理辅导的常用技术进行具体介绍。

思考实践

1. 什么是老年人照护？什么是老年人心理照护？
2. 老年人心理照护常用的评估方法是什么？
3. 老年人心理照护常用的评估工具有哪些？使用过程中的注意事项是什么？
4. 请针对老年抑郁症患者制定认知行为疗法咨询方案。

老年人认知功能与照护技术

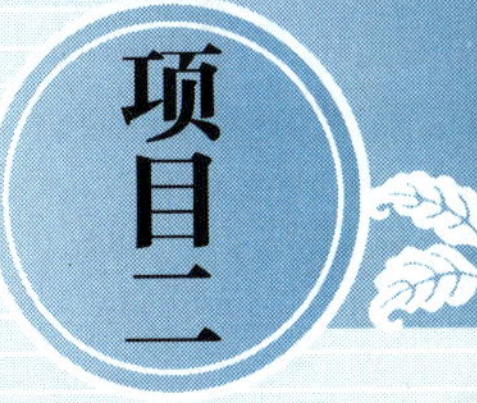

项目概述

人类的一切行为和心理活动都离不开生理机能。随着年龄的增长，老年人生理机制发生退化和衰老，表现在认知功能、情绪情感、人格特征等方面，这些都是以生理退化和病痛为基础而发生改变。研究老年人的心理认知特点，是掌握老年人的心理发展规律的第一步，也是为老年人提供心理健康和精神需求服务的壁垒。本章节的学习内容为老年人和照护者之间的信息交流提供了心理和生理之间的一座桥梁，接纳衰老所带来的变化，才能使老年人勇于面对生活中的各种困境，适应环境的变化。本章节将探索几种心理过程的形成生理基础、外周神经系统对情绪的操控能力、老年人为什么“顽固不化”等问题，重点介绍老年阶段的主要心理认知功能变化特点，共8学时。

学习目标

知识目标	1. 熟知基本生理心理功能和表现。 2. 掌握老年人认知功能特点。 3. 掌握认知功能评估方法和照护方法
能力目标	1. 正确采用认知功能评估方法。 2. 根据评估结果采取正确的照护方法。 3. 根据老年人情况提高其生理、心理健康水平
素养目标	1. 具有辨识生理功能和心理活动之际关系的能力。 2. 具有发现老年人心理问题和解决问题的能力。 3. 完善自身修养和心理素养

项目导航

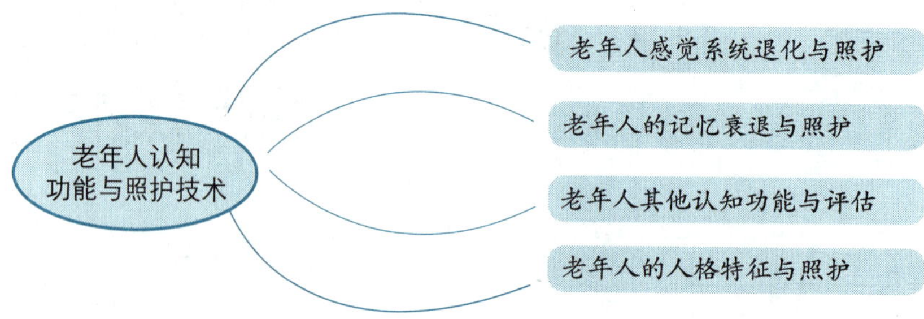

在线预习

感觉剥夺实验

任务一　老年人感觉系统退化与照护

任务情境

乔纳森是一名画家，在他成功的艺术生涯中，曾经用各种美丽的颜色创作出大量的抽象画。然而 65 岁那年，他由于脑损伤而丧失颜色知觉，变为色盲。从此，当他再次审视自己的画作时，看到的只是灰色、黑色和白色。他在以往色彩缤纷、充满丰富多彩个人体验的画作中看到的仅仅是“肮脏的”或“不合逻辑的”斑点。他已经认不出自己的作品了。在以后的日常生活里，他只吃黑色和白色的食物——黑色的橄榄和白色的米饭看起来还可以，而有颜色的食物则变成了令人不安的灰色，看起来也不好吃。这种突如其来的色盲体验让他打开了艺术世界的新大门，创造出比以往更大的艺术成就。

任务目标

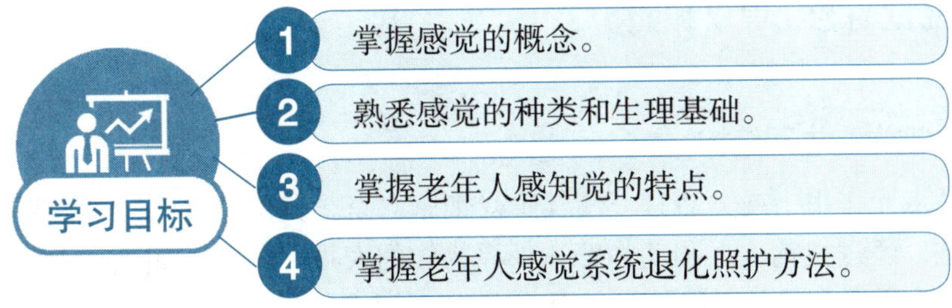

任务描述

乔纳森的故事是否可以引发你对身体感觉的思考？五彩斑斓的色彩、音乐的节奏和旋律、扑鼻花香、海水的咸味——这些都是大脑和身体对我们周围环境所做出的判断。人类对外部世界的经验构成每个独立个体，这种经验的累积和发展得益于身体和大脑与外部世界信息的交换，这种交换过程得益于我们的感觉。感觉对人类的生存和发展具有重要意义。请查阅感知觉相关的书籍和文献进行学习。

一、感觉系统的退化

感觉是一种最简单、最基本的心理现象，也是一切高级复杂的心理现象（知觉、记忆、思维、想象等）产生的基础。感觉是指外界刺激直接作用于感受器，大脑产生对客观事物的个别属性的神经反应。任何感觉的产生，都需要三个基本的条件：一是刺激物，二是感觉器官，三是大脑。感觉的功能必须依赖健康的感觉器官，比如眼睛、耳朵、鼻子、皮肤等身体结构，其中皮肤是最大的感觉器官。刺激物指的是外界能量的累积，比如光线、声音、气味等。这些刺激都要经过感受器转变成电信号传给大脑，大脑做出属性判断。例如，在漆黑的屋子，没有任何光线，健康的眼睛看不到任何东西，耳朵却能听见不远处的手表嘀嗒声，但是看不见地上的蚂蚁在搬家，鼻子也能闻到周边气息；这时候有微弱的光线照进来，能模糊看见前方的沙发，随着光线逐渐增强，能看清沙发的颜色、形状和位置。这个过程便是感觉器官、大脑和外界刺激产生联结的过程。

不难看出，随着年龄增长，感觉器官的生理结构和功能都会发生相对应的退行性变化，因此老年人的感知觉能力发生改变也是不可避免的。在人的毕生发展中，老年期的心理功能对人类心理健康和幸福感意义重大，而感知觉的生理变化是人类心理功能的生理基础。因此，心理学力求在掌握感知觉退行性变化的规律和特点上努力，采取正确的照护方法，延缓老年人感知觉功能退行性病变，避免由于感知觉退化而影响正常的生活。根据刺激物的性质以及刺激所作用的器官，把感觉主要分为视觉、听觉、嗅觉、味觉以及肤觉等。

二、视觉的老化现象和照护

（一）视觉的生理结构

视觉是指光作用于视觉器官，使其感受细胞兴奋，其信息经视觉神经系统加工后便产生视觉。通过视觉，人和动物感知外界物体的大小、明暗、颜色、动静，获得对机体生存具有重要意义的各种信息，至少有 80% 以上的外界信息经视觉获得，视觉是人和动物最重要的感觉。

晶状体位于玻璃体前面，周围由晶状体悬韧带与睫状体相连，呈双凸透镜状，富有弹性。晶状体为一个双凸面透明组织，被悬韧带固定悬挂在虹膜之后、玻璃体之前。晶状体就像照相机里的镜头一样，使进入眼睛的光线发生折射，同时也能滤去一部分紫外线，保护视网膜，但它最重要的作用是通过睫状肌的收缩或松弛改变光线的折射率，使看远或看近时眼球聚光的焦点都能准确地落在视网膜上。晶体是眼球屈光系统的重要组成部分，也是唯一具有调节能力的屈光间质，所谓调节能力，是指晶状体对不同距离的对焦作用，当眼睛注视近处的物体时，睫状肌收缩，晶状体的曲度增大；当眼睛注视远处的物体时，睫状肌松弛，晶状体的曲度减小（见图 2–1）。

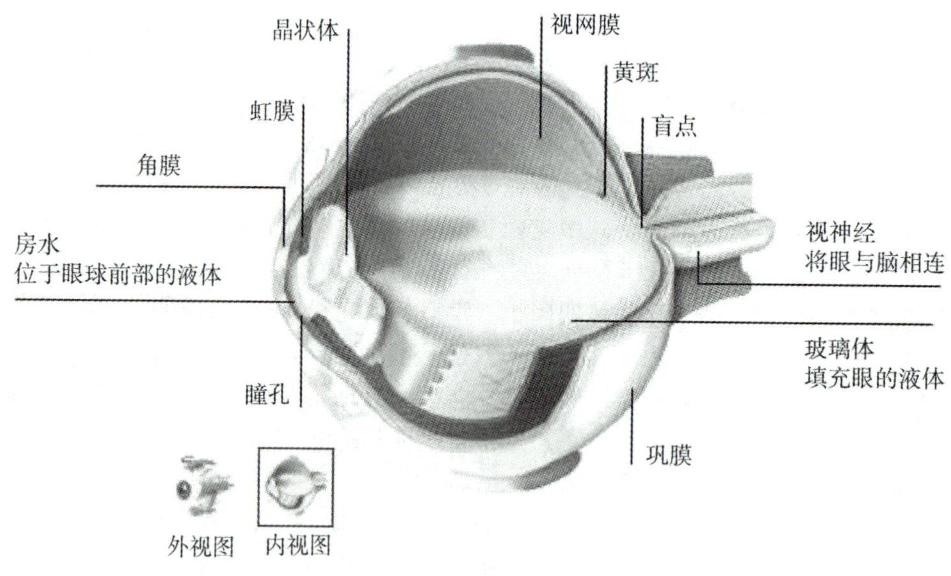

图 2–1　视觉的生理结构

视网膜视部常简称视网膜，为一层柔软而透明的膜，紧贴在脉络膜内面，有感受光刺激的作用。视网膜厚度不一，视网膜是眼球的光敏感层，负责将光转化为神经信号。视网膜含有棒体细胞和椎体细胞两种感受细胞，感受细胞将它们感受到的光能转换成神经信号。这些信号被视网膜上的其他神经细胞处理后转化为电信号，电信号从感受器产生后，沿着视神经传至大脑。人视网膜有视柱细胞约 12 000 万个，对弱光刺激敏感；视锥细胞有 650 万 ~ 700 万个，对强光和颜色敏感。也是说视柱细胞是夜视器官，主要感受物体的明暗，视锥细胞是昼视器官，主要感受物体的细节和颜色。两种细胞平行排列，视锥细胞主要集中在中央凹；视柱细胞由中央凹边缘向外周渐多，至锯齿缘附近，视细胞消失。

（二）视觉的老化现象

视觉老化是视觉系统结构的老化现象，90 岁以上老年人视盲和低视力的发生率高。由于眼外肌萎缩，眼球下陷，泪易溢出。角膜光泽变暗，在角膜与虹膜交界处出现灰色环，称为老年环。瞳孔变小，水晶体变厚。由于脂肪沉积，水晶体变黄，且对蓝、绿光的吸收增强。玻璃体混浊，视网膜色素沉积。这些变化常使落入视网膜上的光线减少，是老年人视力减退的重要原因之一。

老花眼是人体生理上的一种正常现象，是身体开始衰老的信号。随着年龄增长，眼球晶状体逐渐硬化、增厚，而且眼部肌肉的调节能力也随之减退，导致变焦能力降低。因此，当看近物时，由于影像投射在视网膜时无法完全聚焦，看近距离的物件就会变得模糊不清。即使注意保护眼睛，眼睛老花的度数也会随着年龄增长而增加，一般是按照每 5 年加深 50 度的速度递增。根据年龄和眼睛老花度数的对应表，大多数本身眼睛屈光状况良好，也就是无近视、远视的人，45 岁时眼睛老花度数通常为 100 度，55 岁提高到 200 度，到了 60 岁左右，度数会增至 250 ~ 300 度，此后眼睛老花度数一般不再加深。

视网膜退化症是老年人年龄相关性黄斑变性视力受损的主要原因，视网膜色素上皮细胞的退化变性是其发生发展的重要病理基础。黄斑变性是一种慢性眼病，它是不可逆的中心视力的下降或丧失，很难再治愈。老年性黄斑变性多发生在 45 岁以上，年龄越大，发病率就越高。随着年龄增长，光感受器细胞密度降低，神经节细胞和视网膜色素上皮细胞也逐渐消失。老年人要想看清楚物体，需要更亮的光照条件。晶体也会随着年龄的增长而发生老化，从而影响其弹性和透明度。年龄的增长使晶状体质量和密度增加，前囊膜增厚，晶状体上皮细胞数量减少。荧光素的逐渐沉积使晶状体透明度下降并逐渐变成黄色。在 20 ~ 45 岁之间的人，随着年龄增长，晶状体的硬度约增加了 4 倍，而到 80 岁时约增加了 14 倍。随年龄增长，没有发生白内障的晶状体散光程度俱增，65 岁时加倍，77 岁时为 3 倍。

除此之外，老年人均有眼睑下垂、角膜类脂环、眼底动脉硬化、老视等老年性眼部变化。平均每位老年人患有 2 ~ 7 种眼病和 3 ~ 12 种全身主要脏器病变。对视力产生普遍影响的因素是屈光不正，诸多眼病中白内障居首位，严重影响视力的眼病是黄斑病变和各种原因的视神经萎缩。

（三）视觉老化的照护

面对视力退化的不可逆因素，可以通过日常保健来延缓视力病程，常见做法有以下几种。

①冷水洗眼。每天晨起和睡前用冷水洗眼洗脸。将眼睛浸泡在洁净冷水中 1 ~ 2 分钟或用手泼水至眼中，再用毛巾擦干眼部，然后用手指轻揉眼睛周围 30 次左右。

②定视远。每天早起、中午、黄昏前，远眺 1 ~ 2 次，要选最远的目标，目不转睛地视物 10 分钟左右。

③经常眨眼。常眨眼可以振奋和增强眼肌动能，延缓衰老。做法是一开一闭眨眼，每天 15 次左右，同时用双手轻揉双眼，滋润眼球。

④旋转眼球。顺时针和逆时针循环旋转，可改善眼肌血液循环，提神醒目。

⑤热敷护眼。用热毛巾敷在眼睛上，交换几次，可使眼部血管畅流，供给眼肌氧分和营养。

⑥防眼疲劳。看书报和电视时，保持一定距离，时间不宜过长，防止眼肌和视力过度疲劳。

⑦日常食疗可用枸杞茶，用以防治老花眼。白菊花、枸杞子各 5 克，用开水冲泡，代茶饮，每日 1 剂，坚持服用 3 个月。有滋补肝肾、清肝明目的功效。

⑧多吃菠菜。菠菜中含有丰富的类胡萝卜素，可以有效预防过强太阳光对视网膜的损伤。研究还发现，中老年人如常吃菠菜（指每周至少 2 次），就可使罹患视网膜退化症的危险降低至少一半。菠菜中丰富的维生素 C、维生素 E 和叶酸能抑制皮肤黑色素形成和慢性沉着，能有效减少老年斑的产生。要注意的是，由于菠菜富含草酸对身体有害，应先用沸水稍焯为好。

⑨日常饮食注意尽量少摄入高热量、高脂肪、高胆固醇类的食品；切勿暴饮暴食。

⑩多吃蔬菜、水果；戒烟限酒；保持愉快的心情，多运动等可一定程度上延缓老年眼底动脉硬化的进程。

三、听觉的生理基础和老化现象

（一）听觉的生理结构

耳朵是听觉器官，人们之所以能听到声音、现解言语，是依赖整个听觉通路的完整性，它包括外耳、中耳、内耳、听觉神经及听觉中枢。听觉器官在声波的作用下产生的对声音特性的感觉。其适宜刺激物是声波。声波是由物体的振动所激起的空气的周期性压缩和稀疏。声波有频率、振幅和波形的特性，由此决定听觉的音高（音调）、音响（音强）和音色（音质）三种不同的效应。人类可听见声音的声波振动频率为 16 ~ 20 000 赫之间，对声波振幅（音强）的感觉，最低可为 0 分贝，最高可达到 120 分贝。

听感受器是内耳蜗管里基底膜上由听觉细胞组成的科蒂氏器官。物体振动发出的声音通过空气的传播，经外耳、中耳和内耳的传导系统，引起耳蜗内淋巴液和基底膜纤维的振动，并由此激起听觉细胞的兴奋，产生神经冲动。冲动沿着听觉神经传到丘脑后内侧膝状体，交换神经元后进入大脑皮层听区（颞上回），产生听觉。听觉阈限的个体差异较大，受年龄、环境等多种因素的影响。音乐听觉比较灵敏的人，能在钢琴的两个相邻键之间分辨出 20 ~ 30 个中间音来。人和动物根据物体的声音及其变化，可以辨别发声物体的性质及其方向和距离等（见图 2–2）。

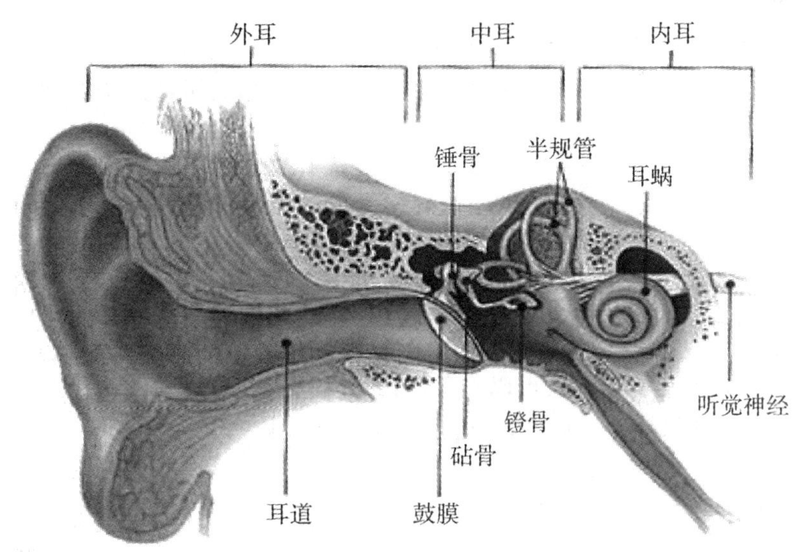

图 2–2　听觉的生理结构

（二）听觉的老化现象

人体随着年龄增长会出现一系列衰老现象，由于听觉系统衰老而引发的听觉功能障碍症，被称之为老年性耳聋。临床上将老年开始出现的，双耳对称的、渐进性的神经性耳聋称为老年性耳聋。根据听力学的研究，男性约从 45 岁以后开始出现听力衰退，女性稍晚，随着人类寿命的延长，老龄人口的增多，老年人耳聋的发病率也有所增加。导致老年性耳聋的因素很多，大致可分成两大类：一是内在因素，包括遗传因素和全身因素（情绪紧张，某些慢性病如高血压、高血脂、冠心病、糖尿病、肝肾功能不全等）；另一类是外在因素，如环境噪声、高脂肪饮食、吸烟酗酒、接触耳毒性药物或化学试剂，感染等，这些因素均会引发或加重老年性耳聋的发生发展。

其主要的临床表现有：

1. 双侧感音神经性耳聋

老年性耳聋大多是双侧感音神经性耳聋，双侧耳聋程度基本一致，呈缓慢进行性加重。

2. 高频听力下降为主

听力下降多以高频听力下降为主，老年人首先对门铃声、电话铃声、鸟叫声等高频声响不敏感，逐渐降低对所有声音的敏感性。

3. 言语分辨率降低

有些老年人则表现为言语分辨率降低，主要症状是虽然听得见声音，但分辨很困难，理解能力下降，这一症状开始仅出现在特殊环境中，如在公共场合有很多人同时谈话时，但症状逐渐加重引起与他人交谈困难，老年人逐渐不愿讲话出现孤独现象。

4. 重振现象

部分老年人可出现重振现象，即小声讲话时听不清，大声讲话时又嫌吵，他们对声源的判断能力下降，有时会用视觉进行补偿，如在与他人讲话时会特别注视对方的面部及嘴唇。

5. 耳鸣

多数老年人伴有一定程度的耳鸣，多为高调性，开始时仅在夜深人静时出现，以后会逐渐加重，持续终日。

（三）听觉老化的照护

迄今为止，尚无确切的方法可以用来逆转听力老化的进展。但这并不是说，老年性耳聋无法防治，如果能在日常生活中注意预防保健，则可大大延缓听力老化进程。

1. 养成良好的饮食习惯

老年人要特别注意营养，多补充锌、铁、钙等微量元素，尤其是锌元素，这些微量元素对预防老年性耳聋有显著效果。富含锌的食物主要有海鱼、鲜贝类等，经常食用对预防老年性耳聋很有好处；也可以选择服用一些富含多种维生素和微量元素的保健品。

2. 保持情绪稳定

老年人的血管弹性差，情绪激动很容易导致耳内血管痉挛，如果同时伴有高血黏度，则会加剧内耳的缺血缺氧，最终导致听力下降。日常保持良好的心情有助于减缓内耳血管痉挛。

3. 避免在噪声很大的地方工作生活长久

在老年性耳聋患者中，城市居民比农村居民多，这可能与城市环境噪声大有关，长期在噪声环境中工作生活的老年人发病率也较高。因此，老年人要尽量避免长期的噪声刺激，遇到突发性噪声时，要尽快远离，以减少噪声对双耳的冲击和伤害。

4. 戒烟戒酒

尼古丁和酒精会直接损伤听觉神经，长期大量吸烟、饮酒还会导致心脑血管疾病的发生，致内耳供血不足而影响听力。

5. 加强体育锻炼

体育活动能够促进全身血液循环，内耳的血液供应也会随之得到改善。锻炼项目可以根据具体身体状况来选择，散步、慢跑、打太极拳等都可以，但一定要坚持。

6. 保健

我们可以选用具有活血化瘀等作用的银杏叶制剂、丹参制剂，二者可以改善老年人血管微循环，达到保健和治疗的目的。

四、味觉的生理基础和老化现象

（一）味觉的生理结构

味觉是指食物在人的口腔内对味觉器官化学感受系统的刺激并产生的一种感觉。不同地域的人对味觉的分类不一样。味觉是人体重要的生理感觉之一，在很大程度上决定着动物对饮食的选择，使其能根据自身需要及时地补充有利于生存的营养物质。味觉在摄食调控、机体营养及代谢调节中均有重要作用。味觉的感受器是味蕾，主要分布在舌表面和舌缘，口腔和咽部黏膜的表面也有散在分布。人的味蕾总数约有 8 万个。儿童味蕾较多。老年时因萎缩而减少。味蕾是由味觉细胞组成的，其上表达味觉受体，可检测和辨别各种味道。味觉系统能感受和区分多种味道，目前认为这些味道都是由酸、甜、苦、咸、鲜五种基本味觉组成的。一般认为，不同的基本味质为不同的味觉感受器所觉察。味觉感受器电位的特点是其具有广谱性，即通常对各种味质均有反应，只是幅度不同。五种基本味质分子在味蕾上可能存在几种转导途径，通过多种转导机制编码味觉信息。

（二）味觉的老化现象

使人味觉减退的因素有很多，因为食物的滋味不仅来自于舌头的基本味觉，而且与嗅觉、视觉、神经等的作用有着密切的关系。第一，味觉变异常与年龄、性别、情绪、温度等因素有关。例如，味觉的灵敏程度因人而异，儿童比成人强，青年比老年强，女性比男性强。第二，同一个人，晚上比早晨强。情绪与味觉亦有关系，在愤怒、恐惧、焦虑、悲伤或疲劳时，味觉会降低；较长时间的饥饿会使味觉暂时失灵，对食物的味感差。第三，温度对味觉也有影响，在 20 ~ 30 ℃之间人们的味觉灵敏度最高。此外，吸烟或过量饮酒、睡眠不足等，也会导致味觉异常。

老年人味觉减退原因很多，常见原因是随着年龄的增加，部分味蕾萎缩，味觉功能降低，身体其他疾病也能影响味觉，缺锌也是常见原因之一。例如老年人疾病较多，长期大量输液后，没有及时补锌或不重视补锌，每天从尿中会排出大量的锌，就可能发生急性缺锌综合征，表现为食欲不振，全身无力，味觉、嗅觉减退，甚至会出现嗜睡、幻觉、共济障碍、视神经炎等症状。

此外，要保持正常的味觉，还需要唾液质量好，所含的唾液酶等成分正常，口腔内微生物无病态性生长。反之，味觉则可能出问题。随着年龄的增长，味蕾逐渐变性萎缩，数量减少。唾液腺细胞也不断萎缩，分泌唾液量减少。唾液不仅有消化作用，还可湿润、溶解食物，使其与味蕾充分接触，引起味觉。此外，老年人的牙齿渐渐松动、脱落，咀嚼功能下降，嗅觉减退，这些都不利于老年人感受食物中的味道。

（三）味觉老化的照护

老年人味蕾功能本身已开始衰退，所以受疾病影响更为明显；一般可从老年人味觉看健康，一旦发生味觉障碍，应该从全身和口腔疾病两方面去查找原因。进食后，若味觉异常，可能是体内隐匿疾病的信号。口淡，面对佳肴美食，也觉淡然无味，食欲欠佳。原因可能是外感不适，或是脾胃虚弱，运化不畅，以致不思饮食。此时宜健脾益气，常见做法有：

①加强锻炼，延缓全身衰老过程。

②尽量少刷舌苔，减少对舌乳头的刺激。

③少吃刺激性强的食物，尤其已经出现味觉退化的老年人不能为了强调口感，而吃过咸、过辣的东西。

④多喝绿茶等清淡的饮料，不喝甜腻的饮料，以减少甜物在口腔中停留而产生酸性物质。

五、嗅觉的生理基础和老化现象

（一）嗅觉的生理结构

嗅觉是由物体发散于空气中的物质微粒作用于鼻腔上的感受细胞而引起的。在鼻腔上鼻道内有嗅上皮，嗅上皮中的嗅细胞是嗅觉器官的外周感受器。嗅细胞的黏膜表面带有纤毛，可以同有气味的物质相接触。嗅觉由两感觉系统参与，即嗅神经系统和鼻三叉神经系统。嗅觉器官由左、右两个鼻腔组成，这两个鼻腔借着鼻孔与外界相通，中间有鼻中隔，鼻中隔表面的黏膜与覆盖在整个鼻腔内壁的黏膜相连。嗅觉感觉的作用就是让人体感觉到各种不同的气味。嗅觉和味觉会整合和互相作用。嗅觉是外激素通信实现的前提。嗅觉是一种远感，意思是说，它是通过长距离感受化学刺激的感觉。相比之下，味觉是一种近感。

嗅觉感受器位于鼻腔顶部，叫作嗅黏膜，这里的嗅细胞受到某些挥发性物质的刺激就会产生神经冲动，冲动沿嗅神经传入大脑皮层而引起嗅觉。它们所处的位置不是呼吸气体流通的通路，而是为鼻甲的隆起掩护着。带有气味的空气只能以回旋式的气流接触到嗅感受器，所以慢性鼻炎引起的鼻甲肥厚常会影响气流接触嗅感受器，造成嗅觉功能障碍。

（二）嗅觉的老化现象

嗅觉障碍是指部分或全部嗅觉功能下降、丧失或异常。嗅神经为嗅觉上皮穿过筛板到嗅球的神经纤维，嗅觉能力是鼻黏膜中嗅细胞的特性，鼻黏膜、嗅球、嗅丝或中枢神经系统连接部损伤，可能影响嗅觉。临床表现为嗅觉减退、嗅觉丧失、嗅觉缺失、嗅觉倒错、幻嗅和嗅觉刺激敏感性增加。

在临床上，嗅觉障碍可作为帕金森症和阿尔茨海默病早期诊断和鉴别诊断的指标。这类失智症的早期症状包括嗅觉障碍、认知功能障碍、睡眠障碍、疼痛、抑郁、焦虑、自主神经功能障碍等。嗅觉的改变发生在疾病的最早期，从嗅觉改变到外显可观察的行为变化还有长达几年甚至十几年的潜伏期。嗅觉障碍作为神经退行性疾病的早期预测因子已得到大量研究支持。在某些情况下，嗅觉障碍被认为是某些神经退行性疾病的早期发病信号，并且通过嗅觉测试预测认知衰退情况的能力要好于通过记忆表现预测。

（三）嗅觉老化的照护

嗅觉老化一般伴随其他老年疾病，关于嗅觉老化的心理照护请参考项目五“老年人常见心身疾病与照护”内容。

六、皮肤觉的生理基础和老化现象

（一）皮肤感觉的生理结构

皮肤感觉是指由皮肤感受器官所产生的感觉。皮肤感觉是一个笼统的称呼，皮肤感觉包括触觉、压觉、振动觉、痛觉、冷觉和温度觉。刺激作用于皮肤，未引起皮肤变形时产生的是触觉，引起皮肤变形时便产生压觉。触觉、压觉都是被动的触觉；触觉和振动觉结合产生的触摸觉则是主动的触觉。感知室内热环境的质量：空气的温度和湿度的大小分布及流动情况；感知室内空间、家具、设备等各个界面给人体的刺激程度；振动大小、冷暖程度、质感强度等；感知物体的形状和大小等，除视觉器官外，主要依靠人体的肤觉及触觉器官，即皮肤。皮肤是人类最大的感觉器官，包在身体表面，直接同外界环境接触，具有保护、排泄、调节体温和感受外界刺激等作用的一种器官。

单纯肤觉有四种：触觉、温觉、凉觉、痛觉，各由其觉点发出，前三种生于真皮（皮的内层），最后一种生于表皮。温觉与凉觉有时合称为温度觉，但两种感官的位置和构造，显然不同。

（二）皮肤感觉的老化现象

皮肤老化是由自然因素或非自然因素造成的皮肤衰老现象。人出生后皮肤组织日益发达，功能逐渐活跃，当到达某种年龄就会开始退化，这种退化往往在人们不知不觉中慢慢进行。皮肤组织的成长期一般结束于 25 岁左右，有人称此期为“皮肤的弯角”，自此后生长与老化同时进行，皮肤弹力纤维渐渐变粗，40 ~ 50 岁初老期，皮肤的老化慢慢明显，表现为皮脂腺、汗腺功能衰退，汗液与皮脂排除减少，皮肤逐渐失去昔日光泽而变得干燥。血液循环功能减退，不足以补充皮肤必要的营养，因此老年人皮肤伤口难愈合。

皮肤感觉减退，老年人的皮肤感觉功能也有所减退，包括痛、温、触觉敏感性都可能减退。这可能是因为其上皮角化皮肤增厚和神经末梢退化有关。所以老年人常不能及时躲避伤害性刺激，容易造成外伤、烫伤和冻伤等。而且由于对皮肤破损痛感不显往往不能及时医治而致感染。

任务实施

表 2-1　老年人感知觉测评

分类	内容	重点	说明
视觉	（1）视线集中。 （2）目标追踪。 （3）事物辨识。 （4）事物记性及重整	（1）集中视线。 （2）运用视觉追踪目标。 （3）运用视觉辨别事物。 （4）运用视觉记忆及重整事物	
听觉	（1）听觉集中。 （2）声音辨别。 （3）声音记忆及事物重整	（1）集中听觉。 （2）运用听觉辨别声音。 （3）运用声音记忆重整事物	
味觉	（1）不同味道的识别。 （2）食物特质的识别	（1）识别不同的味道。 （2）凭口腔的感觉识别食物的特质	
嗅觉	（1）不同气味的辨别。 （2）嗅觉和味觉的关系	（1）凭嗅觉辨别气味。 （2）认识嗅觉和味觉的关系	
皮肤觉	（1）不同感觉的识别。 （2）物件的识别。 （3）身体不同感觉的辨别	（1）识别不同的触觉感觉。 （2）运用触觉去识别物件的外形。 （3）识别不同的物料。 （4）辨别身体不同的感觉	

知识拓展

感觉机能与无障碍设施设计

我国已进入老龄化社会，2019 年发布的《老年健康蓝皮书：中国老年健康研究报告（2018）》指出，目前我国正在以“未富先老”的方式快速老龄化，人口老龄化进程超前于经济发展进程。近年来相关老年人居住建筑设计标准才开始制定实施，相关养老的配套设施与安全环境建设都相对落后，现有的住宅不能满足老年人的需要。我国现有的老年人居住的室内外环境存在着诸多问题，特别是普通家庭的住宅，没有考虑到老年人的使用，造成居家养老的老年人生活中存在安全隐患。

对老年人居住环境进行安全性设计，不仅仅可解决老年人使用功能的问题，更重要的是创造一个既能满足老年人心理需要，又能使老年人的居住环境舒适、安全。由于人们生活水平的提高和对外交流的加强，更多老年人的设计理念被人们认可与接受。在针对老年人设计中关注老年人的心理需求和使用感受，设计者考虑的重要方面是老年人的运动机能、代谢机能、性机能和感觉机能。根据对老年人生理与心理特征的分析，提出针对老年人居住环境的安全性设计原则，比如安全第一原则、促进交往原则、设施易用原则等。在老年人室内环境设计中，应做到以老年人心理因素为基础，结合空间的功能性、感知觉环境等进行安全设计；在老年人社区环境设计中，满足老年人人际交往的实际需求，对吸引和阻碍社区的交往空间进行研究，结合老年人相关的设计规范，对社区环境设施进行安全性设计。

任务评价

表 2-2 “老年人感觉系统退化与照护”任务学习自我检测单

姓名：	专业：	班级： 学号：
任务分析	感觉的三要素：	
	常见感觉的老化现象：	
	老年人感觉老化照护方法：	
任务实施	老年人感知觉评估	
	老年人注意力测评	
	老年人感知觉锻炼	

任务二 老年人的记忆衰退与照护

任务情境

在德国的一所养老中心，35 岁的青年诗人拉尔斯·鲁佩尔用缓慢而清晰的语调吟诵着德国诗人海涅的名篇《罗蕾莱》选段：“不知道什么缘故，我是这样的悲哀；一个古代的童话，我总是不能忘怀。”随着诗句的起伏，他不时挥动手臂，仿佛要将听众们带入诗中世界。老年听众们也随之做出不同反应：有些跟着诗歌韵律轻轻摇动，有些口中喃喃有声，似乎挖掘出了脑海中深藏的熟悉词句，有些眼含热泪，还有一些老年人面露微笑。看到此情此景，养老院的工作人员和老年人的家属们都深受鼓舞。这些老年人都患有阿尔茨海默病，平时他们的世界看上去犹如一潭死水。鲁佩尔的诗句却如同一颗石子，在他们的心中激起了涟漪。

任务目标

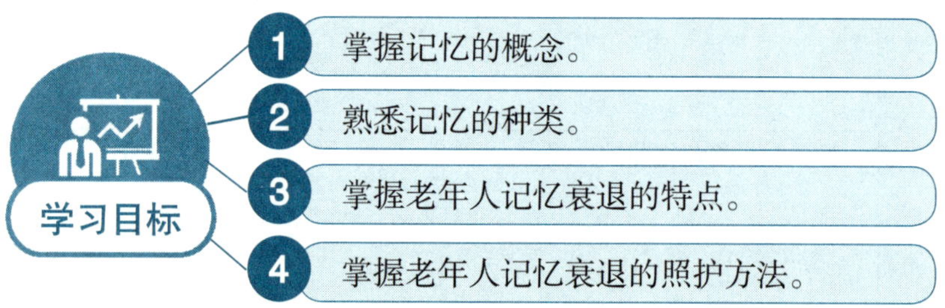

任务描述

记忆力衰退是老年认知障碍中最常见的症状。随着年龄的增长和疾病的发展，老年人大脑神经元持续受损，导致思考、学习和记忆等认知功能下降，直至进入痴呆状态。记忆是什么？记忆如何影响我们的学习和认知能力？记忆什么时候开始衰退？老年人面对记忆衰退应该怎么应付？这些问题将在本任务中找到答案。

一、记忆和记忆分类

（一）什么是记忆

关于记忆的研究属于心理学和脑科学的范畴。现代人类对记忆的研究仍在继续，尽管当今的科学技术已经有了长足的发展。运用那些经过实践后能有效提高记忆力的方法、技巧，可以使之更好地服务于人类的工作、生活、学习中。

记忆是人脑对经验过事物的识记、保持、再现或再认，它是进行思维、想象等高级心理活动的基础。记忆作为一种基本的心理过程，是和其他心理活动密切联系着的。记忆联结着人的心理活动，是人们学习、工作和生活的基本机能。把抽象无序转变成形象有序的过程就是记忆的关键。信息加工理论认为，记忆过程就是对输入信息的编码、存储和提取过程。只有经过编码的信息才能被记住，编码就是对已输入的信息进行加工、改造的过程，编码是整个记忆过程的关键阶段。

识记是记忆过程的开端，是对事物的识别和记住，并形成一定印象的过程。保持是对识记内容的一种强化过程，使之能更好地成为人的经验。回忆和再认是对过去经验的两种不同再现形式。记忆过程中的这三个环节是相互联系、相互制约的。识记是保持的前提，没有保持也就没有回忆和再认，而回忆和再认又是检验识记和保持效果好坏的指标。由此看来，记忆的这三个环节缺一不可。

（二）遗忘

遗忘是指识记过的材料不能回忆和再认，或者回忆和再认有错误的现象。按照信息加工的观点，遗忘过程在记忆的不同阶段都存在。遗忘基本上是一种正常、合理的心理现象。因为感知过的事物没有全部记忆的必要；识记材料的重要性具有时效性；是人心理健康和正常生活所必需的（见表 2–3）。

表 2–3　不同时间间隔的记忆成绩表

时间间隔	重学时节省时间的百分数 /%
20 分	58.2
1 小时	44.2
8 ~ 9 小时	35.2
1 日	33.7
2 日	27.8
6 日	25.4
31 日	21.1

遗忘虽是一种复杂的心理现象，但其发生发展也是有一定规律的。德国心理学家艾宾浩斯最早进行了这方面的研究。他用无意义音节为实验材料，以自己为实验对象，

在识记材料后，每隔一段时间重新学习，以重学时所节省时间和次数为指标，他绘制出遗忘曲线。遗忘曲线所反映的是遗忘变量和时间变量之间的关系。该曲线表明了遗忘的规律：遗忘的进程是不均衡的，在识记之后最初一段时间里遗忘量比较大，以后逐渐减小。即遗忘的速度是先快后慢的。继艾宾浩斯之后，许多人对遗忘进程的研究也都证实了艾宾浩斯遗忘曲线基本上是正确的（见图 2-3）。

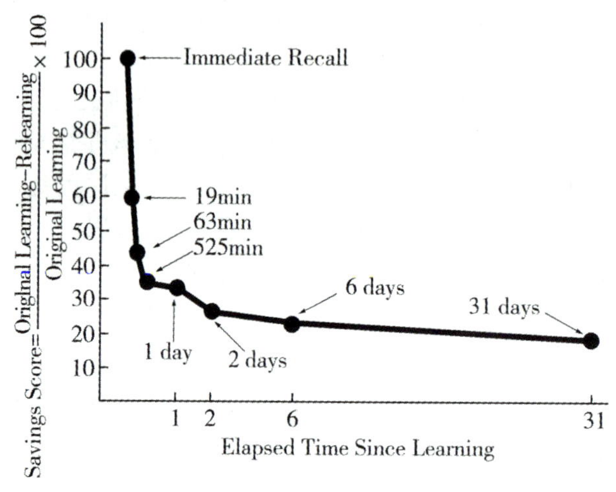

图 2-3　艾宾浩斯遗忘曲线

产生遗忘的原因，既有生理方面的，如因疾病、疲劳等因素造成的遗忘，也有心理方面的。关于这方面的原因，主要有四种学说：痕迹衰退说、干扰说、压抑说和同化说。

（三）再认和回忆

再认是指过去经验或识记过的事物再次呈现在面前时仍能确认和辨认出来的过程。是识记和保持过程的结果，也是识记和保持成绩的量度。再认的速度和确定性，取决于对原事物记忆的巩固程度和当前事物与过去感知过的事物的相似程度。可分为完全再认和不完全再认两种。前者指对当前事物全面确定的再认，后者指对当前呈现的事物仅有熟悉之感。动物学习实验发现，动物在大多数情况下经过学习能够区分两个范畴的刺激，如辨别客体、地点或个体的特性。再认一直被实验心理学家用来测验人类记忆的效果。实验通常是这样做的：先让被试者学习一张词表，学完后让其看另一张词表，其中有的词是学过的，有的则是新词，让其指出哪些词是学过的，哪些是新的，由此就可测出被试者再认的成绩。学习的项目可以是单词或语句，也可以是无意义音节或图画等。

原有事物与重新出现时的相似程度。相似程度越高，再认越迅速、准确相似性越差，再认越困难、缓慢，出现再认错误的可能性越大，个性特征不同，人的心理活动速度和行为反应的快慢也不同。心理学家曾通过实验证实，独立性强的人和依附性强的人的再认有明显的差异。当再认出现困难时，人们常常要寻找再认的线索，通过线索达到对事物的再认。线索是再认的支点，如对久别重逢的朋友的再认一般要以身体的某些特征作为再认的线索。

回忆是在一定诱因的作用下，过去经历的事物在头脑中的再现过程。如在回答教师的提问时，学生要把头脑中所保持的与该问题有关的知识提取出来，这种提取过程就是回忆。

回忆可以分为两大类：根据有无目的性可以把回忆分为有意回忆和无意回忆。有意回忆是在预定目的的作用下对过去经验的回忆，如对考试内容的回忆；无意回忆是没有预定目的，自然而然发生的回忆，如触景生情等。根据有无中介因素参与回忆过程可把回忆分为直接回忆和间接回忆。直接回忆是由当前事物直接唤起的对旧经验的回忆；间接回忆是借助中介因素而进行的回忆。从难度上看，间接回忆比直接回忆难度要大。

（四）记忆的分类

1. 根据记忆的内容，可以把记忆分成两种

（1）形象记忆。以感知过的事物形象为内容的记忆叫形象记忆。这些具体形象可以是视觉的，也可以是听觉的、嗅觉的、触觉的或味觉的形象，如人们对看过的一幅画，听过的一首乐曲的记忆就是形象记忆。这类记忆的显著特点是保存事物的感性特征，具有典型的直观性。

（2）情绪记忆。是以过去体验过的情绪或情感为内容的记忆。如学生对接到大学录取通知书时的愉快心情的记忆等。人们在认识事物或与人交往的过程中，总会带有一定的情绪色彩或情感内容，这些情绪或情感也作为记忆的内容而被存贮进大脑，成为人的心理内容的一部分。情绪记忆往往是一次形成而经久不忘的，对人的行为具有较大的影响作用。情绪记忆的映象有时比其他形式的记忆映象更持久，即使人们对引起某种情绪体验的事实早已忘记，但情绪体验仍然保持着。

2. 根据记忆的保存在大脑中的时间，可以把记忆分成三种

（1）瞬时记忆。瞬时记忆又叫感觉记忆，这种记忆是指作用于人们的刺激停止后，刺激信息在感觉通道内的短暂保留。信息的保存时间很短，一般在 0.25 ~ 2 秒之间。瞬时记忆的内容只有经过注意才能被意识到，进入短时记忆。相对短时记忆而言，感觉登记保持的信息量较大，但它们都处于相对地未经加工的原始状态。如果人不予注意，感觉登记的信息便很快丧失，所以保持时间相当短。其重要作用在于把环境刺激保持一定时间，以便进行更精细加工。当两个人对话时，那些语言信息就好像萦绕在其中一方的脑海的回声，即使在其中一方并未刻意注意的时候也存在。当其尝试足够快地提取它时，会发现语言信息仍在脑海。按感觉类型，听觉上称作声像记忆，视觉上称作图像记忆。

（2）短时记忆。短时记忆是保持时间大约在 1 分钟之内的记忆。短时记忆也是工作记忆，是一种为当前动作而服务的记忆，即人在工作状态下所需记忆内容的短暂提

取与保留。短时记忆的编码以听觉编码为主，也存在视觉编码和语义编码。

短时记忆有以下三个特点。

①记忆容量有限。据米勒的研究为 7±2 个组块。“组块”就是记忆单位，组块的大小因人的知识经验等的不同而有所不同。组块可以是一个字、一个词、一个数字，也可以是一个短语、句子、字表等。

②短时记忆以听觉编码为主，兼有视觉编码。

③短时记忆的内容一般要经过复述才能进入长时记忆。

（3）长时记忆。长时记忆指信息经过充分的和有一定深度的加工后，在头脑中长时间保留下来的记忆。从时间上看，凡是在头脑中保留时间超过 1 分钟的记忆都是长时记忆。长时记忆的容量很大，所存贮的信息也都经过意义编码。我们平时常说的记忆好坏，主要是指长时记忆。长时记忆能保持许多年甚至终身的永久性记忆，长时记忆的信息主要是对短时记忆内容加以复述而来的，也有由于印象深刻一次形成的。

3. 陈述性记忆和程序性记忆

科学家们通常将长时记忆分成两个主要部分来反应所储存信息的不同特征。陈述性记忆是我们可以通过有意识的过程而接触（或访问）的知识，包括有关个人和世界的知识。陈述性记忆就是我们日常语境下的“记忆”，可以进一步细分为我们回忆自身生活的记忆（情景记忆）和与我们生活中发生的事件无关的但却是事实的有关世界的知识的记忆（语义记忆）。情景记忆是以时间和空间为坐标对个人亲身经历的、发生在一定时间和地点的事件的记忆。例如，我早上在家喝了一杯牛奶。而语义记忆是指对各种有组织的事实的记忆，它所包含的信息不受接收信息的具体时间和空间的限制，是以意义为参照的，如北京是中国的首都、鲸鱼不是鱼等。

相对地，非陈述性记忆也叫程序性记忆，指对技巧性动作的记忆，如骑自行车、游泳，照护技能操作等，还包括知觉启动以及由条件反射、习惯化和敏感化引发的简单的学习行为。两者之间还有一个明显的区别：陈述性记忆容易形成也容易忘记，而非陈述性记忆通常需要多次的重复和练成，但一旦形成则不容易忘记。

4. 内隐记忆和外显记忆

按照是否意识到，可以将记忆分为外显记忆和内隐记忆。内隐记忆，在心理学上是指在不需要意识或有意回忆的条件下，个体的过去经验对当前任务自动产生影响的现象，又称自动的、无意识的记忆。内隐记忆在无意识回忆条件下，一旦内化，程序记忆非常持久，不受其他信息干扰。如骑自行车、打字、游泳、某些技能操作等，一旦学会，可以保持终身。

内隐记忆的特征是在与外显记忆的比较中表现出来的。内隐记忆在以下几个方面与外显记忆有明显的差别。

（1）保持时间。在保持的时间上，内隐记忆要明显的长于外显记忆。

（2）干扰形式。内隐记忆不容易受外在刺激的干扰，而外显记忆容易在干扰后发生遗忘。

（3）记忆负荷。外显记忆在记忆的项目增多的时候会导致记忆数量和准确性的下降，而内隐记忆不受这种影响。

（4）加工深度。加工深度越深，外显记忆越好。内隐记忆不存在这种情况。

（5）呈现形式。如果一个项目用听觉的形式呈现，再用视觉的形式施测，被试的内隐记忆成绩会下降，但外显记忆不会出现这种情况。

二、老年人记忆特点与退化

老年人的记忆力随着身体各器官的老化以很慢的速度减退，这是自然规律，也是正常现象。老年群体中也主诉记忆受损，记忆力下降是一种病症，从发展趋势看，根据相关研究显示，随着年龄增长，记忆力从 50 岁开始出现减退，70 岁以后减退明显，过了 80 岁，记忆力减退非常迅速。但是并非所有老年人的记忆力都会出现明显下降，记忆力下降的速度和程度存在很大的个体差异，年龄相仿的老年人中，有些能保持很好的记忆力，有些则出现明显下降。

老年人记忆力下降有以下几种特点。

（1）短时记忆明显减退：70 岁以后减退明显，由于记忆速度和广度明显下降，近期记忆变差，远期记忆保持较好。

（2）情景记忆能力明显下降：对信息再认能力衰退不明显，回忆能力明显衰退。

（3）不善于主动运用记忆策略：提取信息速度慢，如果给一些提示或多一点时间让老年人回忆，或者训练老年人使用记忆策略，其记忆力也会提高。

衰老性记忆下降是指 60 岁以上个体短时记忆随年龄增长而呈现下降趋势的现象。正常老年人的长时记忆并无明显衰退，一直到 75 岁基本不变，对远事往往记忆犹新。但短时记忆需要对在 0.25 ~ 2 秒内传入脑中的信息迅速做出选择性取舍并立即编码，老年人常常不能做到这一点而出现记忆障碍；同时短时记忆还有容量限制，老年人即时回忆的速度一般是随年龄增长而呈现出下降趋势。

衰老性减量是指个体作业能力随年龄增长在某一年龄达到顶点或最高水平后，逐渐减退的现象。分衰老性补偿性减量和衰老性不可逆性减量两种。前者指个体的作业能力在达到某一年龄基点后出现的逐渐减量，在受到学习、训练等后天环境的影响下便可得到补偿，甚至可恢复到近似成熟期的水平。后者指个体的作业能力在达到成熟期之后开始逐渐减量而不能保持稳定性，也不可能因受环境影响而得到补偿。

老年人如果出现逐渐发生，但发展较快的记忆力障碍，要注意排除老年性痴呆，特别是有家族史的更要引起关注。首先，应到相关科室如神经内科门诊就医，进行全面检查，以明确是属于真正的智能减退（即器质性痴呆），还是因为抑郁、焦虑等情感障碍导致的记忆力减退（即假性痴呆），后者通过积极治疗即能获得症状的改善。此外，多数存在“轻度认知障碍”的老年患者，最终并不会发展为老年性痴呆，对此不要顾虑太多，积极的心态反而可以延缓老化。

三、老年人记忆衰退的照护方法

记忆力下降的原因多种多样，首先要明确导致记忆力下降的原因，对症治疗才能收到效果：要延缓记忆力衰退和增强记忆力，最重要的是不能对自己的记忆失去信心。同时，老年人还必须及时适量补充蛋白质、微量元素、维生素等营养物质，戒除烟、酒，注意记忆卫生。记忆力减退的主要原因有以下几点。

①不良情绪。老年人不良情绪包括抑郁、焦虑、愤怒、无用感、孤独等，这些不良情绪会影响老年人的思维，同时也影响着老年人的记忆，导致出现记忆力减退。

②失眠。人的睡眠是休息的保护，如果得不到充分休息，那么就会影响人的记忆力与注意力。

③疾病。不管是生理上的疾病，还是心理上的疾病，都会导致记忆力减退。

④年龄。当人的年龄增大时，因为身体机能的下降，那么记忆力也随之下降。老年人放松心情，正确对待记忆力衰退的现实有助于改善记忆下降的症状。

⑤用脑过度。用脑过度会让导致个体疲劳感增加，对外界事物的敏感度降低，从而影响记忆。

⑥依赖。如过度依赖电脑、手机等，会影响人去开发自己的记忆力，从而出现记忆力减退。

⑦压力。适当的心理压力可以增强记忆力，但是过度的心理压力就会影响记忆力。

⑧不良嗜好。如抽烟喝酒等，酒精可以帮助人们消除疲劳，使身体活性化。但是，饮酒过量会导致部分记忆的丧失。由于酒精对脑细胞的麻痹作用，很可能会发生暂时性记忆丧失。

记忆力下降常常令患者陷入焦虑和紧张状态，而抑郁也是造成患者注意力不集中的原因，表现为注意力下降。这些症状的出现愈发加重了老年人的自卑心理，但是多数老年人常常仅以记忆力下降为主诉，回避情绪问题。心理因素所造成的记忆力下降的问题是不难解决的，关于心理照护问题，我们提出了以下几点建议。

①帮助老年人采用积极健康的生活方式，平时要有规律地生活，保证充足的睡眠，可消除脑疲劳，保护脑细胞。

②正确进行自我调节，注意保持乐观的情绪和积极向上的心态，特别是面对生活中的应激事件，要学会自我减压，保持身心健康。

③物品放在相对固定的位置，使用后放回原位，对于一些重要的事情可以采取用笔记录的方式，养成良好的生活习惯。

④老年人在饮食中应该注意补充新鲜蔬菜水果及玉米、全小麦、豆类、蒜头、蘑菇、牛奶、沙丁鱼、瘦肉等食物。

⑤每天可以服用一定量的银杏叶提取物及维生素 E。

⑥帮助或经常提醒老年人日常生活中多用左手，可增强人的记忆力。人的大脑右半球支配左半身运动，左半球支配右半身运动，而左脑主管语言功能。多用右侧肢体，可加重左脑负担，导致左脑疲劳，进而影响人的记忆力。

⑦音乐可改善机体状况，促进思维发展，使记忆深化。听轻松愉快的音乐，能使人体内产生一种有益的化学物质——乙酰胆碱。这种物质是细胞间传递信息的主要神经递质，它对改善记忆有明显的促进作用。

知识拓展

健康老龄化

1990 年世界卫生组织提出健康老龄化，以应对人口老龄化的问题。其核心理念是生理健康、心理健康、适应社会良好。健康老龄化是 20 世纪 80 年代后期，由于世界人口老龄化的发展而产生的一个新概念。包括三项内容：（1）老年人个体健康，老年人生理和心理健康和良好的社会适应能力；（2）老年人口群体的整体健康，健康预期寿命的延长以及与社会整体相协调；（3）人文环境健康，人口老龄化社会的社会氛围良好与发展持续、有序、合规律。健康老龄化，一方面是指老年人个体和群体的健康，另一方面是指老年人生活在一个良好的社会环境。

1995 年 10 月，中国老龄问题全国委员会、中国老年学学会、中华人民共和国卫生部医政司在北京召开了全国老年医疗保健研讨会。会上，我国人口学与老年学家、中国老年学学会会长邬沧萍教授做了《健康老龄化的科学涵义和社会意义》的会议主题报告。邬教授在报告中指出："可以看出健康老龄化这一词组与我国传统上使用的'健康长寿'近似，但寓意更深，内容更加丰富。"他进一步指出："要全面、科学地理解'健康老龄化'，必须明确六个要点。"

第一，健康老龄化的目标是老年人口群体的大多数人健康长寿，体现在健康的预期寿命的提高。

第二，健康老龄化不仅体现为寿命长度，更重要的是寿命质量的提高，老年人口健康寿命的质量是有客观标准的，也是可以量化的。

第三，人类年龄结构向老龄化转变，一方面要求有相应的"健康转变"来适应；另一方面，要求把健康的概念引申到社会、经济和文化诸方面。

第四，人口老龄化是一个过程，要从个体和群体增龄的过程中认识老年人群的健康状况的前因后果、来龙去脉及发展趋势；把老年群体健康看作是进入老年前的婴幼儿、青少年和成年后各阶段所有制约健康因素的最综合、最集中和最终的表现，历史地、全面地认识老年人的健康，它联系着所有人的福利。

第五，健康老龄化是人类面对人口老龄化的挑战提出的一项战略目标和对策，它是建立在科学认识的基础上的。

第六，健康老龄化是同各个年龄段的人口，同各行各业都有关系的一项全民性保健的社会系统工程，需要全民长期不懈的努力才能逐步实现。

任务三 老年人其他认知功能与评估

任务情境

美国《老年病医学杂志》的一篇研究报告，英国爱丁堡大学的研究人员选取了1 000多名在1936年出生、居住在苏格兰的受试者，测试评估了他们在70岁、73岁、76岁和79岁时的记忆力、解决问题能力、思维速度和一般思维能力。研究人员还了解了这些人在70岁和76岁时玩纸牌、国际象棋、填字游戏等的频率。

研究人员在综合考虑了他们的教育状况、社会经济地位、性别以及11岁时的认知能力测试成绩等诸多因素后，利用统计模型分析了这些人棋牌游戏水平和思维能力之间的关系。结果发现，受试者在70岁时，较高的棋牌游戏频率与较高的认知能力相关。从70～79岁，玩游戏越多，认知能力下降速度越慢，特别是记忆力下降速度。

研究还发现，在70～76岁之间，增加棋牌游戏频率有助于减缓认知能力下降速度。这表明即便之前不怎么玩棋牌游戏，进入老年期后开始玩，也会有益处。研究人员表示，这项研究有助于更好地了解哪些生活方式和行为与老年人的认知健康改进相关，也可以启发人们在走向老年时如何更好地保护自己的认知能力。

任务目标

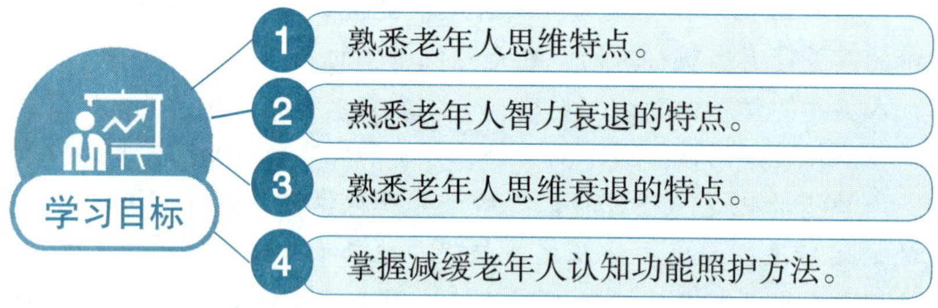

任务描述

前面我们介绍了老年人记忆力和感知觉相关的内容，在倡导“健康老龄化”的背景下，认知功能和心理健康是实现健康老龄化的两个基本要素。认知功能随年老而加速减退，认知功能不仅包括感知觉和记忆，还包括了智力因素、加工速度、工作记忆和执行功能（思维）等。老年人的心理健康状况受诸多因素的影响，本任务主要目标是理解认知功能对老年人减缓衰老所带来的影响的重要性和应对方法。

认知是人脑接受外界信息，经过加工处理，转换成内在的心理活动，从而获取知识或应用知识的过程。它包括记忆、语言、视空间、执行、计算和理解判断等方面。认知功能下降在实际生活中如果出现以下表现需要警惕：买菜忘了付钱、要买五样菜只买了三样菜、不会算账了、做决定常出错、容易迷路、学习使用某些日常工具或家用电器（遥控器、微波炉等）有困难、记不清当前的月份、忘记和家人约好的聚会等、自己放置的东西经常找不到、总是提出相同的问题、一句话重复多遍等。

认知功能下降是指个体的记忆、语言、推理等认知功能的各个方面表现出明显、可测量的下降或异常。认知功能下降的起因多种多样，神经退行性病变、脑血管病变、感染、外伤、肿瘤、营养代谢障碍、艾滋病、梅毒、甲状腺功能异常、抑郁症等都可能是引起认知功能下降的原因。认知功能下降更像是一种大脑亚健康状态，远未到“痴呆”，因此也不易察觉，常常被人误解为“犯糊涂”。及时发现认知功能下降并采取规范的干预措施至关重要，是防控认知功能相关疾病的重要手段。

一、老年人智力与衰退

（一）一般智力

智力是指人认识、理解客观事物并运用知识、经验等解决问题的能力，包括记忆、观察、想象、思考、判断等；是指认识、理解客观事物并运用知识经验等解决问题的能力。1927 年，英国心理学家和统计学斯皮尔曼提出人的智力一般由两种因素构成：分别是一般智力和特殊智力。一般智力是指在不同种类的活动中表现出来的能力，如观察力、记忆力、抽象概括能力、想象力和创造力等。日常生活我们说的智力，就是指一般智力。特殊智力是指在某专业活动中所表现出来的智力，它是顺利完成某种专业的活动所具备的心理条件。例如，设计师对色彩的搭配能力、音乐家对旋律的区别能力、艺术家对作品的灵感等。我们在这里讨论的老年人智力问题属于一般智力，智力还包括社会适应能力，有些人虽然学习能力强，但是他的社会适应能力并不强。

（二）流体智力和晶体智力

1. 流体智力

美国心理学家雷蒙德·卡特尔把智力的构成区分为流体智力和晶体智力两大类。流体智力是与基本心理过程有关的能力，是一种以生理为基础的认知能力，如知觉、记忆、运算速度、推理能力等。流体智力随年龄的老化而减退。流体智力是一个人生来就能进行智力活动的能力，即学习和解决问题的能力，它依赖于先天的禀赋，随神经系统的成熟而提高，如知觉速度、机械记忆、识别图形关系等不受教育与文化影响。流体智力属于人类的基本能力，受先天遗传因素影响较大，受教育文化影响较小。流体智力的发展与年龄有密切的关系：一般人在20岁以后，流体智力的发展达到顶峰，30岁以后随着年龄的增长而降低。流体智力的特征是：对不熟悉的事物，能以迅速准确的反应来判断其彼此间的关系。

2. 晶体智力

晶体智力是指在实践中以习得的经验为基础的认知能力，如人类学会的技能、语言文字能力、判断力、联想力等，与流体智力相对应。而晶体智力则并不随年龄的老化而减退。晶体智力主要指学会的技能、语言文字能力、判断力、联想力等。晶体智力受后天的经验影响较大，主要表现为运用已有知识和技能去吸收新知识和解决新问题的能力，这些能力不随年龄的增长而减退，所谓“姜还是老的辣”“老谋深算”这些都是用来形容老年人的智慧。

流体智力指基本心理过程的能力，它随年龄的衰老而减退。晶体能力在人的一生中一直在发展，它与教育、文化有关，并不因年龄增长而降低，只是到25岁以后，发展的速度渐趋平缓。

（三）老年人智力发展和心理因素

传统的智力发展观认为老年人的智力发展是个逐步衰退的过程。即随着年龄的增长，特别是步入老年以后，个体随着生理功能的退化，尤其是脑力活动水平的下降，智力水平表现为一种逐渐的、不可逆转的下降。

二、老年人注意力与衰退

（一）注意力

注意是心理活动对一定对象的指向和集中，是伴随着感知觉、记忆、思维、想象等心理过程的一种共同的心理特征。注意有两个基本特征：一是指向性，是指心理活动有选择的反映一些现象而离开其余对象。二是集中性，是指心理活动停留在被选择对象上的强度或紧张。指向性表现为对出现在同一时间的许多刺激的选择；集中性表现为对干扰刺激的抑制。它的产生及其范围和持续时间取决于外部刺激的特点和人的主观因素。

注意，通常是指选择性注意，即注意是有选择地加工某些刺激而忽视其他刺激的倾向。它是人的感觉（如视觉、听觉、味觉等）和知觉（如意识、思维等）同时对一定对象的选择指向和集中（对其他因素的排除）。人在注意着什么的时候，总是在感知着、记忆着、思考着、想象着或体验着什么。人在同一时间内不能感知很多对象，只能感知环境中的少数对象。而要获得对事物的清晰、深刻和完整的反映，就需要使心理活动有选择地指向有关的对象。

（二）注意力的特质

注意力有四种特质，即注意的广度、注意的稳定性、注意的分配性和注意的转移性，这是衡量一个人注意力好坏的标志。

1. 注意的广度

也就是注意的范围有多大，它是指人们对于所注意的事物在一瞬间内清楚地觉察或认识的对象的数量。研究表明，在一秒钟内，一般人可以注意到 4 ~ 6 个相互间联系的字母，5 ~ 7 个相互间没有联系的数字，3 ~ 4 个相互间没有联系的几何图形。当然，不同的人具有不同的注意广度。一般来说，孩子的注意广度要比成年人小。但是，随着孩子的成长及不断地有意识训练，注意广度会不断得到提高。

2. 注意的稳定性

指一个人在一定时间内，比较稳定地把注意集中于某一特定的对象与活动的能力。比如你是否可以将注意力维持在某一项工作上。

3. 注意的分配性

注意的分配是指一个人在进行多种活动时能够把注意力平均分配于活动当中。例如，老年人一边听新闻一边炒菜，一边看报纸一边做笔记。

4. 注意的转移性

注意的转移是指一个人能够主动地、有目的地及时将注意从一个对象或者活动调整到另一个对象或者活动。注意力转移的速度是思维灵活性的体现，也是快速加工信息形成判断的基本保证。例如，看电视的老年人被电话打断，可以立刻将注意力转移到电话中。

三、老年人认知功能下降的心理照护

（一）轻度认知障碍

轻度认知障碍（Mild Cognitive Impairment，简称 MCI）是介于正常衰老和痴呆之间的一种中间状态，是一种认知障碍症候群。

轻度认知障碍（MCI）是介于正常衰老和痴呆之间的一种中间状态，是一种认知障碍症候群。与年龄和教育程度匹配的正常老年人相比，患者存在轻度认知功能减退，但日常能力没有受到明显影响。轻度认知障碍的核心症状是认知功能的减退，根据病因或大脑损害部位的不同，可以累及记忆、执行功能、语言、运用、视空间结构技能等一项或以上，导致相应的临床症状，其认知减退必须满足以下两点。

（1）认知功能下降。

①主诉或者知情者报告的认知损害，而且客观检查有认知损害的证据。

②客观检查证实认知功能较以往减退。

（2）日常基本能力正常，复杂的工具性日常能力可以有轻微损害。根据损害的认知域，轻度认知障碍症状可以分为以下两大类。

（1）遗忘型轻度认知障碍。患者表现有记忆力损害。根据受损的认知域数量，又可分为单纯记忆损害型（只累及记忆力）和多认知域损害型（除累及记忆力，还存在其他一项或多项认知域损害），前者常为阿尔茨海默病的早期导致，后者可由阿尔茨海默病、脑血症病或其他疾病（如抑郁）等引起。

（2）非遗忘型轻度认知障碍。患者表现为记忆功能以外的认知域损害，记忆功能保留。也可以进一步分为非记忆单一认知域损害型和非记忆多认知域损害型，常由额颞叶变性、路易体痴呆等的早期病变导致。

（二）老年人的认知障碍症状

认知障碍主要包括以下几种。

（1）感知障碍，如感觉过敏、感觉迟钝、内感不适、感觉变质、感觉剥夺、病理性错觉、幻觉、感知综合障碍。

（2）记忆障碍，近事记忆困难，远事记忆力正常，主要表现为回忆词汇或物体的记忆障碍。

（3）思维障碍，如对新事物的理解和反应能力下降、抽象概括过程障碍、联想过程障碍、思维逻辑障碍、妄想等。

（4）语言运用能力下降，表现为语言的理解、表达有障碍，有时可出现患者选不出合适的词汇来表达自己的意图。

（5）视觉空间功能障碍，如患者画几何图形，或搭积木试验能力下降。

人脑所涉及的认知功能范畴极其广泛，包括学习、记忆、语言、运动、思维、创造、精神、情感等等。因此，认知障碍的表现形式也多种多样，这些表现可单独存在，但多相伴出现。

（1）学习、记忆障碍。学习、记忆是一种复杂的动态过程。记忆是处理、贮存和回忆信息的能力，与学习和知觉相关。记忆过程包括感觉输入、感觉记忆、短时记忆、长时记忆、贮存信息的回忆等过程。短时记忆涉及特定蛋白质的磷酸化和去磷酸化平衡，而长时记忆除特定蛋白质的磷酸化改变外，还涉及新蛋白质的合成。在大脑皮层不同部位受损伤时，可引起不同类型的记忆障碍，如颞叶海马区受损主要引起空间记忆障碍，蓝斑、杏仁核区受损主要引起情感记忆障碍，等等。

（2）失语。失语是由于脑损害所致的语言交流能力障碍。患者在意识清晰、无精神障碍及严重智能障碍的前提下，无视觉及听觉缺损，亦无口、咽、喉等发音器官肌肉瘫痪及共济运动障碍，却听不懂别人及自己的讲话，说不出要表达的意思，不理解亦写不出患病前会读、会写的字句等。传统观念认为，失语只能是由大脑皮层语言区损害引起。电子计算机断层扫描（CT）问世后证实，位于优势侧皮层下结构（如丘脑及基底节）病变也可引起失语。

（3）失认。失认是指脑损害时患者并无视觉、听觉、触觉、智能及意识障碍的情况下，不能通过某一种感觉辨认以往熟悉的物体，但能通过其他感觉通道进行认识。例如，患者看到手表而不知为何物，通过触摸手表的外形或听表走动的声音，便可知其为手表。

（4）失用。要完成一个复杂的随意运动，不仅需要上、下运动神经元和锥体外系及小脑系统的整合，还需有运动的意念，这是联络区皮层的功能。失用是指脑部疾患时患者并无任何运动麻痹、共济失调、肌张力障碍和感觉障碍，也无意识及智能障碍的情况下，不能在全身动作的配合下，正确地使用一部分肢体功能去完成那些本来已经形成习惯的动作，如不能按要求做伸舌、吞咽、洗脸、刷牙、划火柴和开锁等简单动作，但患者在不经意的情况下却能自发地做这些动作。一般认为，左侧缘上回是运用功能的皮层代表区，由该处发出的纤维至同侧中央前回，再经胼胝体而到达右侧中央前回。因此左侧顶叶缘上回病变可产生双侧失用症，从左侧缘上回至同侧中央前回间的病变可引起右侧肢体失用，胼胝体前部或右侧皮层下白质受损时引起左侧肢体失用。

（5）其他精神、神经活动的改变。患者常常表现出语多絮叨、情绪多变，焦虑、抑郁、激越、欣快等精神、神经活动方面的异常改变。

（6）痴呆。痴呆是认知障碍的最严重的表现形式，是慢性脑功能不全产生的获得性和持续性智能障碍综合征。智能损害包括不同程度的记忆、语言、视空间功能障碍、人格异常及其他认知（概括、计算、判断、综合和解决问题）能力的降低，患者常常伴有行为和情感的异常，这些功能障碍导致患者日常生活、社会交往和工作能力的明显减退。

（三）认知功能下降的老年人心理照护

减轻老年人心理压力，正确评估导致老年人心理问题的不良生活事件，帮助其正确认识和对待衰老、死亡及健康问题。阻断老年人的负面思考，教会老年人及时消除和转化不良心理，引导老年人合理宣泄。

（1）对老年人进行全面的认知功能心理评估。照护者应耐心、细致地观察老年人的性格特点、兴趣爱好、家庭情况和心理状态并进行评估。搜集老年人的心理信息，掌握其心理活动，以便有针对性地开展个体化心理护理。

（2）采用有效的语言沟通，适宜的非语言沟通方式。由于老年人智力下降、反应迟钝、记忆力减退，照护者应耐心、细致、反复地进行入院宣教及各种操作、检查前进行解释，必要时可以把重要内容写成字条给老年人看。老年人多有听力、视力下降，与老年人讲话时应声音响亮、面带微笑、态度和蔼；交流时应有适宜的目光接触、面部表情、手势、体态和空间距离等。在老年人受到病痛折磨时或是在做有创操作时，照护者应进行安慰，给予适宜的肢体语言，身体接触。照护者应主动、热情、周到服务，照护者热情体贴，能解除老年人生理和心理上的疲劳和痛苦。

（3）家庭参与。随着社会老龄化程度的加深，空巢老年人越来越多，当子女由于工作、学习、结婚等原因而离家后，独守“空巢”的老年人因此而产生家庭“空巢”综合征。家庭是老年人的精神支柱，动员家属多与老年人进行思想沟通，真正了解他们的内心世界，调节情绪，认真对待心理的微妙变化。亲情的缺失是外人无法填补的。照护者能提供的只是热情的服务，多陪老年人聊天倾听老年人心声。照护者应与家属多沟通，让家属了解失智老年人的特点，鼓励家属多和老年人接触，延缓病情发展。

（4）心理指导及健康宣教。社会、家庭和医养中心应指导老年患者正确认识衰老和健康，正确对待疾病，采取适当的求医行为，顽强地与疾病抗争，才能促进病情稳定和康复。老年人能保持乐观、通达，养成良好的生活方式，积极进行身心保健，是完全可以达到健康老年化的目的的。

（5）适当社交，培养爱好。多与亲朋好友来往，将自己心中的郁闷、苦恼通过交谈等方式进行宣泄，及时消除和转化不良情绪，求得心理上的平衡和舒畅。根据自己的情况，有意识地培养一两项兴趣爱好，如书法、绘画、下棋、摄影、园艺、烹调、旅游、钓鱼等，让晚年生活充实而充满朝气。总之，心理护理可促进老年人身心健康，身体健康和心理健康是相互影响和作用的。因此，对老年人的健康，不仅局限于医疗服务，更需要针对其特点，加强心理护理。帮助老年人保持良好心理状态，不断提高广大老年人的生存质量和身心健康水平。

（四）认知功能康复训练方法

1. 注意力训练

（1）基本技能训练在治疗性训练中，要对注意的各个成分进行从易到难的分级训练。基本技能训练包括反应时训练，注意的稳定性、选择性、转移性以及分配性训练。

（2）内辅助训练调动患者自身因素，学会自己控制注意障碍的一些方法。

（3）适应性调整包括作业调整和环境调整。

2. 记忆训练

（1）内辅助通过调动自身因素，以损害较轻或正常的功能代替损伤的功能，从而达到改善或补偿记忆障碍的目的的一些对策。包括复述、视意象、语义细加工、首词记忆术等。

（2）外辅助借助他人或它物来帮助记忆缺陷者的方法。通过提示，将由于记忆障碍给日常生活带来的不便减少到最低限度。记忆的外部辅助工具可以分为储存类工具，如笔记本、录音机、时间安排表、计算机等；提示类工具，如报时手表、定时器、闹钟、日历、寻呼机、留言机、标志性张贴；口头或视觉提示等。

（3）环境调整。调整环境是为了减轻记忆的负荷。包括环境应尽量简化，如房间要整洁、家具杂物不宜过多；用醒目的标志提醒患者等。

3. 计算力训练

训练方案建立在正确地诊断和分型基础上。例如，额叶型失算患者要运用控制策略来改善注意力障碍，减少持续现象。空间型失算患者常伴有单侧空间忽略。可以运用划销任务、图形复制、视觉搜查任务、均分线段任务和画钟任务，帮助改善单侧空间忽略。同时使用阅读记号标注技术帮助空间型失算患者阅读。训练包括数字概念、计算负荷、算术事实、算术法则、心算、估算、日常生活（理财）能力训练等，详见认知康复工作站训练系统。

4. 思维训练

让患者做一些简单的分析、判断、推理、计算训练。合理安排脑力活动的时间，训练患者的思维活动。例如，让患者围绕某一个物品或动物尽量说出一些与之相关的内容如“猫有什么特征，会做哪些事？”让患者看报纸、听收音机、看电视等。帮助患者理解其中的内容，并与其讨论这些内容。

5. 知觉障碍训练

（1）躯体构图障碍训练识别自体和客体的身体各部位，身体的左右概念等。

（2）单侧忽略通过视觉扫描训练、感觉觉醒训练等方法进行训练。

（3）空间关系综合征基本技能训练与功能训练相结合的方法训练。

（4）失认症物品失认患者可进行与物品相关的各种匹配强化训练，如图形—汉字匹配、图形的相似匹配、声—图匹配、图形指认等。

（5）失用症对于意念性失用的患者，可采用故事图片排序。根据患者的进步可逐渐增加故事情节的复杂性。

（五）老年人认知功能评估

认知功能障碍常用评估工具是简易智能精神状态检查量表（MMSE）。简易智力状态检查量表是根据张明园修订的简易智力状态检查（Mini-mental State Examination，简称 MMSE）改编而成，能全面、准确、迅速地反映被测试者智力状态及认知功能缺损程度。为临床心理学诊断、治疗以及神经心理学的研究提供科学依据（见表 2-4）。

表 2-4 简易智能精神状态检查量表（MMSE）

项目		积分					
定向力（10分）	（1）今年是哪一年？ （2）现在是什么季节？ （3）现在是几月份？ （4）今天是几号？ （5）今天是星期几？					1 1 1 1 1	0 0 0 0 0
	（6）您住在哪个省？ （7）您住在哪个县（区）？ （8）您住在哪个乡（街道）？ （9）咱们现在在哪个医院？ （10）咱们现在在第几层楼？					1 1 1 1 1	0 0 0 0 0
记忆力（3分）	告诉您三种东西，我说完后，请您重复一遍并记住，待会还会问您（各1分，共3分）			3	2	1	0
注意力和计算力（5分）	连续减5次（93，86，79，72，65。各1分，共5分。若前次错了，但下一个答案正确，只记一次错误）	5	4	3	2	1	0

续上表

<table>
<tr><th colspan="2">项　目</th><th colspan="6">积　分</th></tr>
<tr><td>回忆能力
（3 分）</td><td>现在请您说出我刚才告诉您让您记住的那些东西</td><td></td><td></td><td>3</td><td>2</td><td>1</td><td>0</td></tr>
<tr><td rowspan="6">语言能力
（9 分）</td><td>命名能力
（1）出示手表，问这个是什么东西？
（2）出示钢笔，问这个是什么东西？</td><td></td><td></td><td></td><td></td><td>1
1</td><td>0
0</td></tr>
<tr><td>复述能力
我现在说一句话，请跟我清楚地重复一遍（44 只石狮子）</td><td></td><td></td><td></td><td></td><td>1</td><td>0</td></tr>
<tr><td>阅读能力
（闭上您的眼睛）请您念念这句话，并按上面意思去做</td><td></td><td></td><td></td><td></td><td>1</td><td>0</td></tr>
<tr><td>三步命令
我给您一张空白纸，请您按我说的去做，现在开始：“用右手拿着这张纸，用两只手将它对折起来，放在您的左腿上。”（每个动作 1 分，共 3 分）</td><td></td><td></td><td>3</td><td>2</td><td>1</td><td>0</td></tr>
<tr><td>书写能力要求被测试者自己写一句完整的句子</td><td></td><td></td><td></td><td></td><td>1</td><td>0</td></tr>
<tr><td>结构能力（出示图案）请被测试者照上面图案画下来</td><td></td><td></td><td></td><td></td><td>1</td><td>0</td></tr>
</table>

（1）简易智能精神状态检查量表（MMSE）操作说明。

①定向力（最高分：10 分）。

首先询问日期，之后再针对性地询问其他部分，如“您能告诉我现在是什么季节吗？”每答对一题得 1 分。

请依次提问，“您能告诉我您住在什么省市吗？”（区县，街道，什么地方，第几层楼）每答对一题得 1 分。

②记忆力（最高分：3 分）。

告知被测试者将会被问及几个问题以检查他 / 她的记忆力，让其清楚，缓慢地说出 3 个相互无关的东西的名称（如皮球、国旗、树木，大约 1 秒说 1 个）。说完上述 3 个名称之后，要求被测试者复述 3 个名称。被测试者的得分取决于他们首次复述的答案（答对 1 个得 1 分，最多得 3 分）。如果他们没能完全记住，测试者可以重复，但复述的次数不能超过 5 次，如果 5 次后被测试者仍未记住所有名称，那么对于回忆能力的检查就没有意义了（请跳过④部分“回忆能力”检查）。

③注意力和计算力（最高分：5 分）。

要求被测试者从 100 开始减 7，之后再减 7，连续减 5 次（即 93，86，79，72，65），每答对 1 个得 1 分，如果前次错了，但下一个答案是对的，也得 1 分。

④回忆能力（最高分：3 分）。

如果前次被测试者完全记住了 3 个名称，现在就让他们再复述一遍。每正确复述 1 个得 1 分，最高 3 分。

⑤语言能力（最高分：9 分）。

a．命名能力（0 ~ 2 分）：展示手表给被测试者看，要求他们说出这是什么，之后拿出钢笔问他们同样的问题。

b．复述能力（0 ~ 1 分）：要求被测试者注意测试者说的话并复述一次，注意只允许复述 1 次。这句话是“44 只石狮子”，只有正确，咬字清楚的才记 1 分。

c．三步命令（0 ~ 3 分）：给被测试者一张空白的平纸，要求其按照测试者的命令去做，注意不要重复或示范，只有被测试者按正确顺序完成动作才算正确，每个正确动作计 1 分。

d．阅读能力（0 ~ 1 分）：拿出一张“闭上您的眼睛”的卡片给被测试者看，要求被测试者读它并按要求去做。只有他们确实闭上眼睛才能得分。

e．书写能力（0 ~ 1 分）：给被测试者一张白纸，让他们自发地写出一句完整的句子，句子必须有主语、动词，并有语义，注意测试者不能给予任何提示，语法和标点的错误可以忽略。

f．结构能力（0 ~ 1 分）：在一张白纸上画两个交叉的五边形，要求被测试者照样准确地画出来。评分标准：五边形需画出 5 个清楚的角和 5 个边。同时，两个五边形交叉处形成菱形，线条的抖动和图形的旋转可以忽略。

（2）简易智能精神状态检查量表（MMSE）使用指南。

①定向力。每说对一个记 1 分，共 5 分。日期和星期差 1 天可计正常。月、日可以记阴历。如被测试者少说了其中一个或几个（如忘记说月份、星期几等），测试者应该补充再问一遍被测试者遗漏的内容。

②记忆。要求被测试者记忆 3 个性质不同的样物件，并告知被测试者可能要考查他 / 她的记忆力。测试者说的时候需连续、清晰、1 秒 1 个。第一次记忆的结果确定即刻记忆的分数，每说对 1 个给 1 分，共 3 分。如果被测试者没有全部正确说出，测试者应该再复述说一遍后让被测试者复述。复述学习最多 6 次，若仍不能记忆，则后面的回忆检查则无意义。

③注意和计算。

a．记分方式为 0 或 2 分，没有 1 分。施测者不能帮助被测试者记答案，如被测试者说 20–3=17，测试者不能说 17–3 等于多少，而只能说再减 3 等于多少。

b．要求被测试者从 100 连续减 7。记分方式为 0 或 2 分，没有 1 分。测试者不能帮助被测试者记答案。

c．记分方式为 0 或 2 分，没有 1 分。

d．分方式为 0 或 2 分，没有 1 分。

④判别能力：该部分考查被测试者的形成抽象概念的能力。

a．按照 3 个部分分别给分。说出苹果和橘子的大小、颜色、长在树上都是属于表面特征，给 1 分。如被测试者说出“能吃的”则再给 1 分。而说出都是水果或果实再给 1 分。总共 3 分。这个项目的记分不是测试者说出任意一个相同点给 1 分，如果说出的几点都是表面特征只能给 1 分。

b. 按照 3 个部分分别给分。说出形状上的不同（如高 / 矮，外形）给 1 分。如果说出用途的不同给 1 分。如果说出两者设计依据上的不同（椅子以人腿的长度为设计依据，而桌子以人上半身高度为依据）给 1 分。

⑤复述：考查被测试者的短期记忆。说对 1 个给 1 分，共 3 分。不论被测试者第 18 项的完成情况如何，这里都要求被测试者复述一遍。

⑥语言：从命名、语言的流畅性、听懂命令和阅读书写等方面考查被测试者的语言能力。

a. 命名：给被测试者出示表和圆珠笔，能正确命名各记 1 分。

b. 语言复述：是检查语言复述能力，要求被测试者复述中等难度的短句子。测试者只能说一次，正确无误复述给 1 分。

c. 三级命令：准备一张白纸，要求患者把纸用右手拿起来，把它对折起来，放在左腿上。3 个动作各得 1 分。测试者把 3 个命令连续说完后被测试者再做动作。

d. 阅读理解：让被测试者看右边纸上“闭上您的眼睛 3 次”，请患者先朗读一遍，然后要求被测试者按纸写命令去做。患者能闭上双眼给 1 分。

e. 书写：让被测试者看右边纸上第二个命令，被测试者在纸上主动随意写一个句子。测试者不能用口述句子让被测试者书写。句子应有主语和谓语，必须有语义，能被人理解。语法和标点符号不作要求。如果被测试者在 2 分钟之内仍不能写出合格的句子给 0 分。

f. 临摹：让被测试者自己看右边纸上的命令完成。要求被测试者临摹重叠的两个五角形，五角形的各边长应在左、右，但并不强求每条边要多长。必须是两个交叉的五边形，交叉的图形必须是四边形，但角不整齐和边不直可忽略不计。

（3）简易智能精神状态检查量表（MMSE）判定标准。

①认知功能障碍：最高得分为 30 分，分数在 27 ~ 30 分为正常，分数＜ 27 为认知功能障碍。

②痴呆划分标准：文盲≤ 17 分，小学程度≤ 20 分，中学程度（包括中专）≤ 22 分，大学程度（包括大专）≤ 23 分。

③痴呆严重程度分级：轻度，MMSE ≥ 21 分；中度，MMSE10 ~ 20 分；重度，MMSE ≤ 9 分。

知识拓展

新研究：电流刺激无助于改善老年人认知能力

随着全球人口老龄化问题日益严重，预防认知衰退的研究越来越多。此前有研究证明大脑功能训练叠加电流刺激有助于提升年轻人的认知能力，但新研究发现该训练方式对老年人的认知能力提升不大。

研究人员之一的澳大利亚昆士兰大学教授保罗·杜克斯说，此前对年轻人的研究表明，将认知训练与非侵入性脑刺激相结合——即在个体完成任务时将温和的电流传送至头皮，可持续改善大脑功能。

最新的研究是对 131 名年龄在 60～75 岁之间的实验对象展开的，方法是让其接受电流刺激并辅以大脑训练，并衡量训练前后受试者完成问卷调查等任务的程度，观察这种训练是否对老年人的注意力、判断力、记忆力等认知能力有积极影响。

研究发现，随着时间推移，老年实验对象无论是否接受电流刺激，完成大多数任务的表现都会改善。在后续评估中，有一小部分受试者的工作记忆和情景记忆能力得到改善，但这与他们的天分和基因因素有关。这表明，大脑训练和电流刺激基本对老年人认知能力改善不大。研究已发表在英国《自然·人类行为》杂志上。

参与研究的昆士兰大学博士生克里斯蒂娜·霍恩说，对年轻人有效的方法不一定适用于老年人，可能是因为双方神经系统结构和功能方面存在差异。因此，还需进一步针对老年人改进研究方法，测试个体差异以找出最能受益的群体。

任务四 老年人的人格特点

任务情境

在 2015 年中国国际时装周上，有位 79 岁的“老头”凭着好身材震慑众人——他名叫王德顺，身材修长匀称完美，已在 2006 年进入古稀。他演了 30 年话剧和 10 年哑剧，正用活雕塑展示着他的身体。他每天健身 2 小时以上，每周 1 次速滑。他的身体速度耐力和体态都让年轻人佩服。他骄傲自己和家人是遗体捐献者，他说他的身体活着为艺用人体，死后为医用人体，一点没糟蹋。他说虽然没多少人看他的表演，但他仍然渴望并热爱向人们展示他的魅力。

卡门·戴尔·奥利菲斯，美国超模，2015 年 2 月，84 岁时体态仍似少女被封冻龄女神。是世界 T 台上最年长的模特。在现实生活中，我们能发现性格迥异的人，每个人都有着不同的性格和表现，同时你也在审视自己到底是个怎样的人？有的人活泼开朗，有的人冲动莽撞，有的人一生都充满能量和成长。尤其是老年人，衰老是人生的必经之路，心理活动的衰退是个积累的过程，在他们身上有一种特殊的年龄积攒的魅力和学识。那么，人格和年龄有着什么样的关系呢？

任务目标

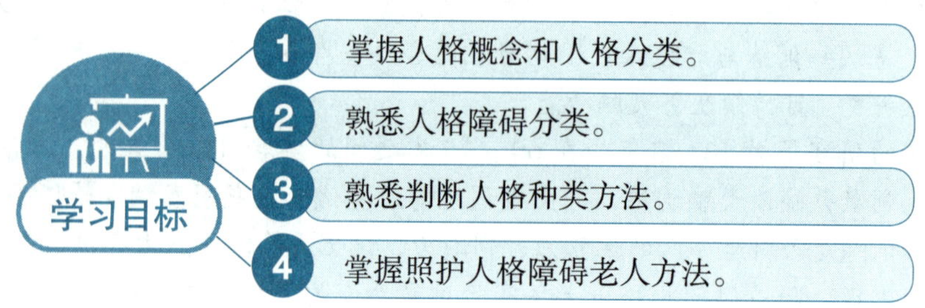

任务描述

每个人，有谁会不关心自己的性格，又有谁会不在意身边亲人、朋友、师长甚至是领导对自己的看法呢？除此之外，想要了解你所在乎的人，是每个人都会有的期待。通过性格心理学的学习，你可以在最短时间内看到自己的思维模式、情绪模式以及行为模式的规律，帮助你认清自己。老年人的心理健康状况受诸多因素的影响，其中人格特质是重要的影响因素，本任务主要目标是理解人格和不同人格类型的特征，掌握判断人格障碍的方法和应对方法。

一、人格和人格发展论

（一）人格

人格是个人带有倾向性的、本质的、比较稳定的心理特征（兴趣、爱好、能力、气质、性格等）的总和。一个人的人格表现在知、情、意等心理活动的各个方面，包括个人的认知能力的特征、行为动机的特征、情绪反应的特征、人际关系协调的程度、态度和信仰的体系、道德价值的特征等。一般来说，人格是在一定社会历史条件下，通过社会实践活动形成和发展起来的。一个人的人格是他过去的整个生活历程的反映。人格的形成也和人的生物遗传因素有关，因为人与人的个别差异从婴儿诞生的第一天起就有所表现。作为区别人与人的不同特征的人格，正是在这种先天生物学差异的基础上，在某种社会文化环境的影响下，通过不断的社会性内化过程而逐渐形成起来的。整体性、稳定性、独特性和社会性是人格的基本特征。

（二）人格发展论

人格心理学中人格类型理论非常多，主要有六个派别：分别是精神分析、特质理论、生物学理论、人本主义理论、行为主义、认知理论等，这些理论大多强调的是人格成熟状态，一般强调人格的稳定和现实性。这里我们不重点介绍这些理论，我们主要介绍埃里克森的人格发展八阶段论，埃里克森强调人格的毕生发展，尽管在老年期，人格依旧在发展和成长，下面主要介绍老年期人格的变化和特征。

埃里克森的人格终生发展论，为不同年龄段的教育提供了理论依据和教育内容，任何年龄段的教育失误，都会给一个人的终生发展造成障碍。它也告诉每个人“你为什么会成为现在这个样子”，“你的心理品质哪些是积极的，哪些是消极的”，多在哪个年龄段形成的这八阶段如下。

（1）婴儿期（0 ~ 1.5 岁）：基本信任和不信任的心理冲突。

（2）儿童期（1.5 ~ 3 岁）：自主与害羞（或怀疑）的冲突。

（3）学龄初期（3 ~ 5 岁）：主动对内疚的冲突。

（4）学龄期（6 ~ 12 岁）：勤奋对自卑的冲突。

（5）青春期（12 ~ 18 岁）：自我同一性和角色混乱的冲突。

（6）成年早期（18 ~ 25 岁）：亲密对孤独的冲突。

（7）成年期（25 ~ 65 岁）：生育对自我专注的冲突。

（8）成熟期（65 岁以上）：自我调整与绝望期的冲突。

由于衰老过程，老年人的体力、心理和健康每况愈下，对此他们必须做出相应的调整和适应，所以被称为自我调整对绝望感的心理冲突。

老年人回顾过去时，可能怀着充实的感情与世告别，也可能怀着绝望走向死亡。自我调整是一种接受自我、承认现实的感受；一种超脱的智慧之感。如果一个人的自我调整大于绝望，其将获得智慧的品质，埃里克森把它定义为：以超然的态度对待生活和死亡。

老年人对死亡的态度直接影响下一代儿童期信任感的形成。因此，第 8 阶段和第 1 阶段首尾相连，构成一个循环或生命的周期。埃里克森认为，在每一个心理社会发展阶段中，解决了核心问题之后所产生的人格特质，都包括了积极与消极两方面的品质，如果各个阶段都保持向积极品质发展，就算完成了这阶段的任务，逐渐实现了健全的人格，否则就会产生心理社会危机，出现情绪障碍，形成不健全的人格。

（三）老年期人格

老年期人格一般指个体进入老年期发生的人格变化和特征。老年期的人格特质在经过了儿童期、青少年期、成年期后，虽已显示出较大的稳定性，但可变性和发展性也是在不同范围和不同程度上客观存在的。在诸多人格理论中，目前学界以特质论为主要人格描述方向和研究途径，其中研究较多的为“艾森克人格问卷（EPQ）”和“大五人格因素测定量表”，艾森克人格问卷把人格特质分为三个维度，分别是：内外向、情绪性和心理变态倾向，根据外倾性维度可以把人格分为外倾型和内倾型；根据情绪稳定性可以把人格分为情绪型和稳定型；根据心理变态倾向可以把人格分为精神失调型和精神整合型。“大五人格因素测定量表”主要将人格特质描述为开放性（O）、尽责性（C）、外倾性（E）、宜人性（A）和神经质（N）五种特质，这五种人格特质是相互独立的稳定行为模式或倾向。从目前的研究来看，开放性、外倾性、尽责性对认知老化具有积极影响，可以称为“积极人格”。神经质对认知能力具有消极影响，可以称为“消极人格”。还有些学者认为人格特质与疾病之间有显著关系，比如 Grossarth-Maticek 和汉斯·艾森克（Hans Eysenck）发现人格特质中的神经质与癌症和心脏病的产生有关，神经质倾向越高的人，癌症和心脏病的发病率越高。人格中易怒、敌意、压抑、失望和悲观等消极因素都与癌症或者免疫系统疾病有着密切关系。

目前对于老年人人格类型并不统一，研究大多与人格特质上的表现相互联系，比如有研究认为开放性的老人更容易获得信任，更容易融入社会环境变化；神经质中的焦虑、愤怒—敌意、抑郁、自我意识和脆弱性等消极情绪都与认知功能如记忆、语言、加工速度等呈负相关。早期理查德等研究认为 55 岁后老年前期和老年期的人们具备五种不同的性格类型。

1. 成熟型

这一类型个体感到自己的一生富足，对自己及自己的过去和现在都能很好地接受，以强烈的关心和积极的态度对待现在。生活态度乐观，在退休后还努力继续参加一些积极的社会生活活动。在人际关系上有充实感，努力保持亲密的朋友关系。随着老龄化社会加快，老年人再就业已很普遍。

2. 隐退型或安乐型

这类个体对退休的现状能够接受，对现在或将来没有计划，无所追求，只想悠闲自得地生活。

3. 自我防卫型

这类个体为走向老龄化的恐怖所威胁，设置了牢固的防御体系，总是精力充沛地活动，以此来排除对身体功能降低产生的不安，从意识上来逃避自己老龄化这一现象。

4. 攻击型

这类个体不服老，不能适应退休生活。对未能达成的人生目标而怨恨、绝望，将其原因归罪于别人，非难别人，自寻苦恼。攻击性强、充满偏见，往往表现为神经症倾向。

5. 自责自咎型

把自己的一生看成是失败的一生，并归罪于自己，责备自己，对别人也不关心。

日本心理学家长岛认为老年人的个性具有自我中心性（表现得任性顽固，并且顽固程度越来越深）、猜疑性（由于感觉能力的衰退而产生的胡乱猜测、嫉妒、乖僻）、保守性（讨厌新奇的东西、偏爱旧日的习惯和想法）、疑病（过分关心自己的身体）、牢骚（总喜欢回忆往日的生活，不能把握现状）。

老年人的性格特征及其变化是客观存在，只要还未发展至人格障碍或行为异常的程度就属于正常人格，但是消极的人格因素还需要正向的心理护理和心理干预，以提高老年人晚年生活质量和幸福感。

二、老年期人格障碍和心理照护

每个人都会有一些人格障碍的表现，只是比较轻微而已。老年人日常生活中所表现出来的人格障碍现象需要我们认真对待，比如过分的敌意、过分的依赖、钻牛角尖等，一般会给自己和他人带来困扰，如果发展到严重的人格障碍的状态通常会伴随间歇性情绪失控发作，一定程度的不可逆脑损伤和情绪病附带的身体疾病如心肺肝功能相关的疾病。

（一）偏执型人格

1. 偏执型人格诊断

偏执型人格障碍患者有着病态的自我认知，大部分觉得自己没有问题，都是别人的问题，所以是极难治愈的人群。偏执型人格障碍的形成是漫长的。建立扭曲的内在模式和认知后，会进入封闭的自我顽固状态。长期强烈的症状患者会演变成“偏执型精神分裂症”。这类人群冲动犯罪的概率较高，且拒绝认知重建。不严重的患者或随着自我察觉，积极配合治疗可得到缓解，人格成长趋向成熟也会缓和。

当向外界求助时，别人的指导难以维持太久，继而又陷入从前的状态。自己也经常以多种方式疏通自己，让自己走出困境，但是很难，且患病率为0.4%～1.6%。多见于男性。他们很少求助于医生，如果配偶或同事伴其去治疗，他们多持否认或辩解的态度，导致医生难以明辨真相。

偏执型人格表现固执、敏感多疑、过分警觉、心胸狭隘、好嫉妒；自我评价过高，体验到自己过分重要，倾向推诿客观，拒绝接受批评，对挫折和失败过分敏感，如受到质疑则出现争论、诡辩，甚至冲动攻击和好斗的状态；常有某些超价观念和不安全、不愉快，缺乏幽默感；这类人群经常处于戒备和紧张状态之中，寻找怀疑偏见的根据，对他人的中性或善意的动作歪曲而采取敌意和藐视，对事态的前后关系缺乏正确评价；容易发生病理性嫉妒。

2. 偏执型人格心理护理

偏执型人格心理治疗的基本原理在于由心理咨询师针对来访者的症状用心理学的原理进行解释，来协助患者能对自己的心理动态与病情，特别是压抑的欲望，隐蔽的动机，或不能解除的情结有所领悟与了解。治疗的范围要包括内在的精神、人际关系，以及对现实的适应。其最终目标乃在促进自我性格的成熟。

（1）认知提高法。由于患者对别人不信任、敏感多疑，不会接受任何善意忠告，所以首先要与他们建立信任关系，在相互信任的基础上交流情感，向他们全面介绍其自身人格障碍的性质、特点、危害性及纠正方法，使其对自己有一正确、客观的认识，并自觉自愿产生要求改变自身人格缺陷的愿望。这是进一步进行心理治疗的先决条件。

家庭作业是认知治疗必不可少的一部分。在最后的咨询阶段，家庭作业应服务于预后和复发预防。

（2）交友训练法。鼓励他们积极主动地进行交友活动，在交友中学会信任别人，消除不安感。交友训练的原则和要领是：①真诚相见，以诚交心。②交往中尽量主动给予知心朋友各种帮助。③注意交友的“心理相容原则”。

（3）自我疗法。具有偏执型人格的人喜欢走极端，这与其头脑里的非理性观念相关联。因此，要改变偏执行为，偏执型人格患者首先必须分析自己的非理性观念。

（4）敌意纠正训练法。偏执型人格障碍患者易对他人和周围环境充满敌意和不信任感，采取以下训练方法，有助于克服敌意对抗心理。①经常提醒自己不要陷于“敌对心理”的旋涡中。②要懂得只有尊重别人，才能得到别人尊重的基本道理。③要学会向认识的所有人微笑。④要在生活中学会忍让和有耐心。

（5）沙盘游戏法。心理咨询可协助其整合人格、恢复心理健康。对患者进行潜意识的分析，有助于心理咨询师对患者制定有效的咨询方案。

（二）老年疑病症

老年疑病症是指以怀疑自身患病为主要特征的一种神经性的人格障碍，也称为疑病性神经官能症。其特点是过度关注自己的身体健康，担心某些器官患有其想象的难以治愈的疾病。老年疑病症如果不能得到及时缓解和治疗，在心理上可能从怀疑自己有病发展为对疾病的恐惧，甚至对死亡的恐惧，即所谓的“老年恐惧症”，严重影响老年人的身心健康。

老年恐惧症也可能变化为少数性格内向的人，到了老年，会产生一种莫名其妙的恐惧心理。他们处处胆小拘谨，总感到忐忑不安。这种现象发展到严重时，当事者会自感心神不定，坐立不安，焦躁烦闷，甚至陷入不能自拔的痛苦境地，也会由此而引起血压升高、心跳加快、食欲减退和头痛失眠。

对这一类老年恐惧症的治疗，也必须以心理治疗为主，适当辅之以药物治疗；而最为重要的，是帮助老年人养成乐观的性格，减少其焦虑和紧张的情绪，还要帮助他们破除迷信思想，使他们相信科学、尊重科学，按照科学的道理去生活，争取延年益寿。

（三）回避型人格

回避型人格障碍，是以社交抑制、能力不足感、对负面评价极其敏感为特征的一类人格障碍。这类患者总觉得自己缺乏社交能力，缺乏吸引力，在各方面都处于劣势，因而显得过分敏感和自卑。自尊心过低加上过分敏感，担心自己会被别人拒绝，使得患者很难与他人建立亲密关系。老年人因为身体或者年龄的原因，会越发凸显自卑心理，认为自己没有吸引力变得过于敏感。

对这类人格障碍的治疗，可以从以下几方面着手消除自卑感。

（1）主要采用认知疗法。改变不合理的认知，老年人要正确认识自己，提高自我评价。形成自卑感的最主要原因是不能正确认识和对待自己，老年人要善于发现自己的长处，肯定自己年轻时候的成绩，人的一生都是在发展在成长。只有提高自我评价，才能提高自信心，克服自卑感。

（2）要正确认识自卑感的利与弊，提高克服自卑感的自信心。心理学家认为，自卑的人不仅要正确认识自己各方面的特长，而且要正确看待自己的自卑心理。自卑的人往往都很谦虚，善于体谅人，不会与人争名夺利，安分随和，善于思考，做事谨慎，一般人都较相信他们，并乐于与他们相处。指出自卑者的这些优点，不是要他们保持自卑，而是要使他们明白，自卑感也有其有利的一面，不要因自卑感而绝望，认识这些优点可以增强生活的信心，为消除自卑感奠定心理基础。

（3）家庭成员的积极影响，要进行积极的自我暗示。由美国心理学家罗森塔尔和雅格布森在小学教学上予以验证提出，人们基于对某种情境的知觉而形成的期望或预言，会使该情境产生适应这一期望或预言的效应。心理学上的“皮格马利翁效应”，是指热切的期望与赞美能够产生奇迹：期望者通过一种强烈的心理暗示，使被期望者的行为达到他的预期要求，它又被称作“罗森塔尔效应”和“期待效应”。老年人的家庭成员要对老年人有较强的频率高的心理暗示，帮助老年人度过心理困难期。

（4）克服人际交往障碍。回避型人格的人都存在着不同程度的人际交往障碍，因此必须按梯级任务作业的要求给自己制订一个交朋友的计划。起始的级别比较低，任务比较简单，随后可逐步加深难度，在开始进行梯级任务时，患者可能会觉得很困难，也可能觉得毫无趣味，对于这些，患者都要尽量设法克服，以取得良好的治疗效果。

（四）依赖型人格

以一种特有的方式将个体的需要依附于别人为主要特征的一类人格障碍，以妇女、老年人多见，这类人的特征是缺乏自信，不能独立活动，常常是在没有别人反复劝告或保证下便不能做出日常决定，一般难以自己主动确定计划，情愿把自己置于从属的地位，一切悉听他人决定，如患者为儿童或少年，衣、食、住、行和空闲时间安排都要由父母做主；若患者为老年人，由于不能独立生活，许可他人对其生活的主要方面承担责任，从事何种职业得由配偶决定，他们为了获得别人的帮助，他们随时需要有人在身旁，每当独处时便感到极大的不适，当与亲密的人中断联系或孤独时，患者即感到失助或焦虑不安，感到自己孤独无助和笨拙。依赖型人格原因是多因素的，社会文化和心理社会因素有重要意义，与焦虑型、表演型、分裂型人格障碍可能并存。

人格障碍者是自我协调的，他们一般不会主动求医，常常是在环境及社会地位改变后不能适应感到痛苦，或出现情绪睡眠方面的症状危机时才到医院寻求治疗。由于社会化问题是人格障碍的最关键和最重要的因素，所以心理干预一方面是重建他们的心理和社会环境，创设关心、爱护和不受歧视的氛围。另一方面帮助其认识个性缺陷，鼓励他们改变自己的行为模式，矫正其不良习惯，改善社会适应能力，通过加强自我调节和进行各种治疗（包括环境适应能力训练、就业及行为方式指导、人际关系调整等），人格障碍可以在一定程度上得到纠正，鼓励和动员其多参加一些公益活动，控制和纠正偏离行为与习惯，逐渐修正不良人格，重建健全的行为模式。

知识拓展

强迫症的发病与社会心理、个性、遗传及神经内分泌等因素有关，其中前两项是可以干预、防患于未然的。作为家长，应当为孩子构建一个稳定、安全、和谐的生活环境，不应过分苛求，生活处事可以更具弹性，注重相互间的沟通，促进其构建健全的人格。强迫症自我筛查：

（1）您是否有愚蠢的、肮脏的或可怕的、不必要的念头、想法或冲动？

（2）您是否有过度怕脏、怕细菌或怕化学物质？

（3）您是否总是担忧忘记某些重要的事情，如房门没有锁、阀门没有关而出事？

（4）您是否担忧自己会做出或说出自己并不想做的攻击性行为或攻击性言语？

（5）您是否总是担忧自己会丢失重要的东西？

（6）您是否有什么事必须重复做，或者有什么想法必须反复想从而获得轻松？

（7）您是否会过度洗澡或过度洗东西？

（8）您是否做一件事必须重复检查多次方才放心？

（9）您是否为了担忧攻击性语言或行为伤害别人而回避某些场合或个人？

（10）您是否保留了许多您认为不能扔掉的没有用的东西？

如果上述症状中有一条或一条以上症状持续存在，并困扰了您的生活，使您感到痛苦，别孤军奋战，请您咨询专业的医生，让医生帮助您一同战胜强迫症。

项目总结

人类行为和心理活动以生理为基础，感觉是人脑对外界刺激的转换与反馈，为个体其他高级心理活动提供基础。老年人由于身体生理机能退化，以认知功能减退为主要症状，表现为感知觉功能下降、记忆力下降、注意力不集中等，从而导致心理状态不稳，表现为偏执、孤独、冷漠、依赖等人格特征。通过适当的运动和锻炼，可以有效缓解身体机能的退化，进而维持正常的感知觉功能，帮助和辅助老年人进行科学合理的锻炼和运动是照护者应该必备的职业基本技能。

思考实践

1. 什么是认知功能障碍？
2. 老年人认知功能的评估方法？
3. 请试着说出认知功能康复训练方法。
4. 请对老年人人格障碍进行分类。

项目三 老年人社会适应心理与照护

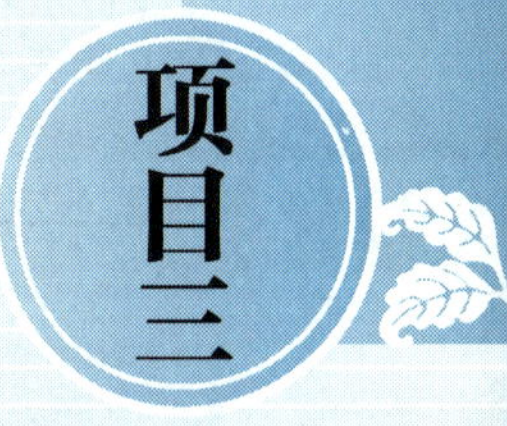

项目概述

人进入老年后，无论生理或心理上，都会出现一系列的变化，此外，伴随着工作、生活环境的变化，在思想、生活、情绪、习惯和人际关系等方面都会出现不适应的现象。只有科学地认识老年人的心理问题，了解其行为背后的心理防御机制，深刻理解老年人心理问题的实质，才能正确地分析、看待老年人的常见心理问题及异常行为，有针对性地维护好老年人的心理健康。通过本项目的学习，能够帮助学习者、照护者掌握空巢老年人、离退休老年人、受婚姻家庭问题困扰的老年人以及失独老年人在适应社会过程中存在的种种心理问题及其特征，认识老年人常见的心理防御机制及其行为表现，采用支持性心理疗法等方法帮助老年人进行社会适应心理的调适。因此，本项目分为四个任务，分别是空巢老年人的心理问题与照护、离退休老年人的心理问题与照护、老年人婚姻家庭的心理问题与照护和失独老年人的心理问题与照护。共 8 学时。

学习目标

知识目标	1. 熟知空巢老年人及空巢综合征的定义。 2. 熟知离退休综合征的概念。 3. 熟知老年人婚姻家庭的心理问题。 4. 熟知失独老年人的定义
能力目标	1. 掌握解决家庭空巢老年人问题的对策。 2. 掌握离退休老年人的心理变化及心理慰藉。 3. 掌握老年人夫妻关系的适应性的问题。 4. 掌握老年人丧偶后的适应问题。 5. 掌握老年人再婚后的适应问题。 6. 掌握失独老年人的心理问题与照护

素养目标	1. 具有辨识空巢老年人的能力。 2. 具有发现家庭空巢老年人的问题及解决空巢老年人问题的能力。 3. 具有辨识离退休综合征的能力。 4. 具有发现离退休综合征的社会心理问题及其心理慰藉的能力。 5. 具有发现老年人婚姻家庭的心理问题与照护的能力。 6. 具有发现失独老年人的心理问题与照护的能力

项目导航

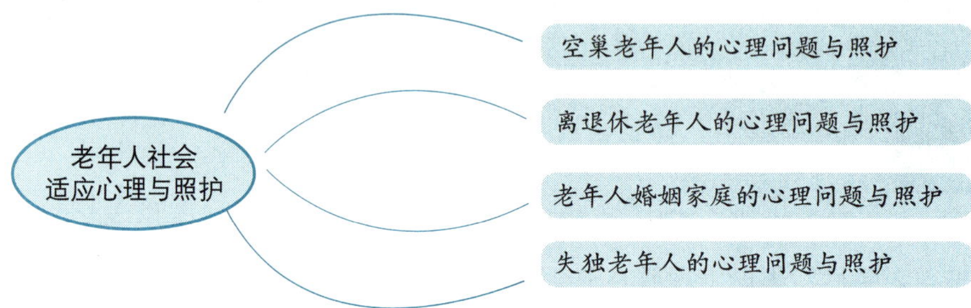

任务一 空巢老年人的心理问题与照护

任务情境

莫爷爷，男，65岁，大专，已婚，患精神恍惚症，孤僻多疑，淡漠，情绪急躁易怒。莫爷爷任职行政机关工作多年，退休两年，现与老伴生活在一起，有一儿子。儿子在外地工作，刚开始儿子一年回来2～3次看望老年人，后来因在外地娶妻生子，又因为工作繁忙，导致儿子常年未能回家看望两位老年人。莫爷爷退休后，他每天就是看看电视，种种花草，儿子又常年不在身边，时间长了，感到没什么大事可做，十分无聊，感觉时间过得很慢。心里有一种说不出的失落感，常坐在那里叹气，闷闷不乐。总觉得自己是一块朽木，最近饭量也减少了，身体也没有以前好了。

任务目标

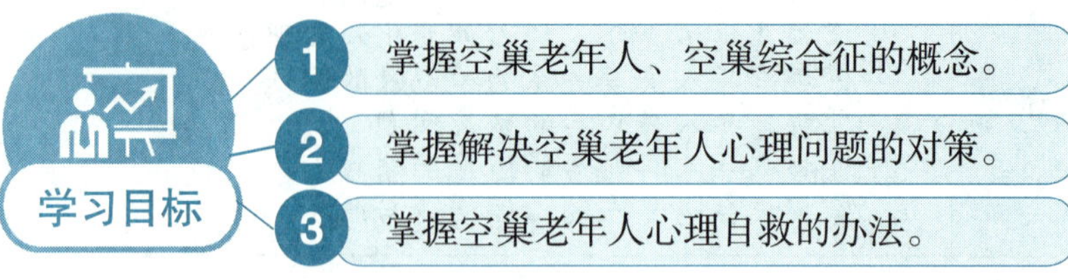

任务描述

针对莫爷爷的案例，作为养老护理员，我们该如何进行介入呢？首先，我们要界定莫爷爷的问题与需求分析。其次，掌握解决空巢老年人心理问题的对策。最后，传授空巢老年人心理自救的办法。

一、老年人家庭空巢综合征

（一）空巢综合征

1. 空巢、空巢老年人的概念

单从字义上来理解的话，空巢就是“空寂的巢穴”，意思是小鸟长大后，离开温暖的巢穴，远走高飞，去开创自己的新生活，而鸟巢中只剩下两只老鸟。于是就有人借用“空巢”二字，比喻日常生活中子女长大成人后像离巢的小鸟一样，一个个“飞”走了，家中只剩下相依相伴的父母。因此，空巢老年人是指没有子女照顾、单居或者夫妻双居的老年人。一般分为三种情况：一是无儿、无女、无老伴的孤寡老年人；二是有子女但与其分开单住的老年人；三是儿女远在外地，不得已独守或寂守空巢的老年人。

2. 空巢老年人的现状

从世界范围来看，有关空巢老年人心理健康的研究结论，绝大部分都带有消极的色彩，如早在20世纪80年代，澳大利亚学者Koller和Gosden（1984）研究发现，独自居住存在较大的社交孤立（socialisolation）风险。他们通过比较空巢老年人与非空巢老年人的人际交往发现，空巢老年人在与他人交往的过程中存在更多的限制，容易产生心理紊乱。美国研究者Lawton，Moss和Kleban（1984）的研究还发现居住方式对老年人幸福感有一定的影响。非空巢老年人的幸福感指数要高于空巢老年人的幸福感指数。进入21世纪，更多的研究者将目光聚焦到空巢老年人的这个特殊群体上。韩国学者You和Lee（2006）把空巢老年人和非空巢老年人的身体状况、心理健康水平以及情绪状态依次对比，结果发现，非空巢老年人的心理健康水平更高，情绪状态更好。挪威学者keliman和Christiansen（2010）经过调查预测，未来将有越来越多的空巢老年人不愿意再独自居住，因为与他人同住才能尽可能多地在情感上获得支持，在实际生活中得到帮助。在中国，有研究者对偏远山区空巢老年人生活满意度的调查发现，空巢老年人生活满意度较低、收入低、代际关系较差、社会支持少，同那些非空巢老年人相比，他们内心更多的是感到孤独和抑郁（Liu &Guo，2008）。国内还有一些研究也证实，空巢老年人心理上表现出更多的痛苦、不适、焦虑和抑郁（Sun，Lucas，Meng & Zhang，2009）。从这些研究结果看，空巢老年人的确在情感上脆弱，对来自外界的支持与关心更为渴望，他们在心理健康上的问题更为突出。这些突出的心理问题归纳起来有一个统一的名称，即“空巢综合征”（emptynest syndrome）。

当然，并不是所有的研究者都认为空巢阶段会给老年人的心理健康产生不利影响，有部分学者的调查得出了完全相反的结果。如 Pas，Tilburg 和 Knipscheer（2007）通过对空巢老年人面对面的访谈发现，尽管在空巢阶段父母与子女不再以经营代际关系为重点，但家庭功能并不会因为他们的分开住而被削弱。相反，父母与子女之间相互支持与联系更加紧密频繁。从这个结果可以看出，他们对空巢老年人持乐观的态度。Tilburg，Gierveld，Lecchini 与 Marsiglia（1998）在跨文化的访谈研究中证实，北欧与南欧之间有着明显差异。其中，荷兰空巢老年人大多数都自愿独居，而意大利空巢老年人较少自愿，一旦独居就会感到很孤单。

另有研究者通过对芬兰、德国、日本、英国、以色列、西班牙等多个国家的跨文化比较研究后发现，没有子女不一定就会在晚年出现社交孤立（Wenger et al.，2007），他们的研究发现在这些发达国家，有相当一部分空巢老年人正因为子女不在身边，反而能享受自由，用更多的时间去享受生活、结识朋友、休闲娱乐等。因此，空巢老年人的心理健康状况并不能一概而论，不同文化背景存在差异。

（二）空巢老年人面临的挑战和心理危机

1. 现实挑战

（1）日常照护服务。

问题：每天的洗衣、做饭、打扫卫生等。

（2）经济生活保障。

问题：退休金少，难以维持正常的生活；农保水平低，为此需要更多关注农村的空巢老年人，切实提高他们的经济生活水平。

（3）心理慰藉。

问题：精神空虚；老年心理护理被忽略。

（4）安全问题。

问题：生命安全——肢体运动技能下降。

财产安全——盗窃、诈骗、入室抢劫等。

知识拓展

养老“难”的农村空巢老年人面临的经济困难

随着我国人口老龄化程度不断加剧，农村的青壮年人口外出务工、学习频繁，农村空巢老年人越来越多。面对日益严峻的农村空巢化，农村空巢老年人的生活现状如何？面临着哪些难题？为此，华中师范大学中国农村研究院依托“百村观察”项目平台，于 2016 年对全国近 300 个村庄、逾 4 000 位老年人开展了“老年人空巢状况”的问卷调查。

一、养老费用多依靠自身

空巢老年人的经济情况如何将直接影响老年人的生活水平。在调查农村空巢老年人的养老金来源时，我们发现，有 1 012 位老年人表示养老金来源“自己劳动”，占比为 40.76%；占比 9.34% 的老年人表示养老金来源“自我储蓄”，两者比重合计为 50.1%。进一步对比非空巢老年人养老金，有 43.75% 的非空巢老年人养老金由子女给付，依靠“自己劳动”和“自我储蓄”的占比为 39.13%，明显低于空巢老年人该项比重。由此可见，虽然空巢老年人多年事已高，留守家中，但养老仍需要依靠自我劳动和自我储蓄，养老金来源比较单一。

二、日常经济支出负担大

对空巢老年人的收支情况进行分析时发现，占比 25.08% 的老年人表示自己的生活负担较大，支出占收入的 80% 以上，另外有 24.64% 的老年人表示生活负担很大，收入已经不能满足日常经济支出，两者占比之和为 49.72%。进一步分析老年人日常支出的主要内容，当前农村有 71% 的老年人表示主要开支为“基本生活开支”，另有 25.4% 的老年人表示其主要生活开支为“治病吃药”，两项之和占比超过 90%。不难看出，近 50% 农村空巢老年人生活负担较大，面临入不敷出的情况，其中日常开支和医疗保健支出仍是制约老年人生活水平提高的重要因素。

三、低收入老年人苦难明显

低收入老年人表示生活负担很重的有 46.32%，而高收入老年人该项占比仅 6.49%，明显低于前者。进一步对比开支情况，经济状况足够开销的高收入老年人有 93.32%，低收入老年人该项占比为 33.42%，低于前者近 60%，另有 66.58% 的低收入老年人不够开销。其中，低收入老年人主要支出为“治病吃药”的占 31.89%。仅次于基本生活开支（65.05%），有 19.36% 的低收入老年人认为其医疗保健支出负担较重。以上说明，农村低收入空巢老年人的生活仍较为困难，需要政府更多的关心与保障。

资料来源：《社会科学报》2017 年 8 月 3 日第 002 版

2. 心理危机

（1）失落感。

（2）孤独感。

（3）无用感。

（4）衰老感。

（5）抑郁情绪。

（6）焦虑情绪。

（三）空巢综合征

1. 含义

空巢综合征是指老年人处于空巢环境中，由于人际疏远而产生被疏离、舍弃的感觉，出现一系列情感、心理和躯体不适综合征，女性患者常多于男性患者。

2. 主要表现

空巢综合征主要表现在情感、认知和行为三个方面。具体表现有以下几方面。

（1）精神空虚，无所事事：常常表现出情绪不稳、烦躁不安和消沉抑郁等。

（2）孤独、悲观、社会交往少：对自己存在的价值表示怀疑，常常陷入无趣、无欲、无望和无助的状态，甚至出现自杀的想法和行为。

（3）躯体化症状：包括失眠、早醒、睡眠质量差、头痛、乏力、食欲不振、心慌气短、消化不良、心律失常、高血压、冠心病、消化性溃疡等。

（四）空巢综合征产生的原因

（1）心理衰老是父母因子女“离巢”而产生心理失调的重要原因。

（2）角色丧失是造成家庭空巢综合征的又一原因。

（3）对离退休后的生活变化不适应。

二、解决家庭空巢老年人问题的对策

（一）未雨绸缪，正视“空巢”

随着人们寿命的延长，人口的流动性和竞争压力的增加，年轻人自发地选择离开家庭来应对竞争，从前那种“父母在，不远游”的思想已经不再适用于当今的社会。做父母的要做好充分的思想准备，计划好子女离家后的生活方式，这能有效地防止“空巢”带来的家庭情感危机。

（二）夫妻扶持，相惜相携

夫妻之间可通过重温恋爱时和婚后生活中的温馨时刻，感受、珍惜对方能与自己风雨同舟、一路相伴，这样可以促进夫妻恩爱，并培养一种以上的共同兴趣爱好，一同积极参与文娱活动或公益活动，建立新的生活规律，相互给予更多的关心、体贴和安慰，增添新的生活乐趣。

（三）回归社会，颐养悠闲

患空巢综合征的老年人一般与社会接触少，因此面对“空巢”时茫然无助，精神无所寄托。治疗空巢综合征的良药就是走出家门，体味生活乐趣。许多老年人通过爬山、跳舞、下棋或其他文娱活动结识新朋友，体会老年生活的乐趣。

（四）对症下药，心病医心

较严重的空巢综合征，如存在严重的心境低落、失眠，又有种躯体化症状，有自杀念头和行为者，应及时寻求心理或精神科医师的帮助，接受规范的心理或药物治疗。

（五）子女关心，精神赡养

子女要了解老年人容易产生不良情绪的诱因，常与父母进行感情和思想交流。子女与父母居住距离不宜太远，最好是“一碗汤距离”，即以送过去一碗汤而不会凉为标准，在异地工作的子女，除了托人照护父母以外，更要“常回家看看”并时常注重父母的精神赡养。

（六）政策扶持，社会合力

随着我国老龄化程度的加剧以及独生子女越来越多，只靠子女来照护老年人，几乎是不可能的，这需要政府提供社会性的服务，政府应在全社会加强尊老爱幼、维护老年人合法权益的社会主义道德教育，深入贯彻《中华人民共和国老年人权益保障法》，提供有效权益支持，切实维护空巢老年人合法权益，依托社区组织开展兴趣活动，或组织社工或相关人员定期电话联系或上门看望空巢老年人，转移排遣空巢老年人的孤独寂寞情绪。

三、空巢老年人心理自救的方法

预防空巢综合征是一项很重要的事情。如何帮助老年人选择合理的自救方法？

第一，要看到子女“离巢”是家庭发展的必然，提前做好“空巢”的心理准备。子女成家立业，哺育自己的后代，是成熟、自立的标志，老年人应该为子女的“离巢”而感到高兴。因此，父母对子女离家独立要有一个正确的认识，对子女离家提前做好思想准备，要积极主动调整自己的生活节奏，不要总是围绕着子女转，要认识到幼鸟小时候依偎着父母，羽翼丰满后自然要离巢飞去。

第二，充实生活，寻找子女“离巢”后的替代角色。感到孤独时，可以拟订一个计划，给自己布置不同难度的与人交往任务。开始时，交往任务可以简单一些，然后逐渐加强交往的难度。在与人交往过程中，要尊重别人的特点与习惯。一方面，要善于帮助他人，从中赢得别人的尊重和真诚的友谊；另一方面，要善于求助于人，通过别人的帮助，使自己的心情变得开朗。子女离家后父母要注意培养业余爱好，如种花、养鸟、练习书法、欣赏音乐和进行适度的体育锻炼等，使自己的生活丰富多彩。

第三，少年夫妻老来伴，子女“离巢”，老年夫妻应及时将情感转向老伴，以此填补因子女“离巢”而留下来的情感“真空”。如果是单身老年人，可考虑再婚，从而建立新型家庭关系，减轻对子女的依赖，使自己的情感得到寄托。因此，夫妻之间应给予更多的关心、体贴和安慰，建立新的生活规律和情感支持系统。

第四，子女离家建立新的生活空间后，老年人还应继续加强与子女的联系，尽量增强两代人之间的相互理解，给他们适当的帮助。或在条件许可时，老年可在子女家轮流居住，以免老年人独守空房。因此，子女要了解父母的心情，常回家看看，这对处于孤独和空虚中的老年人是最大的安慰。

第五，对较严重的空巢综合征患者，应及时寻求心理或精神科医生的帮助，必要时给予心理或药物治疗，切不可讳疾忌医，延误病情。

任务二　离退休老年人的心理问题与照护

任务情境

刘爷爷，身体健康，耳聪目明，精神矍铄，领导着一个近千人的大工厂，上上下下没有一个人不服他、不敬他。两年前，厂子领导换届，刘爷爷的厂长职务被年轻人取代，但厂方考虑到他的年龄和工作经验，返聘他为厂里的技术顾问。可刘爷爷当领导当惯了，总是爱管事、爱操心，看什么不顺眼就想多说几句，别人考虑到面子问题，当面不说什么，照旧该怎么做还是怎么做，刘爷爷只能是干着急生气，回到家也总是闷闷不乐，更使他不能接受的是，很多人看到自己连招呼都不打，还在背后说长道短。刘爷爷实在不能忍受，于是赌气提前了一年退休。一年多的光景，刘爷爷就完全变了一个人似的，背也驼了，过去的精神劲一点也没有了，天天呆在家里足不出户。最近，刘爷爷的举止越来越奇怪，情绪低落到极点，动不动就大发脾气。后来，干脆一个人跑到阁楼上住了。一天夜里，老伴觉得很奇怪，于是上去一看，发现老头子把孙女和几个布娃娃一会摆弄成这样，一会又摆弄成那样，嘴里还念念有词，好像在指挥工厂人们生产一样。就这样，闹了大半夜，白天自然就萎靡不振了。

这下可把老伴吓坏了，赶紧带他去医院检查，心理专家诊断为离退休综合征。

任务目标

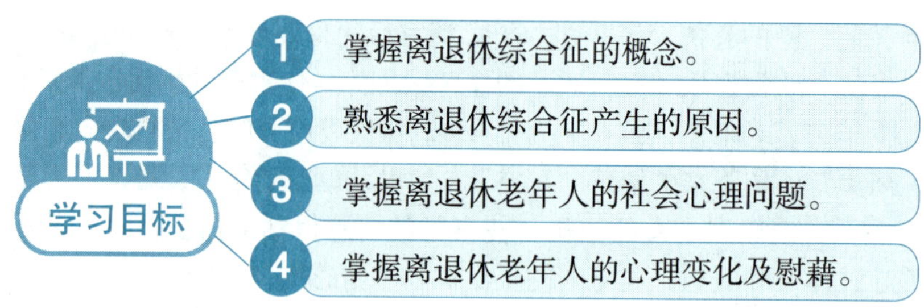

任务描述

2012年，人社部明确表示，将适时提出弹性延迟领取基本养老金年龄的政策建议。每个人都会变老，在我们去世之前，能够收到最为奢侈的礼物之一，就是退休。如今世界上最为流行的观点是：在越来越老龄化的社会中，人们必须加长工作的时间，缩短退休后的时间；而且由于人类越来越长命，而供养老年人的在职人员却越来越少，所以应该延长退休年龄。有学者称这是“最危险的传统观点”，而经济学家则认为这是“必然趋势”。领取养老金的年龄因国而异。

退休的话题，以及刘爷爷的案例，是否可以引发我们对离退休老年人心理问题与照护的思考呢？退休，不只是人们离开工作岗位，结束职业生涯的那一瞬间，它也是一个漫长而复杂的过程，是一个不可避免的生命阶段。社会、家庭以及老年人自身等多方面的因素共同影响着老年人对退休生活的适应程度。

一、老年人离退休综合征

（一）认识离退休综合征

1. 离退休综合征概念

离退休综合征（retired veteran syndrome）是指一种老年期典型的社会适应不良的心理疾病，是指离休、退休的老年人在退休后对环境的适应不良而引起的多种心理障碍和身心功能失调的综合征。具体来说，就是指退休老年人告别工作岗位回到家庭这样一个小环境后的一段时间，因工作习惯、生活规律、周围环境、人际交往、社会地位、工资福利、权力范围等一系列的相关因素发生变化，从而产生的较为强烈的不适感而出现的身心症状。老年人由于离退休不能适应新的社会角色及生活环境和生活方式的变化而出现焦虑、抑郁、悲哀、恐惧等消极情绪，或因此而产生偏离常态行为的一种适应性心理障碍，这种心理障碍往往还会引发其他生理疾病，影响身心健康。

2. 离退休综合征的主要表现

离退休综合征是一种复杂的心理异常反应，这种身心症状主要体现在行为、情绪、心理三个方面。

（1）行为上：坐卧不安、做事犹豫不决、不知干什么好，由于注意力不集中，有时出现做错事的现象。

（2）情绪上：情绪忧郁、焦虑紧张，心神不定，喜怒多变，情绪不稳，难以自制自控。性情变化明显，容易急躁和发脾气、多疑、对现实不满，常常怀旧；闷闷不乐、郁郁寡欢、不言不语。如有的人愁眉苦脸，整天怨天尤人，悲观厌世，对外界事物缺乏兴趣，更有甚者，惶惶然坐立不安、唠唠叨叨、恍惚失态。对事物毫无兴趣和活力，懒散乏力，不爱活动，反应慢，严重时会出现麻木迟钝状态。看到老朋友、老同学、亲朋好友或病或死，相继离去，大有“兔死狐悲”之感。

（3）心理上：孤独、空虚和严重失落感，体力和精力减退明显，自卑心理严重，甚至产生“日落西山，面临末日”的心理变化。心理上老化现象加快，自感脑力和体力不支，悲观失望，促发多种身心疾病。由于身心功能障碍和免疫代谢下降，不少人在退休前身体状况较好，但退休后，很快重病缠身，甚至短期内死于癌症或心脑疾病。

（二）离退休综合征产生的原因

影响老年人离退休社会适应的因素，衡量其指标是：对退休生活的满意度，以及对退休前后生理、心理、社会等方面的比较。

1. 心理原因

（1）失落感。老年期亦被老年人称作丧失期，因为老年人认为自己在退休后，丧失了工作，丧失了权力和地位，丧失了金钱，丧失了人际关系，丧失了健康的身体等。说话不管用了，求人办事也难了，无奈地发出老而无用的感慨，有些老年人甚至怨天尤人，牢骚满腹，要知道这是与他们的人生经历和现实境遇密不可分的，而且这种嫉妒的失落感会使老年人感到年老就意味着丧失。

（2）孤独感。工作退休后，社会的角色变了，各种社会活动减少了，经济收入也随之减少了，家庭的主导地位被替换了，若再加上身体衰弱多病，行动多有不便，更少参加社会交流。若遇上同年龄的至亲好友相继去世，特别是丧偶的老年人，活动范围就变得更加狭窄，生活的空间在缩小，再加上老来少朋寡友、孑然一身，更是凄凉至极。老年人最怕孤独，这种孤独无援的境地，很容易使老年人产生被遗弃感，从而开始对自身价值及自己生命的存在表示怀疑，甚至是绝望。

（3）空虚感。每天早出晚归、忙忙碌碌地生活不会产生空虚感，有视野，有追求，有精神寄托也不会产生空虚感。老年人离退休以后，可自由支配的空间时间多了，如果没有新的内容来充实，缺乏自己感兴趣的活动，就会感到百无聊赖，时辰难熬。空虚感是一种消极情绪，它会加快老年人的衰老感，如果持续的时间过长，则会引起老年人失眠、心神不宁、对周围事物丧失兴趣，对人生感到悲观失望，有时甚至会想到自杀，严重影响老年人的身心健康。

（4）焦虑感。心理学家解释，所谓焦虑感是指个体在面临现实存在的或预计会出现的对自身会产生某种威胁的客观事物时所引起的一种心理体验。老年期是角色转变最频繁的时期，有些老年人或因不适应新角色或因没有及时退出旧角色而引起角色冲突，手足无措，产生焦虑感；有些老年人或因退休后的收入减少，经济窘迫或因担心自尊心受到损害而产生焦虑感。从积极方面来看，焦虑感起到增强老年人改变现状紧迫性的作用；在更多的情况下，焦虑对老年人来说并非是积极和有益的，它往往会加重老年人的心理压力，引发老年人退休综合征，老年人的身心健康也会因此而受到严重的影响。

（5）怀旧感。心理学家解释，所谓的怀旧感就是指个体面对老年期的处境而产生的对年轻时代的故人、故物怀念或留念的一种心理体验。大多数老年人都有这种心理状态。有些老年人将其作为同衰老抗衡的心理自慰方法，的确回忆一些过去美好时光，在头脑中情景再现，并使自己忘却现实的烦恼，使自己身心愉悦；有些老年人喜欢用老眼光看待新问题，就不容易从现实困惑中解脱出来；还有一些老年人过分怀旧，尤其是个别丧偶老年人，沉浸在对已故亲人的思念之中，难免心绪忧伤，悲观失望。这种怀旧心理无疑会影响老年人的身心健康。

2. 有无思想准备

据调查，有 50% 以上的老年人，退休前未做好思想准备，缺乏回归家庭和处理个人生活的能力，大部分空闲时间不知道如何安排。因为突然从原来的工作岗位上退下来，生活模式发生了重大变化，又缺乏回归到家庭和处理个人生活的能力，昨天还精神百倍、按部就班地去工作，今天已退休就变得无所事事，生活失去了规律性和紧张感，因此产生了失落、孤独、空虚、自卑等心理变化。还有老年人体力下降，若家庭照顾不周或者慢性病缠身，行动不便，更会加重其心理障碍，相反，在退休前有充分思想准备或迫不及待等待退休的老年人，往往能够坦然接受并享受退休生活。

3. 个性特点

老年人不同的性格特点与退休综合征的发生有着密切的关系。平素工作繁忙、事业心强、好胜心强、严谨和固执的人较易患离退休综合征，因为他们过去每天都紧张忙碌，突然变得无所事事，这种心理适应比较困难，案例中的刘爷爷就是属于这种情况。相反，那些平时工作比较清闲、个性比较散漫的人反而不容易出现心理异常反应，因为他们离退休前后的生活节奏变化不大。

4. 职业性质

离退休前如果拥有实权的领导干部容易患离退休综合征。因为这些人要经历从前呼后拥到形单影只的巨大心理落差。另外，离退休前没有一技之长的人也容易患离退休综合征，他们如果想再就业往往不如那些有技术的人容易。

5. 人际关系

老年人如果人际交往广泛，喜欢与人沟通，又善于结交新朋友，心境就会变得比较开阔，心情也会很好，消极情绪就不容易出现。反之，如果人际交往不良，或者没有朋友的老年人则容易引发离退休综合征，因为这些老年人经常感到孤独、苦闷，烦恼无处倾诉，情感需要得不到满足。

6. 个人兴趣爱好

退休前就有广泛的兴趣爱好的老年人，在工作重担卸下来之后，他们可以充分享受业余爱好所带来的生活乐趣，不亦乐乎，自然不易出现心理异常，也就不易引发退休综合征。而那些退休前除了工作之外，无特殊爱好的人则很容易发生心理障碍，因为这些人退休后失去精神寄托，生活变得枯燥乏味、缺乏情趣、阴暗抑郁。比如案例中的刘爷爷。

7. 性别因素

通常，男性比女性更难适应离退休后的各种变化。中国传统的家庭模式是“男主外，女主内”，男性退休后，活动范围由“外”转向“内”，这种转换比女性明显，心理平衡因而也较难维持。通常男性比女性更难适应离退休的各种变化，较容易引发退休综合征。

8. 文化程度

对于那些退休前在专业领域堪称一枝独秀，备受推崇的知识型老年人，退休后空屋茶凉，无人以对，似乎一夜之间昔日铸就的辉煌就如长江之水一去不复返，心理落差如此之大，怎能不顿生失落沮丧之感？而面对那些平时在工作岗位上默默无闻，没有什么大的成就的普通老年人，退休生活要轻松得多，因为他们没有成就的负载，也没有身份架子，能够很快地适应退休后的生活，绝不会把赋闲当成一种折磨。因此，知识型的老年人要比一般的普通老年人更容易患上离退休综合征。

9. 年龄大小

一般来说，年龄小的老年人要比年龄大的老年人更容易适应退休后的生活，较少引发离退休综合征。因为年纪小的老年人，身体素质较好，有着充沛的精力去面对烦琐的家事和寻找第二份职业，会很快找到新的精神寄托。而老龄退休者则因体力和精力的不支，易产生晚景凄凉的心理，很容易引发离退休综合征。

研究表明，离退休综合征与个性特征、个人爱好、人际关系、职业性质和性别有关。在年龄、性别、文化程度等因素方面，年龄较轻者的生活满意度较之年龄较大者较强；男性老年人的生活满意度少于女性老年人；文化水平低者满意感强于文化水平高者。在职业类型方面，老年工人有 73% 对退休生活持满意或较满意的态度，科技人员仅 37%。原来就满意于生活的，退休后多半也表示满意或者较满意。在活动方式来看，从事家务、消遣娱乐、找到新工作的老年人都满意于退休生活。经济收入越高，生活越满意、身体越健康的老年人越适应老年生活。年龄越大，社会经济地位越高、居住年限越长的老年人越容易适应社会。社会支持越高的老年人越容易适应老年生活（所谓的社会支持指的是医疗保健支持、社区活动设施、改善居住环境、亲情交流、医疗保险、旅游帮助）。事业心强、好胜而善辩、拘谨而偏激的老年人发病率较高；无心理准备突然闲下来的老年人发病率高而且症状偏重；平时活动范围小、兴趣爱好少的老年人容易发病；离退休前为领导干部者比工人发病率高。

（三）老年人的社会适应理论

1. 脱离理论

脱离理论认为老化是一种必然的相互撤回与脱离接触，可以减少老年人与其所属的社会体系中其他的社会交流。

2. 活动理论

活动理论认为老年人退休后继续与社会保持接触，才能实现成功的老龄化。

3. 连续性理论

连续性理论认为老年人应该维持原先的活动、行为、个性以及人际关系。

（四）离退休老年人的社会适应阶段

（1）离退休前准备阶段。

（2）欣然接受阶段。

（3）清醒低谷阶段。

（4）定向阶段。

（5）稳定阶段。

（五）离退休老年人常见的适应方式

（1）生存性社会适应：自理、存活。

（2）发展性社会适应：能够发挥自身潜能、扩展自我价值。

按照性格类型划分：成熟型、安乐型、掩饰型、易怒型、自我厌恶型。

其中无论是生存性社会适应、发展性社会适应，还是按照性格类型划分的成熟型、安乐型都是属于能适应的老年人，而掩饰型、易怒型、自我厌恶型都是属于适应不良。

二、离退休老年人的心理需求

（一）离退休老年人的心理需求

一般来说，退休就意味着人的身体在慢慢地衰老，对衣、食、住、行等物质方面的需求在减少，欲望也有所减弱，但在社会性需要或者心理需要方面却相对增强。

依据马斯洛需求层次理论，人的需求可以划分为五个阶段，分别是：

（1）生理需求。

（2）安全需求。

（3）归属与爱的需求。

（4）尊重的需求。

（5）自我实现的需求。

知识拓展

离退休老年人的心理需求

本次调查中，有81.3%的老年人非常或比较关注自身的健康状况，仅1.3%的老年人不将健康问题置于关注的焦点。对他人尊重需求的调查结果显示，82.2%的老年人非常或比较希望得到他人的尊重，仅1.1%的老年人不将他人尊重置于关注的焦点。不同年龄的增长，老年人更加渴望得到他人的尊重。人进入老年阶段后，随着身体机能的降低，老年人对外部世界的注意退缩为对内心世界的关心，对认知和情感的负担比较敏感，离退休后地位的变化容易产生失落感，他们更加渴望得到他人的尊重。

对心理保健服务的需求调查结果显示，有70.3%的老年人非常或比较需要社区提供心理保健服务，仅2.5%的老年人认为社区提供心理保健服务完全没有必要。我国正处于社会、经济转型期，老年人属于弱势群体，老年人的身体状况衰退、经济收入减少、负性事件增加，老年人心理问题也日益突出，本次调查结果显示，社区心理保健服务的需求很大，社区组织开展老年心理健康维护和提高的相关服务对于提高老年人的生活质量非常必要。

资料来源：《离退休老年人心理需求状况》，摘自《中国老年学杂志》2011年第16期。

（二）老年人的基本需求

1. 老有所归

作为一个社会性的存在，人都有归属的需要，这是马斯洛需求层次理论证实的。老年人退休后，由社会角色转为家庭角色，这种落差不可避免地会要引起老年人的失落感。因此，我们内心深处的归属感会很强烈，他们希望回归到一个充满理解和爱的家，使他们失落无助的心得到安慰、体恤和支持。另外，老年人落叶归根的心理也很强烈，很多年轻时在他乡奋斗的老年人，退休后都想回归故里，安享晚年。

2. 老有所养

时间不经意间偷走了老年人的年华，偷走了老年人的体力和精力，加重了老年人对晚景的顾虑，特别是退休后没有退休金或没有社会保障的老年人，他们都希望子女能够尽孝心行赡养之责，以过上衣食无忧的生活。

3. 老有所学

许多老年人有着强烈的求知欲望，退休后，他们积极地利用自己的时间，去学电脑、智能手机、学英语，继续充电，使自己能够跟得上时代的步伐，做到活到老、学到老，从知识中获得快乐和满足。

4. 老有所为

很多老年人在退休后依旧精力旺盛，有着发挥余热、奉献社会的强烈愿望，在社区里、在街道旁，我们都可以看到老年人矫健的身姿，他们能从所选择的第二职业中，发现自身价值，从中感受到幸福和快乐，以满足自己为社会主义现代化建设，为祖国的繁荣富强，为祖国的下一代能够更强壮，奉献自己的一分力量的愿望和心理需求。

5. 老有所乐

孤独和寂寞是大多数老年人退休后具有的心境，也是老年人最害怕面对的，因此他们就有消除孤独、追求快乐的需求，比如重新拿起自己的画笔，用心去描绘自己曾经走过的路、正在走的路和将要走的路，从中体会到创作的快乐。背上自己的行囊，或去美丽的西湖，或去神秘的丽江，或去布达拉宫等祖国的青山绿水中体验生命的意义和价值。

6. 老有所爱

追求爱情、享受爱情是老年人的需求和权利，应该得到社会和家人的谅解和支持。特别是丧偶或是独身老年人，在踏入自己人生的第二春的时候，给自己的晚年找个贴心的老伴是晚年幸福的需要，是晚年健康的需要，更是心理上的需要。老年人不要为世俗的东西所羁绊，大胆地追求黄昏恋，让自己的黄昏再次绽放光彩。

7. 老有所敬

老年人经历了几十年的风风雨雨，为家庭为子女做出了很大的贡献，有享受后辈和社会尊敬和关爱的需求。

知识拓展

离退休老年人的七大心理误区

误区一：人老了，就没用咯。

换位思考：花有开有谢，树有荣有枯，春来自有春去时。面对自己也是一样，生老病死乃是自然规律。我可以这样想，长江后浪推前浪，我退下来了，不就给年轻人机会了吗？社会的发展需要年轻有为的新一代。我还可以这样想，退休了，社会对自己的要求降低了，自己就可以有更多的闲暇时间好好享受一下退休生活，不必再为工作的事情烦心，不再为肩上的重任而感到压抑，可以利用这段时间做自己一直想做，但因为没有时间而搁置的事情。所以，我依旧能够老有所为。不必叹老，更不必讳老。

误区二：一生毫无建树，白在世上走一遭呀。

换位思考：和那些成功人士相比，我也许显得碌碌无为，但是我在人生的各个阶段都扮演好了自己的角色，在学校时是个好学生，在单位是个好员工，在家庭生活中亦是好儿女，好父母，也有着很好的人缘，安安分分，勤勤恳恳，虽然一辈子平平淡淡，但平平淡淡才是真啊！所以说我拥有的才是真正的生活。

误区三：人走茶凉，人心不可信。

换位思考：以前门庭若市不是因为我的权力，而是因为我的职位性质，大家找我是因为工作上需要我的帮助，我接待他们是我的责任。现在我退休了，所谓不在其位不谋其政，我已经不再需要超负荷地工作了，大家也就不会来给我添麻烦了，人走茶凉是规律，门庭冷若是必然嘛。

误区四：退休了，别无它长，人生真的是很无聊啊！

换位思考：一辈子只从事一项工作，工作的性质也不要求我有其他的什么特长，而且平时工作繁忙，也没有时间去学与自己的工作联系不大的东西，更没有时间去发展自己的兴趣爱好。现在退休了，自由支配的时间多了，可以利用这段日子好好弄点新鲜玩意。无聊的时候，联系一下因为工作忙好久不联系的老朋友，叙叙旧，聊聊天，回忆一下过去，畅想一下未来，或者出去旅游，游览一下祖国的大好河山，既放松了身心，又增长了见闻，何乐而不为？因此，退休是人生的又一起点。

误区五：我是不是有病啊？这要是真的得了什么病，医药费找谁来承担啊？

换位思考：首先，要弄清自己到底是不是有病。要相信医生、相信科学，医生经过科学的诊断，千万不要自己吓自己。将来的事情谁也不能预料，所以担心也是没有用。怕生病，就要从现在开始好好锻炼身体，保持身体健康，要知道预防比治疗更重要。千万不要怀疑自己有病，要知道“身体本无病，一疑百病生”。

误区六：年轻时的理想没有实现，现在老了，退休了，心有余而力不足，遗憾啊！

换位思考：年轻时，自己很有理想抱负，给自己制定了远大的目标，并为之不断地努力拼搏，虽然没有实现，但在我追求我的理想的过程中，我也有不少意外的收获，取得了一定的成就，而事实也证明，我年轻时制定的目标太高了。现在退休了，过去的就让它过去吧，一年之计在于春，在我的人生的第二春将要来临之际，我应给自己重新制定一个新的切合实际能够实现的目标。

误区七：工作没有了，活着也没有意义了。

换位思考：有这种想法的你，年轻时一定是个工作狂，全部精力用在工作上。如果真的是这样，那你一定很少有时间陪陪你的老伴和子女，也很少去会朋友，忽略了很多在你生命中应该很重视的人和重要的东西，那么现在退休了，不用工作了，何不好好享受一下与老伴、子女在一起的幸福美好时光，不仅能享受天伦之乐，说不定还能找到当年恋爱的感觉呢。

（三）离退休老年人的心理变化

（1）平素工作繁忙、事业心强、好胜而善于争辩、严谨和固执的人易患离退休综合征。因为这些老年人他们过去每天都紧张繁忙，现在突然之间生活模式大变，赋闲在家，心理方面的不适应感油然而生。而心理上的不适应会使生活失去规律性，产生失落、空虚、自卑等心理变化。

（2）缺乏处理家庭和个人生活的能力，空闲时间不知如何安排。如果家庭照护不周或自身慢性疾病缠身、行动不便，则会加重这种心理障碍。

（3）退休后体力和脑力活动、社交活动减少、生活单调、不善交际等的老年人，都容易引发离退休障碍。这些老年人经常感到孤独、苦闷，烦恼无处倾诉，情感需要得不到满足，因而容易产生心理老化的感受，并加速生理衰老进程。

（4）老伴身体不好或去世、家庭纠纷多、生活不安定等也会加重心理障碍。

（5）通常男性比女性更难适应离退休的各种变化。

三、离退休老年人的社会心理问题

（一）角色问题

在心理学中，角色是指不同性别、年龄、身份和社会地位的一整套为社会所期望的社会行为模式，它反映出个体在社会生活中和各种人际关系中所处的位置。每个不同的角色都按照其特定的地位和所处的情景，遵循社会对角色的期望去作为。老年人的角色变化，包括他们从原有工作岗位上退休下来，即使他们还在工作，从社会整体看，也属于发挥余热的从属地位；他们的经济收入较以前减少，随物价的上涨，实际收入越来越低，在经济上可能还得依赖他人；由过去的紧张工作转变为大量的闲暇时间；精力、体力不如从前，处于逐渐弱化的趋势；由管教、抚养子女的责任中解放出来，而逐渐进入需要第二代帮助的阶段；等等。老年人的心理和行为都需要适应这种变化，才能顺利度过老年期。人在一生中不断产生各种心理问题。老年人常见的角色问题，是指具有明显老年人特点的心理问题。尽管如此，这也仅仅是部分老年人出现的问题，适应能力强的人不存在这类问题。不同职业、不同地位的老年人对于角色变化的心理反应也是存在差别的。面对退休，普通工人的心理落差就不会比有职权的人更大，而文化水平高的人群相对于文化水平低的人群，则能够更好地认识自己面临的变化，从而以积极的态度去适应变化、开拓新的生活。所以，这里主要涉及的是具有普遍意义的一些问题。

1. 角色混淆

老年人不合时空条件和情景氛围，在选择角色行为上的混乱和错位，心理学上称之为“角色混淆”。离退休前从事领导工作的老年人会无意识地流露以前“当官”的做派，摆出“当官”的行为举止。在养老院里，别的老年人生活上很节俭，对养老院的水、电都倍加珍惜，而这样的老年人在生活上却大手大脚，经常倒剩菜剩饭，夜晚房间的灯光经常彻夜不熄，甚至对周围的护理人员或者其他老年人也常常指手画脚，就像对待以前的下属，一旦别人稍懈怠就严厉批评。因此，这样的老年人常招致周围老年人的不满，也给养老院的管理带来不便。显然，这种行为是不合适的，这样的老年人往往没有意识到自己所处的位置及社会环境已经发生了改变；也许有些意识，但还没有在行为上加以改变，还在扮演着以前的“官派”的角色。

2. 角色期待

角色期待是指团体中多数成员期望或要求其中某一成员做出的某些应有的行为方式，即担任某一职位者被期待的行动或特质，其内涵包括信仰、期望、主管的可能性、权利与义务的行使等。角色期待的主要功用在使角色行使者明白其权利与义务，也即角色的学习。老年人在进入养老院之前都会对自己的养老生活有一个设想或是憧憬，同时，他人也会对老年人在集体的生活和行为有一个期待。当多数人和个体自己对属于某个社会位置上的角色和行为方式提出某个共同期望时，这便叫作“角色期待”。当老年人现在的生活、行为方式与他原先所期待的角色的生活方式相差甚远时，就难免

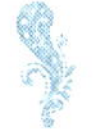

产生失望、失落和沮丧的情绪。

3. 角色失范

有些老年人进入养老院后，由于不知道该怎样打发时间，整天无所事事，既打不起精神也提不起兴趣，结果身体机能急剧衰退，心理健康也大受影响。这种失去了旧的行为规范和标准，又不知道该如何建立新的行为规范和准则去顺应新的生活方式的状态，可以称为“角色失范”。处在“角色失范”状态下的人就会陷入角色迷茫期，没有方向感，同时会感到自己的精力、活力逐渐在流失，这种感觉是十分痛苦而又无奈的。

（二）麻木心理

麻木心理是一种心理防卫机制，如果在短期内存活者有此反应，可以降低患者直接面对灾难事件的心理痛苦与身心冲击，但若长期以否认压抑的方式面对灾难事件，反而会造成更大的心理困扰或不健康状态。

知识拓展

心理麻木

一般来说，当面临创伤意外后，会有一段时间表现十分冷静镇定，好像可以勇敢应对灾难事件，但这往往是一种“暴风雨前的宁静”，也就是存活者其实是还没开始对该事件进行深度反应。所以他们呈现出震惊困惑的初级反应，但外界往往面对此状态会以为幸存者冷静因应、意志坚强。

造成心理老化

现代心理卫生科学研究指出，人的外表体形、躯体功能都会随着老年期年龄的增长，变得衰退苍老，这是自然规律，人类难以逆转。但是心理不能老化，要始终感到青春常在，充满活力和自信。让老年人永远焕发青春是一句切中时弊的至理名言。

人的躯体衰老无法自控和改变，但人的心理老化是可以自我调节和控制的，这是发挥主观能动性和自我心理保健的结果。

心理老化感使人加速生理衰退，意志消沉，百病丛生，生活缺乏乐趣，变得渺小自卑，无所作为，严重损害老年人健康长寿。这是老年人自我心理保健的大忌。

无休止的自我怀疑通常会带来沮丧和焦虑，甚至会导致抑郁症。那些有自我批评倾向的人在晚年后最容易产生抑郁症及人际交往障碍，即便他们一开始时并不抑郁。

四、离退休老年人的心理慰藉

（一）离退休老年人心理预防措施

1. 正确看待离退休

离退休是个体生命发展的自然规律，因为这时个体的生理机能开始逐渐衰退，体力和智力都明显不及过去，许多疾病也正在或已经产生，因此到了法定年龄，理当高高兴兴地退休，但有一部分老年人由于离退休前后境遇相差很大，再加上自身心理素质差，极易产生悲观失望、愤怒不平，甚至对生活失去信心。因此，作为一名养老护理员，需要掌握老年人的离退休心理，只有这样才能帮助他们早日调整心态，战胜心理疾病，好好安享晚年。并且要认识到老年人到了一定年龄，由于职业功能的下降，退休是一个自然的、正常的、不可避免的过程。

2. 做好离退休心理和行为准备

快到离退休年龄时，老年人可适当减少工作量，多与离退休人员交流，主动及早地寻找精神依托，退休前积极做好各种准备，如经济上的收支、生活上的安排。若能安排退休后即进行一次探亲访友或旅游，则有利于老年人的心理平衡。根据自己的体力、精力及爱好，安排好自己的活动时间，或涉及一份轻松的工作，使自己退而不闲。

3. 避免因退休而产生的消极不良情绪

老年人离开工作岗位，常常有“人走茶凉”的感觉，由此造成心理上的失落、孤独和焦虑。老年人应该勇于面对诸如此类的消极因素，不妨顺其自然，不予计较，对涉及个人利益的事情，尽可能宽容。刚刚从工作岗位上退下来，不妨多与亲朋好友来往，将自己心中的郁闷、苦恼，通过交谈等方式进行宣泄，及时消除和转化不良情绪，求得心理上的平衡和舒畅。

4. 营造良好环境

要为老年人营造坦然面对离退休的良好环境。家人要热情温馨地接纳老年人，尽量多陪伴老年人，单位要经常联络、关心离退休的老年人，发挥离退休党支部桥梁作用，有计划地组织离退休人员学习、外出参观，从而减少心理问题。

5. 建立良好的社会支持系统

作为老年人退休后的第二活动场所，社区要及时建立离退休人员的档案，组织各种有益于老年人身心健康的活动，如帮助那些因父母工作繁忙而得不到照顾的孩子、陪伴空巢老年人等，让老年人感到老有所用、老有所乐。此外，还要为社区中可能存在患有离退休综合征或者其他疾病、经济困难的老年人提供特殊帮助。

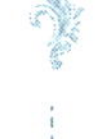

（二）离退休老年人的心理调适

1. 离退休前应做好充分的心理准备

离退休是生活中的一次重大变动，当事者在生活内容、生活节奏、社会地位和人际交往等各个方面都会发生很大变化。在这种情况下，离退休者必须调整好心态，及时适应工作环境、生活环境和社会环境的突然改变，应该始终保持积极乐观的态度，避免出现情绪上的消沉或激动，更应避免偏离常态行为的产生。正确理解离退休制度，坦然面对离退休后的生活现实和及时适应新的环境，是避免产生离退休综合征的关键。

2. 充实享受生活

一是发挥余热和专长，避免个人价位失落。例如，书法爱好者可以受聘从事一些公益活动。二是培养健康的兴趣爱好，如钓鱼、书法、绘画、音乐、舞蹈等。

3. 重新认识和调整家庭成员关系

主动营造社会支持系统。已经步入老年期的离退休者，已经度过更年期的困扰，在这人生转折的重要时刻，重新审视一下夫妻关系，并进行必要的调整，是一件十分有意义的事情。

4. 改变思维方式

俗话说："世界皆乐，苦心自生。"意思是人间的快乐与痛苦都是自找的，是自我心理的体验。美国心理学家通过社会调查得出结论说：智商高的人比智商低的人缺少快乐，是因为总是不满足；工作忙碌的人比轻松的人快乐多，是因为忘却了烦恼；参加体育文娱活动的人快乐多，是因为他们找到了调节的手段。

当人们对生活中的诸多不顺抱着接纳的心态，潇洒一点、宽容一点，坦然地接受，积极地应对，心情就会变得更加轻松，无拘无束，身体也会相应地变得更加健康灵活。有时候，仅仅换种思维方式，人生就因此大为不同；仅仅使用另外一种眼光，心灵便因此而发生变化，身心被重新塑造，人生就变得更加美好起来。

5. 面对现实，学会淡忘

日本老年人的长寿经验提出了三个忘记：忘记死亡，可摆脱恐惧死亡的困扰；忘记钱财，可从钱财的桎梏中解放出来；忘记子孙，可卸去为子孙操劳的精神负担。老年人要学会忘记，忘掉那些不愉快的事。做好当前的事情，从现在的生活中寻找快乐，来弥补旧日的创伤。

6. 学点幽默

现代医学心理学将幽默称为人的"心理免疫力"，因为幽默可以使紧张的心情放松，缓和气氛，减轻焦虑和忧愁，避免或削弱不良情绪的干扰。幽默可以帮助老年人打开心结，驱散心头阴云。当老年人因生活琐事而出现焦虑、忧郁、悲伤、赌气等不良情绪反应时，完全可以尝试着用几句恰到好处的风趣话，缓和自己或帮助其他老年人缓和不良情绪的反应，甚至可以改变消极的对待人生的看法，最终摆脱心境。

7. 放松心情，充分休息

休息能保护大脑皮层细胞，使之免于衰竭和破坏，使神经组织消耗的能量得到恢复，也使全身肌肉放松，心率变慢，恢复体力。如良好的睡眠有利于老年人恢复体力和脑力，能使老年人忘却烦恼，解除悲观、焦虑、忧愁等消极情绪。

8. 善待自己，善待他人

老年人应该“老有所为”，但也要注意要讲究个“度”。老年人不一定非要“志在千里”，关键使要保持良好的心理状态，给自己创造一个美好的空间。物理空间会给人以暗示，给人带来潜移默化的影响。整齐而富有生机和活力的环境会使人心情更开朗、更积极。

任务三 老年人婚姻家庭的心理问题与照护

任务情境

案例一：王爷爷的妻子去年不幸死于一场车祸。他的两个女儿都已经成家生子，但都生活在国外，不能照顾老年人。从那时起，王爷爷一直独居。由于以前的饮食起居都是由妻子照料，妻子去世后王爷爷突然觉得无所适从，每日都在对妻子的思念中煎熬着，非常失落、孤独与无助，感觉不到生存的意义，不到一年，他突发心肌梗死而离开人世。

案例二：刘爷爷今年 62 岁，妻子 58 岁，老两口从年轻时就经常拌嘴。8 年前，妻子因病半身不遂，刘爷爷虽然不时会唠叨几句但也尽心照顾老伴的饮食起居。上月的一天清晨，妻子突发脑溢血而去世。面对突如其来的打击，刘爷爷万分悲伤自责，后悔没有及时发现老伴的病情。自老伴去世后，儿子儿媳都很孝顺他，但刘爷爷还是茶饭不思，人瘦了一大圈，并且总是哭泣，念叨连个拌嘴的人都没了。

任务目标

学习目标

1. 理解老年人婚姻家庭的社会心理问题。
2. 理解老年人夫妻关系的适应性问题。
3. 掌握老年人丧偶后的适应问题。
4. 掌握老年人再婚的适应问题。

任务描述

据第五次全国人口普查（2000）的资料，我国60岁以上老年人中，有配偶的比例是67.33%，人数为8 616.39万人；丧偶比例是30.36%，人数是3 885.58万人；未婚和离婚的比例都很小，未婚的人数有212.17万人，而离婚人数则是84.26万人，分别占比1.66%和0.66%，

老年人的婚姻关系是老年人家庭的基础，是老年生命过程的重要支柱。既然婚姻对老年人有如此重要的意义，那意义何在呢？一是良好的婚姻有助于提高老年人的身心健康水平；二是良好的婚姻对于空巢老年人具有重要的特殊意义；三是良好的婚姻有助于监护双方的健康与安全。作为养老护理员，面对老年人婚姻家庭中出现的问题，我们该如何去应对呢？

一、老年人婚姻家庭的社会心理问题

（一）亲密关系

亲密关系是心理学流派研究当中一个分支，也被称作关系心理学，本意是指不限性别、年龄的两人之间和谐融洽的关系，现多指异性之间，比如夫妻、伴侣、恋人等之间的关系。分为五种关系：夫妻关系、伴侣关系、恋人关系、两性关系，以及更加友好、亲密的朋友或闺蜜关系。对每一个普通人来说，学习如何做自己，同时在关系中与他人互动是一个困难的课题。我们常常会在关系中“忘了我是谁”，甚至有的时候我们也不能接纳真正的别人。如何接纳梳理这些关系对于拥有健康的关系不可或缺，同时也是实现个人生命抱负的秘诀。一般来说，在关系中，我们的焦点通常会放在如何去处理它，却忽视了如何使关系加深及成长。了解如何加强关系的深度，而不是只去维持现状，给了我们机会去选择创造一个令自己满意同时也值得尊重的生命。

在定义亲密关系之前，我们先需要对关系加以定义。心理学家Kelly（1983）认为，关系是指两个人彼此互相影响对方，并且互相依赖。也就是说，只有当两个人之间互相影响与依赖的时候，我们才能认定他们之间存在着关系。Levinger和Snoek（1972）在这个解释的基础上提出了一个互赖模型，并用它来说明随着互赖关系的增加，关系变化的特点。

1. 属性

（1）两个人互相不知道对方的存在，彼此无任何关系，成为零相向性。

（2）单向性：一个人知道另一个人的信息，但未发生任何直接接触。

（3）双向性：两个人开始互动，如借谈话或书信来往。

（4）多项性：两个人的依赖程度增加。

在共同关系中，当两个人的互赖性很大时，我们把这种关系称为亲密关系。

2. 特点

（1）两个人有长时间频繁互动。

（2）在这种关系中包含着许多不同种类的活动或事件，共享很多共同的活动及兴趣。

（3）两个人互相影响力很大。

3. 社会意义

尽管我们大多数人都生活在各种各样的人际关系之中，但是对于如何维护这种人生最富有意义的关系，我们却没有多少人真正做好了准备。在生活中常常发生的情形是——无论我们的意愿是多么诚恳，行动多么努力，我们关系的现状和结果却还是愈发成问题，甚至令人不安。我们经历着混乱、沟通不畅、相互怨恨、情感疏离，缺乏相互支持，最终和最坏的结果则是导致关系的破裂和分离。

4. 亲密关系的建立

关系除了交换和控制，属于灵魂的彼此懂得、陪伴、真爱是如何存在于这个世界上，我们将如何作为彼此的旅途伴侣度过有限的有生之涯。“亲密”这个词的意义和使用常常有很多混淆。一般用法中，亲密是性关系的委婉说法，其实性关系常常与亲密无关。我们在这里指的亲密，是指最初的意义：亲近和了解。“亲密”这个词来自拉丁文的“intimus”，意指最内在、最深层、最深邃、最私密。亲密是一种存有的状态，把自我最深处的部分向他人也向自己展现，没有任何伪装或防卫。所以，亲密是通过自我揭露而呈现的脆弱和了解状态，不是经一般人际关系中的角色和义务而达到的状态。根据这个定义，一个人可能是亲密的（也就是袒露和脆弱的），而另一方可能并不是以亲密回报。但在亲密关系中，这种袒露和脆弱是双向的。

（二）亲情

亲情，是任何人都能且应该享受的一种至纯至美的崇高情感。它是不带丝毫功利性的，是完全利他的。无论是付出还是享受亲情，都肯定是十分甜蜜的。亲情，特指亲属之间的那种特殊的感情。它有两个特点：一是相互的，不是专一的；二是立体的，不是单方面的。亲情就是亲人之间的感情，父母和孩子之间的感情，兄弟姐妹之间的感情，这些都是亲情。亲情重在“情”字，无血缘关系也可以有亲情，有血缘关系也不一定有亲情。

1. 人最普通的三种情感

即亲情、爱情、友情。亲情重要感人，爱情甜蜜醉人，虽然亲情和爱情可以相互交叉，彼此渗透。但这两种情感还是有本质区别的。亲情似乎成了两性相爱的最高境界，这种境界几乎完美得无懈可击，深爱得不容置疑。亲情实际上是爱情的升华。

知识拓展

亲情和爱情的区别

亲情是液体的，是软的，是有弹性、能包容的；而爱情是固体，是硬的，是脆弱而又易碎的。

什么样的爱情最后都得被生活磨成亲情，这才是成功的爱情。我们平时所说的“永远幸福地在一起”其实就是指的这个。爱的最终是要归于伦理。

2. 经营亲情

经营亲情是人全面发展的追求。经营亲情是构建和谐社会必不可少的环节。经营亲情的要素包括：理解、无私和理性，这三点是经营亲情必不可少的关键。理解亲人，设身处地为别人着想。不求回报，不期望回报，以一颗无私的心对待亲人，亲情至上。以理性的态度处理亲情关系。

（三）依赖关系

金·巴塞洛缪认为，每个人的依恋风格都是不相同的，他把成人的依恋模式分为安全型、多虑型、超脱型与恐惧型。安全型的人对亲密关系和相互依赖感觉很自在，他们乐观外向，并且愿意参加社交活动。多虑型的人对自己和他人的关系时刻都会保持高度的警惕，他们很希望跟别人建立亲密关系，但是一旦自己的亲密对象与其他人有密切关系，他们都会心生嫉妒。超脱型的人喜欢依赖自己，对亲密关系没有多大的兴趣，往往表现得冷漠而独立。恐惧型的人则总是担心遭人拒绝，不能相信别人，同时他们也不信任自己，多疑而害羞。

依赖理论有时被称为依附理论，只是翻译不同而已。有时候称之为依附，有时候称之为依恋。当然，我们也可以通过探寻成人的依附模式，反推其幼年亲子关系中的依附模式。如通过面谈或者问卷。依恋行为是依恋理论中的重要概念，因为它从总体上使两者联系起来：人类发展的行为模式、情感调节和人格形成的现代心理学理论（见图 3–1）。

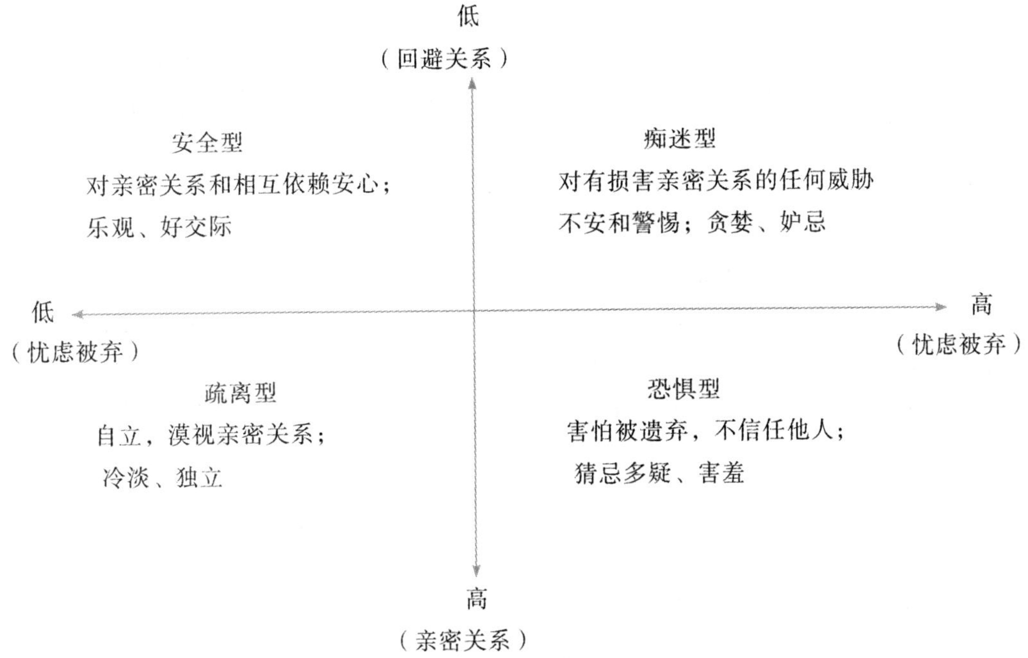

低
（回避关系）

安全型
对亲密关系和相互依赖安心；
乐观、好交际

痴迷型
对有损害亲密关系的任何威胁
不安和警惕；贪婪、妒忌

低
（忧虑被弃）

高
（忧虑被弃）

疏离型
自立，漠视亲密关系；
冷淡、独立

恐惧型
害怕被遗弃，不信任他人；
猜忌多疑、害羞

高
（亲密关系）

图 3–1　依赖关系

依赖系统在实质上是要“询问”这样一些根本性问题：所依恋的对象在附近吗？他接受我吗？他关注我吗？如果孩子察觉这个问题的答案为“是”，则孩子会感到被爱、安全、自信，并会从事探索周围环境、与他人玩耍以及交际的行为。但是，如果孩子察觉到这个问题的答案为“否”，则孩子会体验到焦虑，并且表现出各种依恋行为：从用眼睛搜寻到主动跟随和呼喊。这些行为会一直持续下去，直到孩子重新建立与所依恋对象的足够的身体或心理亲近水平，或者直到孩子“精疲力竭”，后者会出现在长时间的分离或失踪的情境中。鲍尔比相信，在这种无助的情境中孩子会体验到失望和抑郁。

1. 安全型依恋

主要表现为在与母亲一起时，将其作为“安全基地”，以母亲为中心主动去探索环境，并不是总依偎在母亲身旁，只通过偶尔的靠近或眼神注视与母亲交流，母亲在场时，婴儿感到足够的安全；当母亲离开时，明显表现出苦恼、不安；但当母亲回来时，会立即寻求与母亲接触，将其作为“避风港湾”，易被安抚。

而安全型婴儿的母亲一般对孩子的信号及情绪表达（呼求、肢体动作等）很敏感，能及时了解孩子的想法，鼓励孩子进行探索，而且喜欢和孩子有亲密的接触。

2. 回避型依恋

主要表现为与母亲刚分离时并不难过，但独自在陌生环境中待上一段时间后会感到焦虑。容易与陌生人相处，容易适应陌生的环境，很容易从陌生人那里获得安慰。当分离再见到母亲时，对母亲采取回避态度；有人也会把这类婴儿称为“无依恋婴儿”。

回避型婴儿的母亲有多种类型。有的对孩子缺乏耐心，当孩子干扰自己的计划和活动时生孩子气或怨恨孩子，对孩子的信号反应迟钝；有的对孩子经常表现出消极情感，即使对孩子表达积极情感，程度也很微弱……因此，两者之间并没有形成特别密切的感情联结。

3. 焦虑—矛盾型依恋

主要表现为每当母亲要离开前就显得很警惕，当母亲离开时表现得非常苦恼、极度反抗，任何一次短暂的分离都会引起大喊大叫。但当母亲回来时，其对母亲的态度又是矛盾的，既寻求与母亲接触，但同时又反抗与母亲接触。当母亲亲近他时，生气地拒绝、推开，但是要他重新回去做游戏似乎又不太容易，不时朝母亲所在方向看。

反抗型婴儿的母亲常误解孩子的信号，她的照护行为是不一致的，对孩子的反应更多依赖于自己当时的心境，而不是孩子的行为。因此，在孩子的信号和母亲的情绪表达间常表现出不一致。

这三种依恋类型中，回避型与焦虑—矛盾型都属于不安全型依恋。

婴儿对母亲的依恋类型既具有明显的稳定性，但同时，在家庭环境经历较大变化，母亲与婴儿的交往发生较大转变时，也可能发生变化。

二、老年夫妻关系的适应性问题

（一）老年夫妻出现冲突的原因

（1）因为子女的事情而发生冲突。

（2）老年夫妻之间的兴趣、爱好不同。

（3）老年人性格的改变。

（4）因为生理需求的差异导致的冲突。

（二）解决老年夫妻冲突的原则

（1）互相尊重原则。

（2）互相谅解原则。

（3）感情不断培养原则。

（4）克服自身缺点原则。

（5）坚持参加集体活动原则。

（6）坚持自我批评原则。

三、老年人丧偶后的适应问题

据中国老龄科研中心的一次调查，中国 60 ~ 64 岁的城市低龄老年人丧偶率为 16%，农村为 20%。而 80 岁以上的高龄老年人丧偶率，城市为 63%，农村为 76%。老年夫妻几十年相濡以沫，潜移默化间积淀下一种巨大的力量，这种力量平时湮没在琐碎的生活中，只是在丧偶的一瞬间才会爆发出来，给人以致命的打击。

丧偶对老年人是一个巨大的心理创伤，尤其是丧妻对男性老年人打击更大。有些人在老伴去世后，身体和精神都迅速衰退下来，甚至一蹶不振。心理学家认为，丧偶是老年人面临的最严重的生活事件之一，怎样尽快摆脱和缩短沮丧期，是丧偶老年人和家属子女必须解决好的问题。

如何做好丧偶心理调适

1. 丧偶后的心理变化

（1）自责心理。

（2）怀念心理。

（3）麻木心理。

（4）混乱无序。

2. 丧偶后老年人的心理调适

（1）培养自慰心理。

（2）避免自责。

（3）避免睹物思人。

（4）追求积极的生活方式。

（5）建立新的依恋关系。

（6）生活自理。

四、老年人再婚的适应问题

“白头偕老”只是人们的美好愿望，老年夫妻总会有一个先过世，这样，健在的人就成了孤老。当然，离异也可以使老年人成为单身。这些老年人都有可能面临一个再婚的问题，那么如何对待再婚问题，是老年人自身、家庭及整个社会都应关注的焦点。

（一）老年人再婚的消极心理

（1）自我贬值。

（2）心理重演。

（3）心理对比。

（4）怀旧心理。

（二）老年人对待再婚的心态

（1）应慎重对待，切不可草率。

（2）消除顾虑，走自己的路。老年人再婚的另一种顾虑，是害怕子女反对。确实有一些子女因为各种各样的原因反对老年人再婚。常见的原因如下几方面。

①观念陈旧，觉得自己的父亲或母亲再婚会使自己脸上无光，孩子自己在周围人群当中落下“不孝”的名声。

②担心自己的经济利益受到损害，害怕老年人再婚会使家庭财产落入外人手里，担心因此会影响自己的房屋、财产继承。

③出于感情的原因，觉得老年人再婚就对不起去世的父亲或母亲。

（三）老年人再婚后双方感情的培养

老年人再婚后，应当特别注意双方感情的培养。再一次组织起来的家庭，虽然对男女双方来说都是轻车熟路，一切都不很陌生，但遇到的困难可能比初婚还要大。

1. 应迅速使对方摆脱前夫或前妻的影子

（1）取走最容易使对方联想起故人的物品，以免对方经常睹物思人。当然这要征得对方的理解和同意。

（2）自己应做到当与新人发生摩擦时，尽量不去回忆与去世或离异的爱人相处的情景，更不要在对方面前说他（她）与自己以前的爱人相比的言语。

（3）尽可能从侧面多了解一些对方前妻或前夫的情况，力争使自己的所作所为超过他们，这样就容易使对方尽量了断恋旧情结。

2. 应注意不要触动各自心理上的敏感点

心理敏感点指的是人的感情因受过严重刺激而竭力回避或厌恶的事情。通俗来讲，就是人心里的疮疤，感情上不幸的烙印。再婚夫妻如能注意不触及这些心理上的敏感点，并时时注意培养感情，两人的关系就会变得和谐起来。各自受过创伤的心理就能在和谐中达到平衡，找准对方的心理敏感点很重要。一些事情往往就是对方心理上的敏感点，比如双方条件的优劣问题、双方带来的子女问题、彼此间的信任问题。

（四）老年人再婚夫妻的相处注意事项

所谓的再婚夫妻，其意为离异或者丧偶后再行结婚的夫妻。再婚夫妻，是现代社会中极其常见的家庭组合，也是极其难以维持和谐的家庭，疙疙瘩瘩的大小事务往往会成为再婚夫妇的隔阂，为了调适好夫妻关系，不得不特别注意婚后的点点滴滴。

1. 忌在对待孩子上不宽容

孩子问题是再婚夫妻要面对的第一问题，如果只是单方有孩子，另一方要大度、宽容。如果双方都有孩子，那就需要双方的包容。

不要求彼此必须视如己出，但是，最起码要做到和颜悦色，让孩子和另一半感恩你的包容。如果做不到爱屋及乌，那你的第二次婚姻很可能会因为孩子而解体。

2. 忌在财务上互相猜忌

再婚夫妻由于经历过婚姻的伤害，因此，彼此之间建立信任比较困难，在经济问题中尤为突出。建议夫妻双方在婚前把各自财产整理清楚后，各自归到各自名下。而婚后要把共同财产共同管理，以一人为主。从结婚的那一刻开始，财产都是共同的，不要存私心。

3. 忌打听彼此婚前隐私

作为再婚人，再婚之前肯定有不少交往过的异性，这对于已经离过婚的成年人来说实属正常。既然决定结婚，就是准备把这一生托付于彼此。所以，对于彼此曾经的过往，不必过问。因为，重要的是未来。这才是再婚男女的明智之举。

4. 忌跟原丈夫（或妻子）来往密切

虽然已经离婚，但是因为孩子的问题，原配总有各种理由相互联系。奉劝双方不管存在什么样的心理，都不要和原配来往过密。否则，对方虽然嘴上不说，但在心理上是很难接受的。要有原则地来往，责任划分清楚。

5. 忌要求过多、过高

再婚夫妻都不要再认为彼此无节制地付出才是真爱。经过生活的打磨，再婚人都应该认识到：过日子才是硬道理。另一方付出是情分，不付出是本分。只有带着这样的心态，才能真正读懂再婚的含义。

6. 忌谈双方的原配

不谈及过往和原配。谈原配，只会影响再婚夫妻的感情。如果你是个聪明人，让原配的名字在你的家里出现的次数越少越好。尽量克制住自己的好奇心，否则，知道原配的事情越多，你就越会对号入座。

（五）老年人再婚的心理慰藉

1. 宽容

宽容，词义是允许别人自由行动或判断；耐心而毫无偏见地宽容与自己的观点或公认的观点不一致的意义。宽大有气量，不计较或不追究。原意：宽大有气量，不计较或不追究，能容忍别人。宽大容纳，宽恕能容。《荀子·非十二子》：“遇贱而少者，则修告导宽容之义。”

宽容，即原谅他人一时的过错，不锱铢必较，不耿耿于怀，和和气气地做个大方的人。宽容如水的温柔，在遇到矛盾时往往比过激的报复更有效。

它似一捧清泉，款款地抹去彼此一时的敌视，使人们冷静下来，从而看清事情的本来缘由。同时，也看清了自己。

宽容是最美丽的一种情感，宽容是一种良好的心态，宽容也是一种崇高的境界，能够宽容别人的人，其心胸像天空一样宽阔、透明，像大海一样广浩深沉，做到宽容自己的家人、朋友、熟人容易，因为，他们是我们爱的人。然而，要宽容曾经深深伤害过自己的人或者自己的敌人是最难的。

仇恨是一把双刃剑，报复别人的同时，自己也同样受到伤害，所以，“冤冤相报”的结果就是“两败俱伤”。心中装着仇恨的人的人生是痛苦而不幸的人生，只有放下仇恨选择宽容，纠缠在心中的死结才会豁然解开，心中才会出现安详、纯净的“爱之天空”——恨能挑起事端，爱能征服一切。

宽容是人性中最美丽的花朵，宽容是心理养生的调节阀。人在社会交往中，吃亏、被误解、受委屈的事情总是不可避免地发生，面对这些，最明智的选择就是学会宽容。

宽容是一种良好的心理品质；宽容是一种非凡的气度、宽广的胸怀；宽容是一种高贵的品质、崇高的境界；宽容是一种仁爱的光芒、无上的福分；宽容是一种生存的智慧、生活的艺术。

它不仅包含着理解和原谅，更显示着气质和胸襟、坚强和力量。一个不会宽容，只知苛求别人的人，其心理往往处于紧张状态，从而导致神经兴奋、血管收缩、血压升高，使心理、生理进入恶性循环。

宽容是吞吐日月的海洋，是接受阳光暴雨的天空，是容纳青青小草的山石。宽容是吹开闭关保守的春风，是滋养干涸内心的春雨。宽容是甘甜柔软的春雨，可以滋润人内心的焦渴，给这个世界带来勃勃生机。宽容是人性中最美丽的花朵，可以慰藉人内心的不平，给这个世界带来幸福和希望。忘掉仇恨，远离仇恨，用一颗宽容的心去宽容一切，拥抱一切，和谐共存是永恒的主题。

（1）夫妻之间。夫妻之间出现感情矛盾，往往容易出现将过错全部归咎于一方的情况，一味埋怨、记恨只会无限放大痛苦。这时，不妨双方都站在对方的角度考虑，发现自己的不足，这样才能对另一半产生宽容之心，从而更积极解决问题。

（2）亲子之间。有些家长对待孩子犯下一点儿错误都不能容忍，过分地严苛和不断地批评会给孩子的成长留下不好的影响与阴影。其实，家长不妨摆出宽容的态度，给孩子一个知错、认错、改错的机会，家长应多些改变，对孩子学习等方面多些宽容，从小就为孩子树立一个宽容的榜样。

（3）同事之间。同事之间应围绕大局，凡事先以工作为首要，不要过分拘泥于个人利益。从大的核心工作出发，在尊重的基础上多些宽容。

（4）朋友之间。耿耿于怀，或因一次迟到不能释怀，这些小问题往往容易让友情产生裂痕。所以，宽容是朋友之间最和谐的桥梁。不妨双方真诚地说出对方的缺点，互相包容与改正。

宽容是人类生活中至高无上的美德。因为宽容包含着人的心灵，因为宽容可以超越一切，因为宽容需要一颗博大的心。因为宽容是人类感情最重要的一部分，这种情感能融化心头的冰霜。而生活需要宽容。在生活中每个人都会有不如意，每个人都会有失败，当你遇到了竭尽全力仍难以逾越的屏障时，请别忘了：宽容是一片宽广而浩瀚的大海，包容了一切，也能化解一切，会带着我们跟随着它一起浩浩荡荡向前奔涌。

2. *心理免疫力*

心理免疫力，指的是人在患病时需要有“心理抗争”而树立战胜疾病的信心。很多时候心理方面的因素是导致我们患病以及自身免疫力下降的原因之一，然而，生活中有很多都不知道或者忽略这方面的因素。研究发现，如果一个人长时间处于不安、焦急等心理劳累的状态下的话，就会导致植物神经受到不良的影响，因此而导致免疫力下降。因为植物性神经和内分泌系统及免疫系统有着紧密的联系，因此在平时生活中要注意心理上的调节。除了心理疲劳容易引致抵抗力下降之外，肉体上的疲劳也是导致自身免疫力下降的常见原因。

（1）心理防御机制。

①精神病性心理防御机制。包括否认、曲解和投射等。

②不成熟的心理防御机制。包括倒退、幻想和内向投射机制等。

③神经症性心理防御机制。包括合理化、抵消、反向形成等机制。

④成熟的心理防御机制。包括升华、幽默和理智化等。

（2）心理表现。

①否认。指一种拒不承认显示的某些方面，借以减轻焦虑和痛苦的心理防御机制。

②潜抑。指一个人能将社会或自己所接受的欲望、情感和行为，在不知不觉中压抑到潜意识中去，使自己意识不到，而使内心保持“纯洁”“安宁”。

③投射。指一个人把自己的过失归咎于他人，或者将自己内心那些不能为社会规范或自我良心所接受的感觉、欲望、意念等放到别人身上，以掩饰自己，逃避或减轻内心的焦虑与痛苦。

④反向作用。指一个人表现与自己的欲望、动机、观念等截然相反的矫枉过正式的态度和行为，以减少焦虑，维护安宁。

⑤转移。指一个人把对某一对象的欲望、情感或者行为意向不自觉地转向其他对象上去，以减轻自己的心理负担。

⑥抵消。指一个人以象征性的动作、语言和行为，来抵消已经发生了的不愉快的事情，以弥补内心的愧疚。

⑦合理化。指一个人给自己的行为或处境寻找能为自我和社会认可的理由的做法。

⑧升华。指一个人将被压抑的本能欲望导向人们所接受，为社会所赞许的活动上面来。

（3）成因分析。那么，心理不健康或者说心理免疫力低下是怎么造成的呢？

①先天遗传。所谓的先天遗传是由父母心理免疫力低下的基因决定的，有的母方或父方看似健康，因没有接受过过量的心理营养素的激发，故未发病，后代遇到了就会发病，这样的例子不胜枚举。有一个跳楼自杀的大学女生，校方调查死因时发现，她舅舅就是患精神分裂症自杀的。

②祸起父母。从怀孕不久胎儿就需要胎教，母亲就应该采取措施给胎儿一定的心理营养素，心理营养素和机体营养素一样，这是自然界早已给我们配好的食谱，机体营养素是水、蛋白质、脂肪、糖（碳水化合物）、维生素、矿物质（微量元素）和纤维素；心理营养素是产生喜、怒、忧、思、悲、恐、惊等情绪的营养素。机体营养素缺一不可，心理营养素也缺一不可。

我们现代的父母是怎么做的呢？怀孕四个月以后还不会给胎儿进行胎教，不敢快走，更不敢进行有氧运动，生怕惊动了胎儿，意在使胎儿在安静的环境中发育。生产之后，一味娇惯，给他（她）“喜”的心理营养素多，“思”还可以，如有时候给他（她）提些问题让其思考，其他“怒”“忧”“悲”“恐”“惊”给得甚少，根本不会主动给予，有时外界碰上一回，还跟人家大吵大闹，甚至让人家赔偿精神损失费用。

典型案例

案例一：如有位妇女抱着三岁的儿子在小区内走，碰见牵狗的，小孩好奇跑过去，可是狗大叫了两声，把他吓得号啕大哭，孩子妈妈大怒，和狗的主人吵了起来，要让对方赔偿儿子精神损失费，真是可笑。说来巧，第二天她抱着儿子，又碰到遛狗的人，儿子挣扎着要下来，狗又叫了，小孩不仅没哭，反而笑了。她不知道，这正是给她从来不输入“惊”“恐”的儿子灌入心理营养素，增加了心理免疫力。

案例二：我在四岁患上黑热病，一直在床上躺了三年多，病愈后只能在院子里面玩，对门外的世界甚是憧憬。有一次，我壮着胆走出大门，一头小牛犊向我跑来，它虽然不大，但是在我眼里已经是个庞然大物了，因为家里没有牛，只有一只狗和我相伴，我很是惊恐，在往家的路上还摔了一跤。

当我怦怦直跳的心平静下来之后，从篱笆墙缝里面外看小牛犊的时候，它非常温顺，它的小主人和它打闹嬉戏，我也小心翼翼地一步一步向它靠近。我的心也逐渐平静下来。这两个例子说明，心理免疫力是可以很快提高的。

作为父母必须给孩子循序渐进、持之以恒的均衡地输入心理营养素，以提高其对“喜”“怒”“忧”“思”“悲”“恐”“惊”的免疫力。但不能太补，适则补，过则害，万物总是一分为二的，如果突然和持久的过量给予心理营养素，不仅没有增加心理免疫之效，反而降低心理免疫力，所谓“一朝被蛇咬十年怕井绳”，出现惊恐不安等，甚至精神失常。

③学校误导。儿童到了上学的年龄，对他们的教育主要在学校，目前学校的教育主要侧重于各类知识的灌输，忽视心理教育，更不懂什么是心理免疫教育，不给学生心理免疫的营养，使学生普遍心理免疫力下降，乃至成为抑郁症的高发人群。

案例三：济南高校两个月内出现两起女生跳楼自杀事件。

有个女生家庭条件优越，从小娇生惯养，是祖父母的掌上明珠，长得漂亮，亭亭玉立，一米七多的个子，成绩在省重点中学排前三名，数学在全国获得过奖项，钢琴在市里获得大奖，这是个家中的宝贝、学校的优秀生，但其不足之处就是心理免疫力低下，不能抵御小的挫折和失败。

在上大学的时候果真出了问题，因考试失误，未考上清华大学，而上了一般的大学，心中一直郁郁不欢，加之宿舍条件、周围同学都与她想象的相差太大，格格不入，最终她否定了周围的一切，决心抛弃这一切从五楼后窗一跃而下，好歹碎骨而未粉身，经过精心救治才算把命保住，但体态和智力已大不如以前，真是遗憾终生。这就是不重视心理教育、不增强心理免疫的后果。

④社会原因。改革开放以来，随着社会的发展，经济水平的不断提高，人们的生活水平不断得到改善。科技的发展又使人们感受到现代文明的舒适。但在激烈的社会竞争中，多种过量、过激的心理营养接踵而至，人们面对的思想压力日益增大，原有的生活轨迹不断被打破，过量的心理营养素频频冲击，使部分人的心理免疫力逐渐下降，心烦、失眠、头昏、倦怠、乏力等症状不断出现。

⑤个人原因。心理免疫的强弱，在未成年之前责任主要在父母、学校和社会，到成年之后责任全在自己，自己才是最好的个人心理保健医生。若自己不好好保健，不给心理免疫增加营养，反而经常去破坏它，久而久之，易患心理疾病。常见的原因如下：一是经常羡慕或嫉妒别人，看到别人超越自己，不是作为心理免疫营养素来吸收，反而嫉妒别人，使自己心烦意乱，甚则造谣生事，说别人坏话，大大降低了心理免疫和自尊。二是埋怨社会和他人，自己做了一点对社会或他人有益的事情，就想得到很大的报酬，当回报很少或得不到回报，就满腹牢骚，义愤填膺，不得安宁，无心工作。这样下去，就会逐渐降低心理免疫力，被社会淘汰，若不及时改正，终至抑郁症发生。三是胸怀狭窄，目光短浅，在改革开放和社会浪潮中，各种思想激烈碰撞，作为社会一员应胸怀坦荡、目光远大，与时俱进，顺应潮流，不能因不符合自己利益或者看不惯的小事而耿耿于怀，斤斤计较，情绪低沉，久而久之使自己的心理免疫力逐渐下降。心理免疫力下降是由遗传基因、心理营养素接受不均衡等原因导致的。

3. 心理自救

压力存在于每个人身上，或大或小，或轻或重。适当的压力是人进取和充实的动力，但压力过大，过于持久，就会出现焦虑烦躁、抑郁不安等心理疾病。因此，自我发现、心理自救，应成为我们每个人的必修课。

（1）心理障碍的前兆。生活中有许多细节在提醒我们，心理状态开始出现小问题了。比如特别容易对生活中的某些细节耿耿于怀；工作被肯定的情况下，无缘无故地担心会被裁员；对年龄增长产生恐慌；对感情、对婚姻不自信；需要通过辛辣和油炸的食物来刺激食欲；以及在生活水平提高的前提下，反而对生活满意度和成就感有所下降；遇事易急躁，抱怨增多，注意力不集中，精神状态差等。心理学认为，性格与心理密切相关。如自卑的人不容易控制外界变化，常常怨天尤人，一旦出现负面的生活事件便会触发心理障碍。

（2）心理自救“三步曲”。首先要自己去发现紧张的压力源头在哪里，然后对症下药，分为三步进行排解。

第一步，从生活细节出发，工作一天后，要懂得适当解压放松的办法，通过闭目放松、深呼吸、听音乐、运动等方法调整自己的情绪。周末的时候，可以打打羽毛球，或者去郊区，给心情放个假。

第二步，从自身出发，改善做事效率，加强人际关系处理能力和解决问题的能力，同时要注重学习，通过不断地学习知识、阅读，来减轻自己对未来的恐惧，让心灵保持年轻状态。

第三步，要适时调整自己的生活方式和价值观，要明白人生的目的是什么。比较金钱，健康其实更重要，当内心有所追求时，就不会感到空虚和恐惧。

（3）心理自救的办法。

第一，学点自我安慰和自我放松的技巧。例如练习瑜伽、太极拳、听音乐、打球等运动，都会让人放松下来。

第二，好好睡一觉，比较轻的忧虑和不快，通常在一个充足踏实的睡眠后就可能消除。

第三，自我良性暗示，多想一想过去的成功经历，想一想自身具备的优势，你就可以暗示自己：我在单位的价值是不可替代的，换了别人恐怕还不如我呢！

第四，通过饮食来缓解某些不适。如焦躁、心悸、失眠等情况出现后，可多吃豆类、五谷杂粮、蔬菜水果等食物，减少红肉类的摄取，避免喝咖啡、浓茶、酒等刺激性饮料。少食辣椒、芥末、花椒、大蒜、葱、姜等辛辣燥热之物。

第五，建立心理支持系统，包括朋友、家人、心理咨询专家等。在郁闷难以排解的时候，向他们"诉苦"，寻求心理帮助。

任务四　失独老年人的心理问题与照护

任务情境

世界上有一群父母，他们的年龄大都 50 开外，20 多年来，和自己唯一的子女快乐地生活着，正当他们为子女幸福地购置新房、准备嫁妆的时候，一场意外却夺走了孩子年轻的生命。他们由此陷入常人无法想象的痛楚当中。

65 岁的刘奶奶总会在每年的 2 月 24 日去陵园拜祭，因为 2007 年 2 月 24 日，她唯一的儿子因为车祸，永远地离开了她。而她的丈夫也因为无法接受白发人送黑发人的悲剧，随后不久也因病去世了。

编者在 2008 年作为一名社会工作者前往汶川地震灾区前线志愿服务期间，遇到一位案主薛某，男，企业家，地震发生后，他每天早上 8：00 到遵道镇政府接我们入户探访。编者通过谈话才得知，原来他的儿子在这场地震中不幸离世，在此之前已被中央美术学院提前录取。他妻子在家每天以泪洗面，为了不让自己整天沉浸在悲伤之中，他看到从祖国不同地方赶赴灾区支援的志愿者，于是自己每天如上班一般，自驾车到镇政府接送志愿者，做起来本土的志愿者，希望忙碌、大爱……让自己内心暂时忘却失子之痛。

一个来自湖北的男士，白天的时候，他总是西装革履，体面地工作；可是晚上回到家里，他又成了另外一个人，整夜看着孩子的照片哭泣入睡，口中呢喃着：“孩子，让爸爸抱抱你”，他就这样在地板上睡了将近 8 年。

在失去儿子后，50 岁的文阿姨和杨叔叔耗费了 12 万元通过试管技术再次当上了父母，在生下一对龙凤胎，含辛茹苦地抚养了十载后，夫妇俩因长期精神压抑选择了轻生。

针对失独老年人的群体，不同的声音都说了什么，我们来倾听一下。

“失独者”既是一个家庭的问题，更是一个社会问题。——《人民日报》

突然产生了一个强烈的诉求，请给予“失独者”以迟到的爱。——凤凰网

失独的父母年轻时响应政府的号召，只生一个孩子，那么“失独”的痛苦也不应由他们独自承担，不能在当政策阴影下的他们被媒体之光照亮时还视而不见。——《经济观察报》

睹物思人、触景伤情。他们自称是精神残疾者，今生不可治愈。——《广州日报》

如果说，“独子老龄化”是一部分人的隐痛，那么“无后老龄化”就足以称为一部分人的灾难了。——《中国经营报》

让“失独者”不再孤单，不再寂寞，不再流泪。这该是我们每一个人的心愿，也是政府的责任。——四川新闻网

任务目标

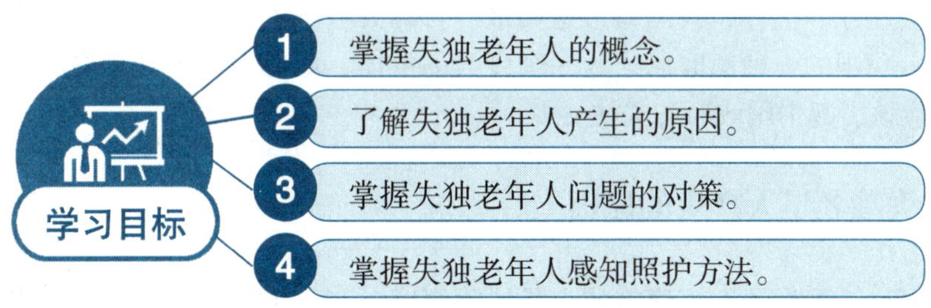

任务描述

以上五个案例，只是中国不同失独老年人的一个个缩影罢了，在中国，这样的家庭，每年还在以 7.6 万个的数字增长着。

“鳏寡孤独皆有所养”是不是离我们越来越远？

作为养老护理员，面对失独老年人的心理问题，我们该如何去照护呢？这是本项目需要去学习的内容。

一、认识失独老年人

（一）失独老年人的概念

失独老年人，是指独生子女意外亡故的父母，他们大多数 50 岁以上，很难再生养孩子。失独老年人，伴随着计划生育的负面效果而生，诞生了我们现在所谓的“失独家庭”。他们大多生于 20 世纪 50—60 年代，赶上 80 年代首批执行独生子女政策，人到中年遭遇独子夭折。在中国，失独家庭每年以 7.6 万个的速度增长，正在成为一个日益庞大的群体。

（二）中国失独老年人群体

老年失子的他们自称是精神残疾者，今生不可治愈，垂暮之年的他们，余生该如何度过？合家团圆的节庆日里，谁来陪伴他们？在他们走后，谁为他们送终呢？每年春晚，媒体都很关心儿女不在身边的空巢老年人，但没有儿女的失独老年人，谁又曾想到去关心呢？那么全国暮年失独的家庭到底又有多少呢？

根据《中国经济周刊》对“独生子女夭亡家庭生存状况调查”，我国大约有“5.4% 的人在 25 岁之前死亡，12.1% 的人在 55 岁之前死亡”。当然痛苦的程度不一样，失独较早的大多数很快就再次生育孩子，失独较晚的其独生子女已经给他们生了孙子女或外孙子女。我国约有 2.18 亿独生子女，其中约 1 009 万人或将在 25 岁前离世。《广州日报》称总数超过百万的失独，应该是指最痛苦的一类失独，就是父母已丧失生育能力而独生子女死亡前又没有孩子的。现今我国农村这类失独家庭应该在 120 万以上。最保守的估计，我国城市这类最痛苦的失独家庭也在 250 万个以上。这些数据都表明，我国的失独家庭已成为一个庞大的群体，如何保障失独家庭的养老等社会保障问题应该引起中国政府的关注。

二、失独老年人产生的原因

有专家称，独生子女家庭本质上是风险家庭，在我国会有多少这样失去独生子女家庭。

是什么让独生子女失去生命呢？意外是一个小概率的事件，但却是无法避免的。很多独生子女因为车祸、疾病、自杀、他杀、溺水等一些潜伏在日常生活中的意外失去了生命，这对于独生子女家庭的打击非常巨大。如果父母均丧失了生育能力，他们将要面对的是一个始终无法完整的家庭，孩子去世后，父母因为精神压力过大，自杀死亡的事情时有发生。一是车祸对生命安全的威胁。二是疾病死亡，有很多独生子女家庭，因孩子患各种疾病，而失去了孩子。三是其他原因引起独生子女的死亡，如溺水、打架斗殴、气管异物、烧烫伤、意外坠落、宠物咬伤等等。正是因为这些原因的存在，导致很多独生子女的家庭失去了孩子。

当然，失独老年人问题所揭示的不光是独生子女家庭的问题，还有更加严酷、涉及面很广的深层问题。独生子女家庭失去了孩子，也给家庭带来了重重危机。一是由于年龄大的夫妻失去了孩子，老无所养，想到孩子更觉得人生孤独，丧失了对生活的信心。二是年龄小的夫妻失去了孩子，会给家庭带来矛盾，造成夫妻感情失和。此外，由于独生子女家庭失去子女现象的增加，从某些方面也冲击了计划生育政策。

20 世纪 80 年代，我国倡导“一对夫妻只生一个孩子”，实行计划生育国策。这一政策的执行为控制我国人口持续高增长，为降低人口压力做出了不可磨灭的贡献。然而这一国策的背后也产生了很多问题，比如独生子女的独立人格、性格特点、均衡发展等。很多专家也做了大量的相关研究，其中最让人关注的就是失独家庭。

三、解决失独老年人问题的对策

从《广州日报》报道“暮年丧独子，他们的余生该何去何从”中得知失独群体他们的唯一愿望：建立独立养老院。“我们不可能同时生病，总能够有健康的人来照顾那些生病的人，我们这一群人，所有人都是病人，所有人也都是医生，我们痛苦时，只有跟我们一样的同命人，才能劝住我们，我希望政府能够考虑到我们群体的特殊性，我们自己也愿意出一部分钱，来建这个养老院。”

（一）政策层面

对几乎稳定的意外、疾病概率，出现失独老年人家庭进行调查，如何处理他们的困境、伤痛做出清晰的预测，充分地讨论并给出解决办法。中国各类政策需要充分讨论制度、环境、场所，缺乏对各种政策后果的充分讨论，尤其是不断健全针对失独老年人的社会保障政策，从而让失独老年人安享晚年，最大限度地感受到正常人生。

（二）社会层面

社会层面应当采取措施预防新增的失独老年人，同时伸出援手拯救失独老年人群体。一是想办法控制与减少失独老年人新增数量。二是将生命教育融入孩子的人生中，不管学校、还是家庭都要开展生命教育课堂，提高孩子们对防范风险的意识和能力。三是社会提高对失独老年人的关注和帮助，健全社会保障政策，确保这一类群体的生活保障，鼓励社会力量参与，丰富他们的精神生活，培养良好的心理健康，共同抚慰他们受伤的心灵。

（三）经济层面

失独老年人面对的两大重要问题就是养老和医疗，为此，应该由政府出资，将其送到敬老院或是养老院，按照失独老年人的社会保障政策，免费让其安享晚年、免费医疗救助等，让其无后顾之忧。

（四）情感层面

陪伴养老、互助养老等新型养老模式的提出。结对子是我们国家的治理传统，那么失独老年人和孤儿院的孤儿这两个群体之间结对子，既能用青春去抚慰他们老年丧子的悲痛，孤儿也会在这个世界上多一份人生路上的帮助、陪伴甚至是爱，又多了一份牵挂和亲情。

四、失独老年人的心理问题与照护

（一）失独老年人的心理问题

1. 生活孤苦困顿

孩子患白血病、癌症、尿毒症等疾病去世或遭受意外不幸离世，家里倾家荡产筹资治病，最终却人财两空，甚至欠下巨额债务。失去子女后，不少人心灰意冷，丧失工作热情和能力，仅靠扶助金勉强度日。精神重创之下，不少老年人各种疾病缠身，高血压、心脏病、瘫病、癌症、抑郁症……医药费成为家庭的又一沉重负担。

2. 平日孤立无援

因为没有子女，失独老年人在生活中诸多事情都面临困境：进养老院、上手术台，没有儿女签字负责；办理信用卡、贷款，因无人担保而遭到拒绝。有时候生病，急救车来了都没人帮忙往楼下抬。到医院看病，没有子女排队挂号拿药，没人陪床。失独老年人心理是怎样的失落？

3. 产生精神黑洞

“失独”对父母精神上的打击往往是毁灭性的，一些人认为，孩子离世跟自己有莫大的关系，常年不能原谅自己。一些老年人还认为自己不祥、晦气，被别人歧视，承受着自我和社会的双重精神重压。不少老年人长期难以走出心灵阴影，精神状态严重恶化，甚至停止与社会交往。一些老年人过度悲痛，往往选择自杀甚至多次自杀来“一了百了”。

在生活中，不少失独老年人特别抵触别人问起，见到别人儿孙绕膝享受天伦，也总会触景生情。他们害怕跟人聊天，尤其害怕聊起子女。

孩子去世后，一些老年人整天把自己关在家里，酗酒、烟瘾、药物依赖、自杀等问题频发，加上疾病缠身或离异，不少家庭都面临着“二次破碎”问题。近1/3失独家庭只剩下一个人，日子更加艰难。

4. 自卑

一方面畏惧与外界接触，另一方面却又渴望融入有着相同命运的群体。失独老年人最大的杀手是极度自卑，认为自己不配拥有幸福。他们在自己和他人、社会之间设立一道无形的心理围墙，长期的自我封闭会使他们的社会化功能进一步大大减退。

5. 过节如过劫

“别人过节，我们过劫”，节日成为揭开伤疤的日子。失独老年人每到节日看到别人合家欢聚，欢天喜地，自己格外的悲痛。

6. 缺乏精神寄托和慰藉

失独老年人经历了精神和心理的双重打击，不少失独老年人心理发生了深刻变化，一些失独老年人甚至可能会遭遇社会歧视，迫切需要精神寄托和安慰。

（二）失独老年人的心理照护

1. 从心理学的角度来讲

丧失，需要哀伤修通，而修通的过程包括：

（1）确认和理解丧失的真实性。

（2）表达、调整和控制悲伤。

（3）应对由于丧失所带来的环境和社会性的改变。

（4）转移与丧失的客体的心理联系。

（5）修复内部的和社会环境中的自我（self）。

2. 祭奠仪式给人们提供了哀伤的一个心理过程

这种仪式化的特点如下。

（1）通过固定的意识，提供了一个特定的时间和空间，完成与丧失的客体的分离。

（2）众人聚集得以分享和获得支持，也是为了舍去的一种对丧失和死亡的修通。

（3）所致悼词和个人对死亡的哭诉，个体的冲突和痛苦用社会和文化可以接受的方式得以表达。

（4）清明节的祭扫，是一种有规律性的看望，也是与过去及失去的亲人的一种联结方式。

在这种仪式化的哀悼中，人们由丧失带来的痛苦得以修通，使丧失不带来创伤。

3. 支持性心理疗法

一是劝解、疏导不合理情绪，进行心理抚慰；二是发泄情绪；三是敞开心扉，学着坚强面对。

4. 如何帮助失独老年人走出心理阴影？

（1）明确失独的意外性。要让老年人客观地看待事情的出现是意外性、不可抗力的，具体到自己身上的责任很有限，打破以往的那种“受害者与责任者”不合理的心理角色定位。

（2）强制树立新生活目标。失独老年人要带着一定的自我强迫，树立生活的新目标，有一个完整的家庭只是人生中一个重要的目标，把更多的时间和精力融入更有意义的事情中去，这样会更加积极自信，有助于更好地走出心理上的阴影。

（3）向他人倾诉心声。对失独老年人来说，关爱是他们最需要的礼物。有相似命运的人可以搭建一个爱心交流、耐心沟通的平台。失独老年人既可以把这儿当作是“哭诉会”，诉说心中压抑多年的恐惧和自责，也可以视为“支持小组”，卸下心防，社会工作者、心理咨询师、社区志愿者主动走近老年人，给予失独老年人精神抚慰，帮助老年人做一些力所能及的工作，帮助其淡化内心深处那种被抛弃感，聊聊如何让晚年更幸福。

5. 如何关爱和帮助失独老年人？

（1）政府更多的政策倾斜帮助失独老年人。加强顶层设计。将关爱失独老年人纳入整个社会保障、社会救助、社会福利框架体系，从法律和政策上明确帮扶失独老年人的体制机制。

（2）政府购买服务，从心理上关爱失独老年人。失独老年人“最主要的痛苦来自于精神”。要缓解失独老年人的心灵之瞳，应高度重视失独老年人的精神心理援助。倡导“政府购买 + 个人统筹”的社工服务、心理干预、为失独老年人提供心理疏导、健康照料、开展集体活动、组织互助照料等服务，着力建立社会支持网络，支持失独老年人联谊互助，推行“失独志愿者 + 政府 + 心理干预志愿者 + 失独互助”的救助模式。鼓励他们逐步摆脱失独带来的沉重的心理阴影，对生活重拾信心和希望，逐步回归社会。

（3）加强失独老年人日常生活保障。根据地方经济发展水平，适当提高扶助标准或增加生活补助，动态调整扶助金标准。对遭受意外事故的失独老年人提供特别经济援助。对生活贫困、住房困难等符合条件的城镇失独老年人优先安排廉租房、公租房；对居住在危房的农村失独老年人优先列入农村危房改造的范围。

（4）提高医疗保障水平。建立失独老年人护理和住院补助等制度，将失独老年人纳入医疗救助范围，作为健康服务重点对象，建立健康档案，定期开展随访服务和健康指导。

（5）健全失独老年人养老保障。对失独老年人提供高龄生活补贴，入住养老院免条件限制，给予适当床位补助；对失能半失能的失独老年人，入住养老院享受“三无”待遇；向生活长期不能自理、经济困难的失独老年人发放护理补贴。有条件的地方将其纳入居家养老政府购买服务的范畴，提供居家养老上门服务。在失独老年人家里安装紧急呼叫设备。

（6）做好临终关怀和身后处置。当失独老年人病重病危时，所在居委会、村（社区）要组织志愿者、心理工作者、社会组织等开展临终关怀工作。失独老年人去世后，要积极做好善后服务工作。民政部门按规定免除基本丧葬服务费用。

（7）完善失独老年人联系帮扶制度。失独老年人登记在册、确定帮扶联系人，及时定期沟通情况、了解需求，提供必要的帮助。所在居委会、村（社区）定期对失独老年人健康状况进行随访、巡查探视，定期为老年人体检，解决其后顾之忧。

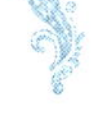

项目总结

通过本项目的学习，科学认识空巢老年人、离退休老年人、老年人婚姻家庭、失独老年人的心理问题，并掌握如何做好老年人的社会适应照护。通过采用科学的方法帮助老年人进行社会适应心理的调适，从而拥有健康的心理，安享晚年生活是老年照护人员应该必备的职业基本技能。

思考实践

1. 什么是空巢综合征？空巢老年人心理自救的方法有哪些？
2. 什么是离退休综合征？试阐述如何做好离退休老年人的心理调适。
3. 老年人丧偶后的适应问题有哪些？
4. 什么是失独老年人？试分析如何做好失独老年人的心理照护。

老年人常见的心理问题与照护

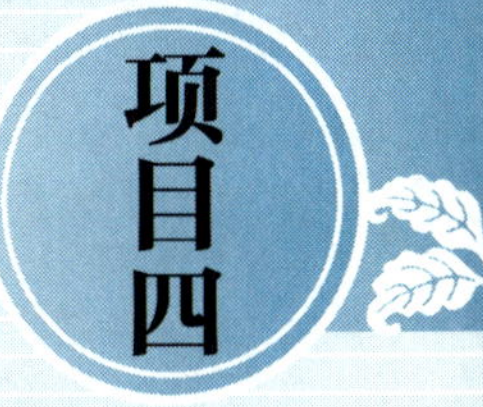

项目概述

当今世界越来越多国家和地区面临着人口老龄化的问题。随着我国经济的发展，人口素质不断提高，自我保健意识不断增强，医疗技术突飞猛进，人均寿命自然得到大幅度延长，老年人在总人口中所占的比重也在逐年上升。近年来，老年人心理健康的问题受到了社会各界的广泛关注，由于机体衰老、离开工作岗位，还有家庭结构的问题，老年人会有焦虑、抑郁、孤独、恐惧等不适感，这些心理问题会对老年人身心健康产生不利影响，甚至会威胁生命。

学习目标

知识目标	1. 了解老年人孤独心理。 2. 了解老年人焦虑心理。 3. 了解老年人恐惧心理。 4. 了解老年人临终心理。 5. 了解老年期的人际关系特征
能力目标	1. 能正确说出老年人焦虑、抑郁、恐惧的诱因及临床表现。 2. 能正确说出老年人临终心理的特征。 3. 能正确说出老年人主要人际关系的成因和表现
素养目标	1. 能够掌握老年人焦虑、抑郁、孤独恐惧的照护方法。 2. 能够正确帮助老年人处理人际关系，平和地面对临终时期

项目导航

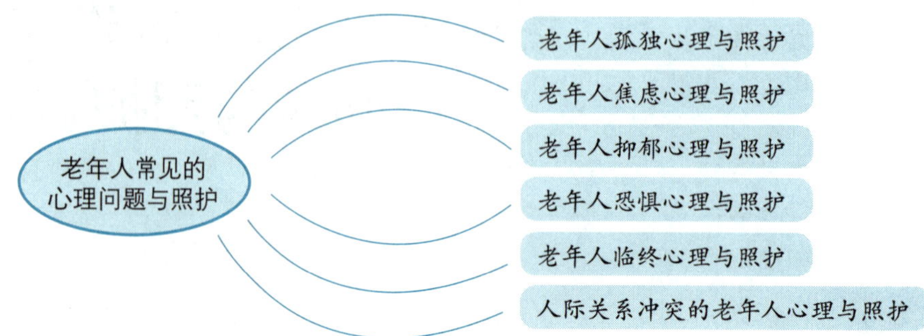

任务一 老年人孤独心理与照护

任务情境

王奶奶，由于年龄越来越大，身体状态一天不如一天，她感觉自己将要不久于人世，忽然悲哀起来，她把多年的积蓄拿出来，装在塑料袋里，打开窗户撒了出去。在楼下经过的居民突然发现从天而降的百元大钞，非常疑惑，然而却无法分辨是从哪一户掉下来的。

这样的事情接二连三不断地发生，居民们陆续将捡到的钱交给物业，并报了警。民警经过走访发现，最大的“嫌疑对象”是王奶奶。然而，面对民警的询问，王奶奶只是哭泣，并不承认。直到最近一次扔完钱后，民警及时赶到了王奶奶家，发现桌上还有一袋未撒完的钱，王奶奶见瞒不住了，才不得不承认。她说，感觉自己时日无多，而钱还花不完，就想着扔出去，帮助到有需要的人。物业已经陆续收到居民捡来的现金 3 700 元，全部进行了登记，并还给了王奶奶。

钱再多，也安抚不了老年人那颗孤独的心。越老越孤独，越老越脆弱，即使是寻常小事，也可能成为压倒生命的一根稻草。及时梳理老年人的心结，给他们安慰和陪伴，是子女和亲人的责任。

人生的暮年，像西沉的落日，没有人能阻止生命逝去的脚步，但却可以用细心的关爱，用温暖的陪伴，去消除老年人的寂寞和孤单。化解他们的压力，将软弱和胆怯从他们身边赶走，用爱去填补他们内心的空虚，给他们勇气和力量，让他们坦然面对生命最后的时光。

一、老年期孤独概念

老年期，即人生过程的最后阶段。每个人都会涉及“老化”和“衰老”这两个生命进程。老化，指个体在成熟期后的生命过程中所表现出来的一系列形态学以及生理、心理功能方面的退行性变化。衰老，指老化过程的最后阶段或结果，如体能减弱、记忆衰退、心智钝化等。随着身体各器官组织出现明显的退行性变化，心理方面也发生相应改变，衰老现象也逐渐明显。由于各种变化包括衰老是循序渐进的，人生各时期很难截然划分。而且衰老过程的个体差异很大，即使在一个人身上，各脏器的衰老进度也不是同步的。一般来说，衰老与健康水平有关，不同时代、不同地区的人，衰老程度也不同。同时老年期的规定还受社会经济乃至国家政策（如退休政策）的影响。如欧美、日本等发达国家多以 65 岁为老年的标准，一些发展中国家则多以 60 岁为标准。有些学者提出将老年期的起点后移。

老年期孤独即指 60 岁之后出现的明显随着年龄加重的孤独感。孤独，最先起源医学，用以表示人际交往过程中的沟通障碍和情感表达障碍。后来，“孤独”这一概念被引用到社会心理学，引起了很多学者的研究兴趣。孤独是对孤立感的不愉快的反应。而孤独感是个体在社会生活中由于没有得到想要的、满意的关系体验而产生的一种认知和情绪上的心理反应。

二、老年期孤独的主要表现

老年期孤独感分为存在性孤独感、归属性孤独感、情感性孤独感和社交性孤独感四个维度。主要表现如下。

（1）存在性孤独感，老年人对于自身生理状况改变，身体条件大不如前，而且患病概率显著增加等情况接受需要一段时间，如果心理接受能力差就很容易对在这一特定年龄段的生理、心理状况适应不良，导致性格变得孤僻、行为被动等。

（2）归属性孤独感，老年人退休后，其社会职位，身份的变化会给心理带来巨大考验，对社会生活内容和社会价值等方面的认知和评价不足，以及缺乏所处环境安全感和归属感而引起被孤立的情绪体验。

（3）情感性孤独感，是缺少与伴侣、家人、亲戚等关系的或与其关系不亲密而产生的体验。

（4）社交性孤独感，是在与他人交往过程中因为社交能力不足、社交水平低下等引起的体验。

三、老年期孤独的原因

（一）社会人口学因素

性别因素，性别不是影响孤独感的独立因素，它一般和其他因素共同作用。有些人认为女性比男性更容易感受到孤独，可能是因为女性比男性寿命更长，更有可能经历社会交往中的丧失，如守寡；女性的情感内心更加敏感、脆弱，女性之间容易变成朋友也容易因为小事而闹矛盾，相比之下，男性之间的人际关系就更加稳定，且女性会为了寻求同情与理解更容易对外诉说自己的情绪，如孤独感。

（二）年龄因素

孤独并不是老年人独有的体验，而是所有年龄段的人都会经历的一种情感。一些研究人员已经证明，孤独的高峰是在青春期，年轻的老年人的孤独感不强，但是随着年龄的增加，老年人的孤独感会越来越严重，超过 80 岁的老年人有 40%～50% 经常抱怨感到孤独。这是因为老龄削弱了老年人的社会功能和社会作用，亲戚和朋友的离世也让老年人和社会交往的对象明显减少。不能正视老龄化、无法很好地进行社会融合者就会对自己的老年生活感到厌恶，对自己的社会价值产生怀疑。

（三）婚姻状况

有研究表明：未婚老年人、离异老年人、丧偶老年人比已婚老年人更感孤独，其中丧偶老年人的孤独感最重。因为到了生命晚期，老年人最重要的依恋对象是伴侣，失去了配偶在生活上和心理上给予的支持，老年人的情感和归属需求得不到满足，在以后的生活中会感到无助与孤独。但当已婚老年人的情感生活不协调、精神需求得不到满足时也会出现孤独感，如得不到配偶的情感支持、夫妻间交流少或存在矛盾、夫妻间性生活不和谐等。另外，再婚老年女性比再婚老年男性更容易感觉孤独，可能是因为再婚会给女性带来一系列困扰身心的问题（比如难以被重组家庭的孩子所接受与认可，也难以与以前的子女保持密切联系）。

（四）经济收入

经济收入低的老年人比经济收入高的老年人孤独感重。经济条件好，在一定程度上意味着有更好的物质生活和安全保障。有养老金或退休金的老年人主观幸福感较强，独立的资金来源能让老年人自由地安排开支，不用依靠儿女就能保证自己的晚年生活，且他们一般都有医疗保险，也不用担心生病难以就医；而收入较低、医疗无保障的老年人因为贫穷，生活更加艰辛、看病更加困难，会感觉被社会所抛弃。有研究表明，养老院中月收入低的老年人孤独感很重，过低的收入使老年人不能独立支付养老院的服务费用或者获得较好的居住环境和服务，会使他们沮丧失落，与高收入的同伴相比他们会感到自卑、被孤立，体会不到养老院的安全感与归属感。

（五）文化程度

受教育程度越高的老年人孤独感越低。老年人的文化程度影响着他们对事物的认知。学识越高、见识越多的老年人对出现的问题会有较科学、全面的认识，能够更加坦然、理性地面对生活应激事件，做出合适的反应，能更快地融入新环境、适应新角色，避免孤独感的加重。另外，他们会采取更多积极的活动如读书、看报等来丰富内心世界从而减轻孤独感；且在一定程度上，受教育程度越高的老年人收入水平也越高。而受教育程度较低的老年人对于生活中的新事物、新矛盾不能全面、正确地认识和理解，在遭遇生活事件时也较少向人倾诉、寻求帮助，认知上的差异会导致他们采取消极的应对方式，如逃避、责备自己等，从而会感到更加孤独。

（六）日常生活事件

有研究表明：接触越多消极事件，老年人的孤独感越重；接触积极事件有助于缓解老年人的负面情绪。这是因为所处的环境会影响人的心境，消极事件会冲击人的心理韧性，降低原有归属机构提供的安全感，如老年人退休后，生活单调，对社会所承担的责任发生变化，失去了原有事业带给他的价值感，无法适应这一角色转变的老年人就会极容易出现孤独情绪；经历丧偶的老年人，失去了最亲密的伴侣和朋友，生活和情感都失去了依靠，没有了原有家的安全感，就会感觉空虚。

（七）社会支持和居住方式

有研究表明：与配偶一起居住的老年人比与子女一起居住的老年人孤独感低，与子女一起居住的老年人比与亲属一起居住或独自居住的老年人孤独感低，独居老年人的孤独感最重。这是因为，伴侣比子女、亲人提供的社会支持更多，更能满足晚年生活中的社交需求，形成稳定的归属感；而独居的老年人没有家人提供的固定的社会支持，很容易出现孤独感。因为远离家人和朋友，居住在养老院的老年人比住在自己家里的老年人更为孤独；居住在农村的老年人比居住在城市里的老年人更常体验到孤独感，居住在小城市的老年人比居住在大城市的老年人更常体验到孤独感。因为在农村和小城市，很多年轻人奔往大城市去寻找更好的工作，追求更好的生活，而老年人经常会被遗留在农村和小城市，会缺失更多的社会联系，导致更多的孤独感。

（八）生理健康

有研究表明：患有慢性病的老年人孤独感较高，日常生活自理能力（ADL）指数越低的老年人孤独感越重。因为疾病在给老年人带来疼痛感的同时，也限制了老年人的社会交往能力，基本生活都需要他人帮助的老年人自尊心低下，怀疑自我存在的价值。

（九）心理健康

有研究表明：有抑郁、焦虑、认知缺陷等心理健康欠佳的老年人孤独感较重。这些老年人情绪不稳定，对生活中出现的应激事件会赋以歪曲、不正确、消极的认识，他们对周围人的信任度下降，更容易紧张、激惹导致社交不良，增加孤独感。

四、照护干预措施

第一，关注重点老年人群，如丧偶/无偶、独居、受教育程度低、经济收入低的高龄老年人是孤独的脆弱人群，对于这些人群要加强人文关怀，了解老年人的心理问题并给予指导和帮助。如对丧偶或独居的老年人鼓励子女和志愿者定期走访老年人，与老年人一起进餐、看电视等，多陪伴老年人，倾听他们的心声；对为愿意发挥余热的退休老年人提供表现自我的机会，如协助维护社区卫生、秩序等，提升老年人的自我价值感；帮助缺乏爱好的老年人培养积极兴趣；为对疾病控制管理不良的老年人分享成功经验，增加老年人战胜疾病的信心；鼓励志愿者为受教育水平低的老年人多读书、念报等，普及健康知识，满足老年人的教育需求等。

第二，增加社会支持，定期为老年人做健康体检，为老年人的晚年生活增加保障；社区、养老机构进一步增加老年人的福利设施，建立老年人健康咨询、健康教育、健康管理服务，便利老年人的生活；鼓励志愿者定期上门为老年人提供生活帮助，教会老年人使用微信、QQ 等社交软件，促进老年人与时俱进的同时可以与子女、亲戚等进行视频聊天，以解决老年人的思念之情，减少老年人的孤独感。

第三，促进体育锻炼，体育锻炼不仅可以强身健体、降低慢性病和残障的发生率，还可以培养老年人积极乐观的心态，同时可以促进老年人的人际交往，减轻孤独感。社区和养老机构可以设置更多更丰富的适合老年人的健身器材，医务工作者和社会工作者应指导老年人正确进行强度适宜的运动，如太极拳、老年舞、健步走等，同时指导老年人运动过程中的注意事项和避免损伤的措施，促进健康老龄化。

第四，认知行为干预，即通过教育、指导、心理干预和行为矫正改变个体不正确认知，消除负性情绪。帮助老年人正确认识衰老和健康，建立良好的生活方式和锻炼方式，强化无病防治、有病就医的心理知识；同时帮助老年人认识自己现实社交水平和期望社交水平的关系，调整二者的水平来缓解孤独感；引导老年人正视自己的孤独体验，鼓励他们述说心中的烦恼，教会他们控制、改善不良心境的方法，促进老年人心理健康。

任务二　老年人焦虑心理与照护

任务情境

一些老年人面对越来越近的人生“终点”，会产生恐惧不安、焦虑烦恼等负面情绪，使自己和身边人陷入“阴霾”中，这种心态被称为“终点焦虑”。这是老年人的痛点，同时也是银发产业真正需要注意到的重点问题。终点焦虑指的是随着老年人的社交圈不断地缩小，面对人生终点越来越近时，所产生的恐惧不安、焦虑烦恼等负面情绪。

终点焦虑，其实是大部分老年人的痛点。就现实来看，终点焦虑作用可以视为是老年人消费的驱动力，而帮助老年人积极看待自己的晚年生活，多些成就感、价值感、存在感。缓解老年人终点焦虑是银发产品的主要核心，后续临终关怀，夕阳活动的产品服务是护城河。我们最终要完成的还是低价高质老年服务标准以及贴切老年人生活的科技产品，去缓解老年人的终点焦虑问题。

一、老年焦虑概念

老年焦虑症是发生于老年人的一种情绪障碍。即由于生活琐事而常常焦虑不安，提心吊胆，紧张恐惧，这种现象在心理学上被称为“老年性焦虑情绪”。随着我国老龄化的加重，受到“老年性焦虑情绪”影响的老年人越来越多。有调查显示 60 岁以上老年人中患有各种慢性疾病者占 70%以上，疾病、身体器官的衰退及老年人的孤寂感，使得老年人极其容易产生焦虑、抑郁等负面情绪，严重时甚至会导致老年人自杀。

二、老年期焦虑原因

第一，躯体老化和疾病因素。随着年龄增长，老年人各器官机能逐渐下降，免疫力逐渐降低，容易罹患疾病。躯体各器官老化带来的不适感以及疾病产生的身体问题在一定程度上与健康焦虑关系密切。躯体老化、疾病因素和健康焦虑三者之间相互关联、相互影响，增加了老年人健康焦虑的复杂性。一方面，躯体老化和疾病是老年人健康焦虑的重要影响因素；另一方面，老年健康焦虑又会掩盖某些疾病症状，影响疾病诊断，导致不良后果。

第二，环境因素。老年人的交际范围一般集中在老年群体里，特别是退休之后，平时除了和家人生活外，交往最多最频繁的就是社区同年龄阶段的老年人或者自己的好友。而老年人又是和死亡最接近的群体，因此老年人会更多更容易地听到或接触到身边人患病或者离世的消息。这无疑会加剧老年人的心理压力，导致老年人出现健康焦虑的现象。

三、主要表现

焦虑一般可分为急性焦虑反应和明显焦虑反应，而老年焦虑还是以慢性焦虑为主。

第一，急性焦虑的反应，主要表现惊恐发作，如突然发作的心慌、心悸，呼吸频率明显加快，血压升高、四肢麻木、口周发麻、面色苍白，眩晕甚至晕倒，有的人会伴有濒死感。

第二，慢性焦虑表现，老年人的焦虑以慢性焦虑居多，他们总在担心自己会出岔子，时刻保持警惕，对身体状态和身边环境异乎寻常地关注，提防着任何可能的不测事件，整日忧心忡忡或紧张不安。研究发现，老年人更容易出现对自身健康的焦虑，将属于正常范围内的轻微躯体感觉放大化，认为自己的身体健康受到了威胁，从而不断进行求医和检查行为。有的甚至在科学有效的医学证据和检查面前，仍然坚信自己患有某种疾病。同时会表现出各种各样的躯体不适，如心悸、气喘、厌食、失眠、头晕头痛、尿频尿急等，且这些躯体不适感大多是不固定的、无诱因的。有健康焦虑的老年人还有着某些共同的行为表现，即他们会更多地关注疾病信息，从电视、报纸或者网络上了解、查阅很多相关的疾病症状，再和自己的身体情况进行对比，排除或者怀疑自己患有某种疾病，然后去查阅更多相关资料，而且大多数情况下，患有健康焦虑的老年人都是悲观地、偏消极地去了解相关信息。还会更多地去依赖各种各样的保健品。他们经常去参加一些保健品宣传讲座，不断地给自己购买各种功能的保健品，期待以此来确保自己身体不出现问题。

四、老年期焦虑的心理照护

老年期焦虑作为一种老年人常见的心理问题，最大的原因在于老年人自身心理素质不强。老年人除了应该了解正常躯体老化及常见疾病知识外，还应有意识地培养自己乐观的心态，积极转变自身观念，适度地关注自身健康问题，以积极、理性的态度来面对自身健康问题，树立正确的健康观；另外还应学习一些心理健康知识和缓解焦虑的方法，从而能够更及时地发现自身问题并进行简单的自我心理调适。

家庭是老年人生活的主要场所，家人的理解和支持对老年人来说至关重要。家人在关注老年人的身体状况之外，还应关注老年人的心理健康问题。家人应秉持理解的心态，客观看待老年人产生的心理问题，关心其心理需求，注重“精神赡养”。当老年人出现健康焦虑等心理问题的时候，加强和老年人的沟通及交流，及时地了解老年人的心里想法及担忧，并对其进行开导和纾解。如果发现老年人心理问题较为严重时，应及时地寻求心理医生对其进行治疗。除家庭以外，社区在老年人心理健康服务方面也扮演着重要的角色。社区应加大对社团的扶持力度，组织开展多种多样的文娱活动，充实老年人的空闲时间，使老年生活变得多姿多彩。另外，社区还应加强工作队伍建设，增加社区心理方面的服务，满足老年人心理问题的需求，包括举办心理知识讲座、定期开展心理普查、通过社区医生或专业人员及时对隐患人群展开心理疏导等。

任务三 老年人抑郁心理与照护

任务情境

中国已进入老龄化社会，老年人尤其是空巢老年人的心理健康问题，已成为不容忽视的社会问题。随着年龄的增长，人体各个器官功能也逐渐退化，一些疾病也随之而来，老年抑郁症就是其中一种。老年抑郁症会影响患者的生活质量，是老年人自杀的重要促发因素。症状：身体不适，查不出病因。说起抑郁症很多人都有了解，但是老年抑郁症的常见症状大部分人比较陌生。老年抑郁症情绪的症状并不突出，而是身体不适和失眠焦虑症状更加明显，比如，心慌气短、胸口发闷、疲乏无力、食欲减退、体重减轻、记忆力下降等症状。导致老年人到综合医院就诊，反复检查没有发现病因。患者在排除了躯体疾病后，普遍存在着不快乐、没兴趣、缺乏精力等抑郁情绪。既往医学上称之为“隐匿性抑郁”。这类抑郁症同样需要进行专业的抗抑郁治疗，才能改善抑郁症状，有效缓解躯体的不适。由于对老年抑郁症缺乏了解，当老年人出现老年抑郁症时，往往会被子女忽视。

一、老年期抑郁概念

老年期抑郁症是老年人最常见的心理障碍之一，其通常定义为首次发病年龄≥ 60 岁，临床表现以抑郁症状为主要特征的精神障碍。据世界卫生组织统计，患有老年期抑郁症者占老年人口总数的 7% ~ 10%，而且在同时患有其他躯体疾病的老年人中，其发生率更高达 50%。在老年期抑郁症患者中，有 1% ~ 4% 有重度抑郁表现，其中女性的发病率是男性的两倍；75 ~ 80 岁的老年人更易患抑郁症。

二、老年期抑郁病因

当人步入老年以后，其生理功能逐渐退化，尤其是心脑血管疾病的发病率显著升高，导致脑部功能障碍；同时老年人中枢神经系统可产生各种生化的改变，中枢神经递质和神经内分泌的改变，如去甲肾上腺素系统、5- 羟色胺系统、乙酰胆碱系统、促肾上腺皮质激素系统等变化，对老年期抑郁症的发病起重要的作用。此外，老年期也是一个本身心理状态发生重大转变的特殊时期，在这一特殊年龄阶段，老年人对生活的适应能力明显减弱，对于年轻人来讲，一般的应急事件也会引起老年人的抑郁情绪出现。比如老年人退休以后，由于工作状态及环境改变，经济来源减少等悲观因素，都会诱发老年人心理上的焦虑、孤独、不安；同时独处时间增多，缺少情感支持和社会肯定，在心理上会逐渐变得焦虑、苦闷、孤僻、烦躁等，逐渐发展成抑郁症，加之一些慢性躯体疾病如高血压、冠心病、糖尿病等，也明显增加了老年抑郁症的危险系数。

三、临床表现

（一）心理症状

老年抑郁症患者常表现为脑功能减退、记忆力低下、健忘、反应迟钝、思维迟缓、表达能力差、注意力不集中、精神忧郁等，持续存在 2 周，几乎每天大部分事件都会出现。如老年人表现出情绪低落、孤僻、沉默寡言、悲观绝望、消极厌倦、烦躁不安等，对生活失去信心，否定自己的一切，甚至自责，认为自己有罪等；同时老年人会产生严重的自卑心理，体会不到生活的乐趣，兴趣和愉悦感丧失，无成就感，看不到生活希望，过度的悲伤、绝望。这些心理会导致老年人想以轻生的方式寻求解脱，产生强烈的自杀企图，重者出现自杀行为。

（二）躯体症状

老年人长期处于抑郁状态，意志活动会逐渐减退，生活上变得被动、呆滞，不愿参加社交活动，精力疲乏，动作迟缓无力。抑郁症还会引发老年人一连串生理上的不适，如失眠、食欲减退、消化不良、便秘、疲倦、体质下降、全身疼痛等，如不及时诊治，会诱发高血压、冠心病等心脑血管疾病，后果十分严重。

四、心理照护

（一）生活上

照护人员要为老年人创造安静、和谐、舒适的生活环境，居住空间应以简单明亮的色彩为主，焕发老年人对生活的热爱，培养老年人养成良好的作息习惯，合理安排适当的户外活动，注意劳逸结合。对于病情较重的老年抑郁症患者，最好请专人护理，密切观察老年人的情绪变化，发现异常情况，如突然食欲的变化，失眠时间的改变，无根据的情绪突然变好或者变坏等，都要及时向医护人员反映，并严防老年人的自杀行为发生。

（二）饮食上

要注意营养的合理搭配，既要保证营养成分的摄取，又要保持食物的清淡，饮食上应以高蛋白、富含维生素的食物为主，避免辛辣、刺激性食物，忌烟酒，平时督促患者多饮水，保持大便通畅。

（三）心理上

建立良好的照护关系，了解老年人真实的内心活动，有针对性地进行心理沟通与疏导，这是有效心理护理的前提和保证；与老年抑郁症患者接触时，照护人员要积极主动、热情大方、态度和蔼、尊重患者，以取得老年人的理解与配合，鼓励老年人说出自己的担心和需要，引导老年人说出内心的想法，有针对性地进行心理安慰与开导；多关心老年抑郁症患者，使其感受到生活的乐趣和亲人的关心，学会珍爱生命。

（四）照护上

对于心理压抑、悲伤的老年抑郁患者，要注意引导其分散、转移注意力，鼓励老年人多做一些感兴趣的事情，逐渐忘记烦恼，帮助老年人正确看待衰老和疾病，增强心理承受能力，消除焦虑、多疑、颓废等不良心理因素。鼓励老年人积极参加有益的社会活动，培养广泛的兴趣爱好，体会生命的价值。良好的家庭关系可使老年抑郁症患者感受家庭的温暖，心情舒畅，有助于解除抑郁，早日康复。

对于重症老年期抑郁症患者，要严密观察老年人的用药情况，遵照医嘱或按药物剂量坚持服用，患者不可随意增减药物剂量，护理人员要注意观察可能出现的不良反应，有情况需向医师反映；严格做好药品的保管工作，防止患者私自藏药或蓄积后一次性吞服。

防止抑郁老年人自杀或自伤，是照护工作中一项重要任务。抑郁症患者往往有自杀倾向，因此要时刻提高警惕，不可疏忽大意，凡是能伤到患者的工具都要妥善保管，不可随意摆放。

综上所述，老年期抑郁患者在一般护理基础上还要加强心理照护，综合照护可更好地帮助老年人恢复健康，重拾生活的信心与希望，提高老年人晚年的生活质量。

任务四 老年人恐惧心理与照护

任务情境

老年人会因为年纪的增长，变得敏感焦虑，怕自己生病，怕自己摔倒。也许年轻人明白了这些，就会理解他们为什么变得邋遢，为什么变得越来越不聪明。电视剧《都挺好》中，苏大强身上的“老人味”让子女们头疼不已，尤其是他住进二儿子家后，无论儿子各种软硬兼施劝他去洗澡都不抵用。因为苏大强的邋遢不爱洗澡，也一度引发了与儿子儿媳之间的矛盾。

张泉灵参加《奇葩说》时讲过的一个事情。她说自己在做记者时做过一个关于“中国面临急剧上涨空巢老年人家庭比例”的话题。她发现很多老年人身上都有一种

“老人味”，因为此事，她也去问过医生，但是医生也没有做出什么明确的解释。一次她终于忍不住问一个相处得比较好的奶奶，平时多久洗一次澡。结果这个奶奶犹豫了半天才回答说自己尽量不洗澡，因为老是一个人在家，洗澡是最危险的事情，万一摔了，会给儿女造成负担，而且自己后半辈子该怎么过。

原来令年轻人不解的“老人味”，有时候也是老年人焦虑的一种体现，他们用“减少洗澡”这种方式，来避免自己出现意外的可能。很多年轻人并不注重微小的细节，竟然在暗示着老年人心理的变化。老年人虽然嘴上说着“自己一个人没事”“不服老”，可是他们的举动经常在不经意间透露着“我已经老了”。

一、老年期恐惧的概念

恐惧是当人们感知到危险事件即将发生时，所产生的情绪反应，它能够引起一系列的生理变化，最终导致相应趋避行为的发生。例如，出现逃避行为，这是人类得以生存和繁衍必须具备的基本能力。而老年期的恐惧心理具有其特殊性，因为老年人面对的是无法逃避的生命终结事件，即死亡，这是任何人都无法逃避的。如果不能处理好这一时期的心理反应，会对老年人的晚年生活带来极大的痛苦。例如，持续存在的焦虑、抑郁情绪，人格的改变，行为方式的反差式转变，等等。

二、老年期恐惧的常见原因

人口老龄化是人类面临的最严峻的挑战之一。当人们年轻时，有许多工作、家庭的事情牵绊，没有时间和精力去认真思考死亡的问题，再加上年轻，经历死亡痛苦的生活事件相对较少，对死亡的恐惧心理被其他事情分散和淡化了。当进入老年期后，老年人退休在家后，衰老、死亡就很自然地被个体高度感知和关注，再加上容貌的衰老、身体功能的退化、后辈的称呼改变、身边亲朋好友的故去，等等，无不提醒自己死亡已逐渐靠近。同时由于中国传统文化是好生恶死，对死亡的谈论比较避讳，绝大部分人对生命的意义没有真正认识，对死亡问题没有或者拒绝了解与思考，导致对死亡缺乏理性认知，再者无人知道人死后到底会发生什么事，所以才会导致恐惧、才会害怕，即恐惧的根本原因来源于未知。

三、临床表现

老年期恐惧与青壮年人的恐惧大不相同，这个特殊年龄阶段的恐惧主要是对于生命终结的恐惧，是一种长期存在、无法躲避的恐惧，它可引发焦虑、无助、抑郁等情绪，老年人往往不愿表现出其内心的想法，导致其长期处于心理亚健康状态而未被家人知晓，造成身心疾患，如高血压、心脏病、糖尿病，甚至记忆力损害，身体出现难以自控的颤抖表现，如假性痴呆等，有的老年人还会伴有食欲减退、失眠、早醒，整日闷闷不乐，唉声叹气，给亲人也带来心理压力。这些严重影响整个家庭的生活质量。

四、老年期恐惧的心理照护

第一，老年人为了延长生命，尽可能躲避死亡，常常通过多种方法来达到延年益寿的目的，这是可以理解的。有许多老年人购买和使用一些保健品，希望这些产品可以强身健体，提高晚年的生活质量，这是无可厚非的，但是过分的迷信某些言过其实的“神药”，并给予过高期望就不正常了。当老年人得知自己花高价钱买到的保健品、保健仪器与现实不符时，会导致其产生各种不良情绪，如焦虑、抑郁、无助、悲观和得不偿失。作为照护人员，要多督促老年人根据自己的经济条件，从自己身体素质出发，合理规划自己的饮食，积极锻炼，不要单纯地相信广告宣传。要帮助老年人提升健康素养，提高老年人的自我保健意识与能力；普及医学知识，让老年人们了解到生命的意义，知晓生命的诞生、成长、衰老、死亡是不可避免的，逃避和忌讳是无济于事的，直面生死才是正确的人生态度，消除对生死的神秘感和对死亡因未知而产生的恐惧感。

第二，照护人员还要注意对老年人多进行心理疏导，帮助老年人以释然的心态面对生老病死，培养老年人多方面的兴趣爱好，分散老年人的注意力，缓解老年人的内心困惑和迷茫，逐渐化解老年人对死亡的恐惧。

第三，给老年人创造适当的团体活动空间，同龄人间的感悟分享更容易产生共鸣，同伴效应使干预更容易被接受；还可引导发掘个人特长与爱好，鼓励做自己感兴趣的事情，这样既可分散注意力，又能帮助老年人重塑自我价值感；心理互动时借鉴影视剧情谈论，采用叙事的方式分析剧中人物的命运、生死观等敏感问题，从侧面介入死亡恐惧心理的心理干预，也能达到避免直接面对死亡而产生恐惧心理。

总之，关爱老年人，帮助他们解决心理问题尤其如何正确面对死亡，是值得我们探讨与思索的问题。

任务五 老年人临终心理与照护

任务情境

周国平说：“走到人生终点，才真正地明白这一生。”

对于大多数人而言，平心静气地接受临终老年人的状态，并且给予老年人陪伴与呵护并不是一件容易的事。在我国，临终关怀与生命教育尚处在有待发展普及的阶段。《经济学人》智库 2015 年发布的全球死亡质量指数报告显示，中国居民死亡质量综合得分在全球 80 个国家中仅排在第 71 名。据卫健委统计，2019 年中国的死亡人数为 998 万，而得到临终关怀照护的仅占 0.3%。临终老年人对即将到来的死亡怀有恐惧，义工郭书华感叹："我遇到的能直面死亡和谈论死亡的老年人几乎没有。"

临终关怀是我省养老服务领域的一个短板，除了社会对临终关怀的意识不强外，还存在相关政策、法规支撑不够，缺乏多学科的专业团队，以及资金投入不足等问题。专家呼吁，要以"老年人临终关怀救助服务"项目为契机，推进不同临终场所的关怀服务标准的建立，开展临终关怀专业培训和宣传教育活动，推动政府部门和立法机构出台相关政策法规，同时探索出公益与商业相结合的服务模式，促使临终关怀服务可持续发展。

一、老年临终心理的概念

社会的进步和医学科学的发展虽然为越来越多人提供了生机，使人类的平均寿命大为延长，但不能从根本上改变生老病死的自然规律。临终是生命结束前的必然阶段，是生命发展的必然规律，当老年人进入生命垂危阶段后，心理变化远大于躯体的改变，面对即将结束的人生，尤其是死亡的过程，难免感到异常悲伤痛苦，甚至认为是极为恐怖的过程，然而度过这一阶段对于老年人来说却十分困难。临终老年人同时面临着身体和心灵的双重折磨，其中心理问题越来越成为临终老年人所要克服的重要问题。临终老年人的心理特点十分复杂，并且因人而异，对于死亡的恐惧总是伴随着他们。对老年人给予心理与精神上的支持与关怀，不仅是老年人临终时必须满足的特殊要求，有效地解除老年人的心理痛苦，而且还能为家属提供一种心理及需求的全面满足。

二、老年临终心理的临床特点

临终阶段的老年人，内心常常伴有不安、恐惧、抑郁、孤独、依赖、放弃等心理特征。同时，处于这一时期的老年人会格外挑剔他人看待自己的态度，这一时期需家人给予他们诚挚的安慰和鼓励，尊重老年人的人格和个性，帮助他们树立开朗豁达的生死观，如有条件对老年人的合理遗愿，要尽量给予满足。对于患病的临终老年人，其病痛时间越长，心理变化就越大，病痛可以改变其人格，甚至可以引起绝望观念，出现各种意外情况，此时更要做好看护，预防不良事件的发生。

三、临终心理照护

临终心理照护是一种特殊的缓和疗护服务项目，服务对象主要是处于生命最后阶段的老年人和目前医学条件下尚无救治希望的临终患者。其主要针对临终老年人的生理、病理及心理发展规律进行相应的护理关怀。

临终照护要着重做好心理护理，心理护理在临终关怀中占有重要位置，针对临终老年人的特殊心理状态，给予相应的关怀和疏导，要做到自始至终地关注老年人情绪变化。通常应做到以下几点。

（1）多陪伴，多倾听。认真、仔细地听老年人诉说，使其感到支持和理解。对虚弱而无力进行语言交流的老年人通过表情、眼神、手势，表达理解和爱，并以熟练的护理技术操作取得老年人的信赖和配合。通过交谈，及时了解老年人真实的想法和临终前的心愿，尽量照顾老年人的自尊心，尊重他们的权利，满足他们的各种需求，减轻他们的焦虑、抑郁，使其没有遗憾地离开人世。

（2）注意不同老年人的不同境况有的放矢。老年人有被遗忘感和孤独感，这就要求照护人员以高尚的情操、和善的态度、温柔的表情、自然的神态、稳重的举止对待临终老年人，取得临终老年人的信任。要和老年人亲切交谈，以了解其心理症状变化的起因，给予足够的心理支持和关怀，尽可能解除精神负担，满足其心理需求。

（3）日常生活照护。由于疾病而引起进食困难的老年人，要选择可口营养易消化的食物，鼓励患者进食；对卧床的患者应定时翻身，保持皮肤清洁；对大小便失禁者注意清洁局部皮肤；汗湿衣服被服及时更换，这些最基本的基础护理，在一定程度上减轻了临终患者躯体上的痛苦。

可见，在老年人临终阶段，照护者占有重要的地位，良好的照护能够让临终患者建立新的心理平衡，减少其面对死亡时的痛苦和恐惧，提高有限生病的生活质量，同时大大减轻患者和家人的各种负担。

任务六 人际关系冲突的老年人心理与照护

任务情境

李奶奶今年已经70岁了，有四个儿女。一家子本来居住在农村，儿女长大后纷纷去往大城市安家立业。前半辈子，为了养育四个儿女，李奶奶和她的丈夫辛辛苦苦地种了半辈子的田地。等儿女长大成人，李奶奶和丈夫也年老得下不了田地了。前几年，丈夫因病逝世，李奶奶孤苦伶仃一个人住在老屋，有苦难言。

城市里的儿女了解母亲的处境，商量着把母亲接到城里居住。但是由于大家都有各自的家庭，城市生活的压力之大，他们没有足够的经济能力抚养母亲。最后，大儿子提倡，公平起见，每人轮流照顾母亲半年，从长子开始赡养，按年龄轮流承担抚养责任。因此，李奶奶每半年就要搬一次家，其实她的心里也是很不好受的，但是每一个子女的家庭环境她都看在眼里，心疼了子女一辈子的她就算自己有苦，也承受住了。“轮流照顾”对于年轻人来说是有益的，但是对于老年人来说，这却是痛苦的事情。“轮流照顾”这一个方案，本来就会有很多个方面的弊端。李奶奶亦因此陷入了家庭关系的僵局。

现今社会老年人的生活更丰富多彩了。如广场舞、社区文艺爱好和学习活动，甚至微信聊天、抖音、短视频等网络平台都是老年人展示生活和爱好的舞台。由于生活节奏、作息时间、饮食习惯等和年轻人不同，老年人更喜欢独居。随着丧偶老年人社交活动的增加，接触更多异性，从而产生共同生活的愿望。那么，老年人再婚问题的现象和相互间各自家庭成员的矛盾点也就由此产生了。

一、老年期人际关系冲突的概念和特征

老年人的特殊生理和心理变化，给人际交往方式带来了不同于其他年龄段的问题。老年时期处于生命最后阶段，大部分人还会伴有躯体疾病，这些都会导致老年人的心理状态、人格等发生较大的改变，出现人际关系相处不融洽，对很多事情的应对方式以及与人接触方式都会与前大为不同。简单总结为如下几点特征。

（1）自负、浮夸：老年时期是总结人生收获成果的阶段，有些老年人自恃对社会、为家庭做出了很多贡献，看不起子女甚至所有年轻人。

（2）自卑、孤僻：这是另一个极端。有些老年人在总结人生的时候妄自菲薄，形成了自卑、孤僻的性格，不愿意跟人交往，甚至同自己的家人都不愿意多交流。

（3）嫉妒：这常发生在女性老年人身上，表现为常见的不良“婆媳关系”。婆媳关系在家庭中具有特殊性，它即非婚姻关系，又非血缘关系，却是以亲子关系与夫妻关系为中介所组成的特殊人际关系。婆媳相处有时会遇到人际冲突和相互接纳不良，在儿子中失衡时就容易产生人际关系失调，造成婆媳不和。

（4）干涉：主要表现在过多干涉子女生活，而极少出现干涉其他人（非亲属）生活。

（5）多疑：由于子女的独立，不再依赖老年人，使他们缺乏安全感，从而导致多疑，常发生于家庭生活中。

二、常见的老年人关系问题影响因素

无论人处在哪个年龄层，接触的人不一样，人生经历、人生观、世界观不同，人际交往方式也因此不同。良好的人际关系，会使人心情愉快，人与人之间的心理距离更接近，社会适应能力更强；反之则会导致心情压抑，产生无助感，从而影响健康，引起疾病。调查研究表明，家庭和谐、心情愉快的老年人，患病率为 1.4%；因家庭不和、子女不孝等因素，老年人患病率高达 40%。主要影响老年人人际交往的基本因素包括：①认知偏差的影响；②情绪失控造成人际交往的障碍；③态度对人际交往的影响；④语言对人际交往的影响；⑤个性特征对人际交往的影响。

三、老年期人际关系冲突类别

（一）老年人的家庭内部关系

对于老年人来讲，家庭关系的核心是夫妻关系，许多家庭职能是通过夫妻之间相互作用而实现的。对于大多数老年夫妻，其关系是融洽而和谐的。虽然老年夫妻感情的表达方式不像年轻人那样奔放热烈，但由于多年以来的相互包容、相互适应，共同生活，许多事情不用言表就能知道对方在想着什么，彼此间的理解默契是年轻夫妇无法比拟的。

（二）代际关系

代际关系是指不同辈分之间的人际关系，如父母与子女两代人之间、祖父母外祖父母与子女、孙子女三代人之间的关系，以及包括公婆、岳父母与媳婿之间因联姻而结成的姻亲关系。老年人在自我评价晚年生活幸福度时，有个很重要的衡量指标，就是子女对其是否孝顺。但凡子女孝顺，老年人幸福感就强；子女对父母不孝敬，即便老年人在物质生活条件较优裕的情况下，幸福感也较弱。随着时代的变迁，社会的进步，家庭观念、代际间的关系都会发生变化。当子女长大自立，成家立业时，有自己独立的生活，这时候就会形成很多“空巢家庭”，这是时代发展的必然结果。有些老年人适应良好，能够顺利地把注意焦点转移到老伴身上，爱子女的同时给予子女充分的自由空间，自己也有独立的空间同老伴一起享受晚年生活。但也有很多老年人仍然过着“为子女而活”的生活，对“孝顺”的定义为时刻围在自己的身边，而子女也有自己的生活，无法像老年人希望的那样顾及他们，因此产生“空巢寂寞”。

（三）邻里朋友关系

老年人由于生理、心理功能的逐渐衰退，活动能力和反映能力都会有所下降，社会交往的范围有所收缩，邻里之间的交往都比在职时要频繁些。而兴趣爱好的一致性、需要的互补性、态度的相似性等人际交往的内在动因，又使老年邻里交往的内容更具有内涵。老年人更加愿意跟拥有共同兴趣的人一起交往。老年人更容易以某种共同活动联系起来，比如跳舞、下棋、钓鱼等。从城市老年人与知心朋友的交往频度和交往深度看，城市老年人中能经常与知心朋友见面的比例较低，其中有 42.8% 的老年人与自己的知心朋友甚至不能够见面。还有 42.3% 的老年人与知心朋友不能谈心里话。这些情况表明，城市老年人的朋友交往质量不高。

四、正确处理老年人人际关系

首先，老年人由于多种因素的制约，保持着相对封闭的环境，交往的频度和深度都受到了限制。其次，老年人的朋友交往不能为老年人提供物质支持和生活照料，身边又缺乏知心朋友来深入交流，排解内心烦恼，这些成为影响老年人幸福晚年的因素。

研究发现，决定老年人进行适当人际交往的首要因素为老年人及其爱人的身体健康状况，这些是提高老年人的人际关系最为主要的前提条件，因此照护者要关注老年人的身体健康，做到定期体检，对疾病早发现早治疗。其次，家庭和睦是影响老年人心理健康的重要因素，所以要保证良好的家庭氛围，和谐的夫妻关系、子女关系以及婆媳关系。同时还要创造适合老年人活动的环境，增加老年人之间的接触交流机会，消除老年人的孤独感。而老年人本身也要重视人际交往，调整心态，正确面对自己身份地位的转变，积极交友，以正确的心态来面对将来的晚年生活。

知识拓展

《困在时间里的父亲》：住在家里的陌生人

电影《困在时间里的父亲》通过一名年迈老人的感官来叙事，安东尼是一个身患疾病的年迈父亲，他淘气而又高度独立，随着年龄的增长，他拒绝女儿安妮的一切帮助。然而，在女儿安妮决定和她的伴侣搬去巴黎后，这种帮助变得至关重要。影片以重复性碎片化的方式呈现一名阿尔茨海默病患者安东尼眼中的生活。错乱的时空线交织在一起，熟悉的人和陌生的人不断出现，面对不断变化的环境时，安东尼开始怀疑他所爱的人、他自己的思想，甚至他的现实结构。

年岁渐长，被疾病所苦，唯一的亲人女儿安妮又将远行法国，片中安东尼的处境不免让人想到唐代诗人杜甫在《茅屋为秋风所破歌》中写下的“床头屋漏无干处，雨脚如麻未断绝”。至片末，当患有阿尔茨海默病的父亲安东尼像小孩那般无助地一边抽泣，一边对养老院的看护说“我要我的妈妈，我想离开这里”的时候，很难有人不因此动容，或想及父母，或想及年老后的自己。古今中外，人们对病弱与衰老的同情与悲悯何其相似。《困在时间里的父亲》导演兼编剧希望像安东尼那样的老人可以不再孤独地哭泣，诚如杜甫在诗中向往的乌托邦场景：广厦千万，大庇寒士，天下俱欢颜。

思考实践

1. 老年人常见的心理问题主要有哪些？
2. 老年人焦虑、抑郁、恐惧的诱因及临床表现主要有哪些？
3. 简要概述老年人焦虑、抑郁、孤独恐惧的照护方法。
4. 怎样帮助老年人处理人际关系，平和地面对临终时期？

老年人常见心身疾病与照护

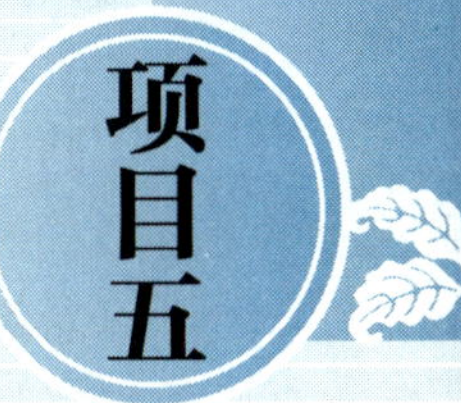

项目五

项目概述

受老化等危险因素的影响，与增龄相关的多种老年疾病随着人口老龄化逐年增多。尤其高血压、冠心病、脑血管病和恶性肿瘤也成为我国老年人前四位常见病种，成为威胁老年人生存和生活质量的重大问题。另外，步入老年期后，不但老年机体的生理功能逐渐衰退，受我国高龄化、失能化、空巢化等老龄化特点现况的影响，老年人还面临社会角色改变、疾病、丧偶甚至丧子等负性生活事件的冲击。当其生理及心理适应不良时，常会导致焦虑、抑郁等心理问题的发生，损害老年人的心理健康，降低其生活质量。由此，本章节将探索老年人常见心血管系统、消化系统、内分泌系统的老年疾病，重点介绍有关该疾病的心理照护问题，共6学时。

学习目标

知识目标	1. 熟知老年人常见心身疾病的主要病因及典型症状。 2. 掌握老年人常见心身疾病的概念。 3. 了解老年人常见心身疾病的种类
能力目标	能正确说出老年人常见心身疾病的主要照护措施
素养目标	1. 具有解释老年人常见心身疾病的主要照护问题。 2. 具有发现老年人常见心身疾病的能力

项目导航

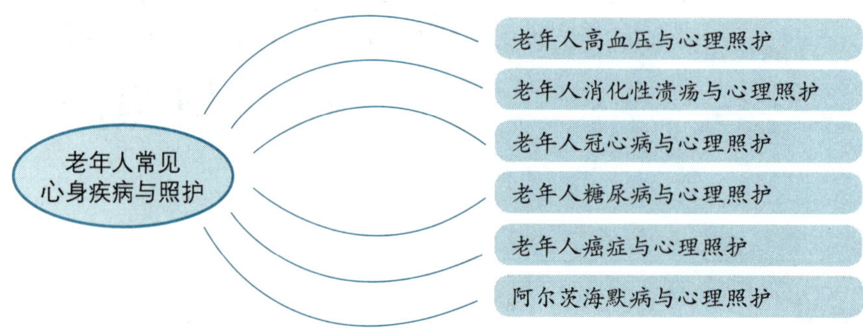

在线预习

老年人常见心身疾病与照护

老年高血压病例分析同步练习

任务一　老年人高血压与心理照护

任务情境

患者，女，75 岁。两周前因在公厕蹲便起身时突发晕厥，急诊就医。家属叙述患者有高血压病史 8 年，近一个月最高血压为 200/100 mmHg，目前服用氨氯地平片 5 mg/Qd，厄贝沙坦片 300 mg/Qd。10 年前曾有脑梗病史，否认冠心病、糖尿病病史。吸烟史 40 年，15 支 / 天。

体格检查，卧位血压 150/70 mmHg，立位血压 125/65 mmHg。心肺体检及神经科检查均未发现异常。

辅助检查：空腹血糖 6.6 mmol/L，餐后 2 小时血糖 13.1 mmol/L；肝肾功能、血电解质、血脂、甲状腺功能无异常；心肌酶谱无异常；心电图为窦性心律，I 度房室传导阻滞。但 Holter 显示，窦性心律最慢为 51 次 / 分，最快为 85 次 / 分，平均 65 次 / 分，房早 30 次，间歇性 ST 段改变。心脏超声，LVEF0.76，二尖瓣轻度反流，左心室顺应性降低。颈动脉超声显示，两侧颈动脉内膜毛糙局部增厚。24 小时动态血压监测，血压波动与（93～153）/（46～84）mmHg，平均血压 121/61 mmHg。

诊断：直立性低血压；高血压 3 级；2 型糖尿病待排查。

任务目标

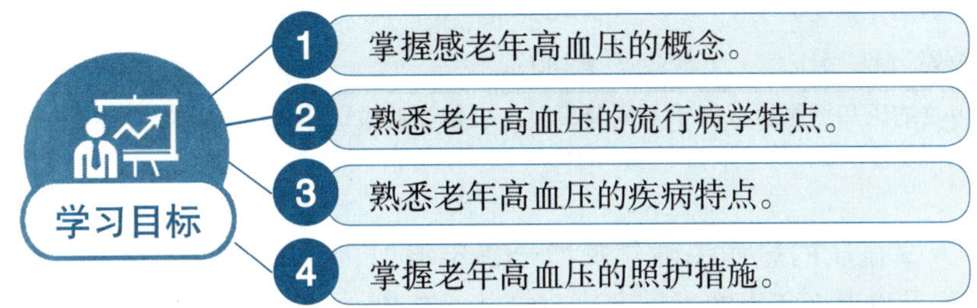

任务描述

老年人诊断为三级高血压的依据是什么？老年高血压的临床特点是什么？应如何对老年高血压患者进行照护？

1. 老年高血压的概念

老年高血压（elderly hypertension）是指，依据世界卫生组织提出年龄 60 岁，持续或非同日 3 次以上测量所得收缩压（SBP）≥ 140 mmHg（18.7 kPa）和（或）舒张压（DBP）≥ 90 mmHg（12.0 kPa）。而《中国高血压防治指南（2019 年版）》则认为，老年高血压是指年龄≥ 65 岁，未服用任何抗血压药物的前提下，老年人保持坐位状态，非同日测量血压 3 次，收缩压≥ 140 mmHg 和（或）舒张压≥ 90 mmHg。其中，单纯收缩期高血压（isolated systolic hypertension，ISH）的老年患者超过半数。曾明确诊断高血压病史，并且目前正在服用降压药物的老年人，虽血压目前处于正常水平［收缩压＜ 140 mmHg 和（或）舒张压＜ 90 mmHg］，亦应诊断为老年高血压。绝大多数老年高血压病因不清楚，称为老年人原发性高血压（primary hypertension）。而极少数老年人高血压的血压升高是某些疾病引起的一种表现，称为老年人继发性高血压（secondary hypertension）。

有关老年人高血压的分级方法与一般成年人相同。目前，国际高血压协会根据血压升高的水平可进一步分为高血压 1、2、3 级（见表 5–1）。

表 5-1　血压水平的分类和定义

分级	收缩压 /mmHg		舒张压 /mmHg
正常血压	＜ 120	和	＜ 80
正常高值血压	120 ~ 139	和（或）	85 ~ 89
高血压	≥ 140	和（或）	≥ 90
1 级高血压（轻度）	140 ~ 159	和（或）	90 ~ 99
2 级高血压（中度）	160 ~ 179	和（或）	100 ~ 109
3 级高血压（重度）	≥ 180	和（或）	≥ 110
单纯收缩期高血压	≥ 140	和	＜ 90

注：当收缩压和舒张压分属于不同分级时，以较高的级别作为标准。以上标准适合于任何年龄的成年男性和女性。

老年人高血压的患病率随年龄增长逐年增加，60 岁及以上老年人的患病率达 40%，65 岁及以上老年人的患病率达 50%，而在 80 岁及其以上的老年人中，高血压患病率高达 75% ~ 90%。高血压是导致脑卒中、心肌梗死乃至造成心血管疾病死亡的首要独立危险因素，也是危及老年人健康的最常见疾病和致残致死的主要原因。

2. 老年高血压常见的临床特点

（1）收缩压增高、脉压增大。新版《中国老年高血压管理指南》（2019）指出，老年高血压患者多以 ISH 升高为主，如 65 岁以上高血压患者中，ISH 为混合型高血压的 2 倍。而中青年高血压患者则以舒张压升高为主，造成该差异现状的主要原因是由于老年人存在不同程度的动脉粥样硬化，进而导致其机体内血管壁僵硬、弹性降低。当血管收缩时，管壁压力增大，血压迅速上升；而当血管舒张时，管壁压力瞬间降低，造成脉压过大，一般临床上以脉差＞ 40 mmHg 称为脉压变大，老年人脉压一般维持在 50 ~ 100 mmHg 之间。脉压增大是老年 ISH 的重要特征，也是反映动脉损害程度的重要标志，它比收缩压或舒张压更能预测心血管事件的发生。

（2）血压波动大。

①体位性低血压：从卧位变为直立位 3 分钟内，收缩压下降 20 mmHg 或舒张压下降 10 mmHg 以上。同时伴有头晕、黑蒙、乏力、恶心、视物模糊、脸色苍白、出冷汗。老年高血压患者同时伴有糖尿病、低血容量，或者应用口服利尿剂、扩血管药物及精神类药物时，更容易发生体位性低血压。

②体位性高血压：体位由卧位转为直立位后，收缩压升高 10 ~ 20 mmHg 以上。

③清晨高血压：老年人清晨醒后 1 小时内，家庭自测血压或起床后 2 小时的动态血压记录≥ 135/85 mmHg，或清晨 6：00 ~ 10：00 在医院诊室内测量血压≥ 140/90 mmHg。

④餐后低血压：较餐前相比，老年人的收缩压于餐后 2 小时内下降 20 mmHg 以上；或餐前收缩压≥ 100 mmHg，但餐后却＜ 90 mmHg；或餐后血压下降虽未达到上述

标准，却出现心绞痛、乏力、晕厥、意识障碍等心脑缺血的症状。

（3）昼夜节律变化大。正常人血压变化是夜间血压比日间低 10% ~ 20%，即 24 小时内血压呈杓型变化。而对老年人而言，其血压变化特点是夜间血压下降幅度＜10%（非杓型）或＞20%（超杓型），甚至夜间血压反较白天升高（反杓型）型变化，以清晨高血压最多见，会对心、脑、肾等器官造成严重危害。

（4）假性高血压增多。老年人因血管管壁弹性下降，僵硬度增加，从血压计袖带检查到的血压数值可能高于直接从血管检测到数值。

（5）症状少，并发症多。在靶器官明显受损前，半数以上老年高血压患者无症状，进而导致对该疾病的忽视，加速病情进展以及并发症的发生。而脏器老化、长期高血压加重了对靶器官的损害，所以老年高血压患者的并发症发生率高达 40%，其中冠心病、脑卒中最为常见且病情最重，与高血压的相关性也最为密切。收缩压每升高 10 ~ 12 mmHg 或舒张压每升高 5 ~ 6 mmHg，脑卒中发生的危险性和冠心病发生的危险性就增加 35% ~ 40%。

（6）多种疾病共存。老年高血压常伴发高血脂、糖尿病、冠心病、脑卒中、前列腺增生、肾功能不全等疾病。尤其，80 岁以上高龄老年高血压患者合并糖尿病、高血脂、冠心病、肾功能不全和脑血管病的检出率分别为 39.8%、51.6%、52.7%、19.9% 和 18.4%。多种疾病共存的现况问题，不但会加重高血压的严重程度，还会增加治疗难度，致残、致死率高发。

3. 老年高血压患者常见的心理问题

部分老年人罹患高血压后，会在疾病认识方面存在很多不足，具体包括：认为虽然测量血压偏高，但未能感知任何躯体不适，不愿接受治疗；认为高血压可能会增大中风风险，甚至发生偏瘫等后遗症，不但导致病情加重，还会出现消极沮丧、失去信心等不良心理；认为自己给家庭造成很大的经济、生活负担而不愿配合医嘱治疗；常根据自我感觉来估计血压高低和自行停药；靠民间“偏方”、广告治疗，不愿意服药；认为降压药物的服用剂量持续不变；认为降压越快越好，血压越低越好，治疗初期效果不理想时，即对治疗失去信心，变得焦躁不安，激动烦躁，甚至出现抑郁情绪。根据老年人的情绪表现，可将其分为以下三种类型。

第一种类型：消极型。老年人很沮丧，有负疚感和自责感丧失治疗的信心，表现为不服从医生，不配合检查，不及时用药，拒绝各种治疗方法。

第二种类型：抱怨型。老年人极易发脾气，无论是家属、朋友还是医护人员，甚至是不相干的人，觉得所有的人都有愧于自己。

第三种类型：依赖型。多发生在病程较长的老年人身上，过分强化患者角色，很安心地接受家属、医务人员的照顾，缺乏过正常生活的信心，不愿回归正常生活。

4. 老年高血压患者的照护措施

罹患高血压的老年人，常具有病程长、药物疗效慢、反复发作的特点。患者因长期遭受疾病折磨，情绪波动大，心身疲惫。尤其对血压恒定性增高的老年患者，多潜在存在着焦虑、紧张、恐惧、抑郁的心理问题。因此，护理人员从生活、用药、心理等方面的照护措施非常重要。

（1）生活照护。

①合理膳食：坚持长期低盐（＜6 g/天）、高蛋白、少糖（＜50 g/天）以及富含钾与钙的饮食。但需控制总热量，膳食中脂肪量应控制在总热量的25%以下。此外，还需忌大量食用高胆固醇、高脂食物。

②控制体重：体重上升与高血压密切相关，可通过控制饮食，适当运动，将体质指数（BMI）控制在＜25为宜。

③运动与休息：指导患者适当参与运动，可有助于松弛其紧张情绪，但运动需循序渐进，可根据年龄及身体状况选择慢跑、骑车或步行等有氧运动，也可根据身体情况进行太极、练气功等运动，一般每周3～5次，每次持续30～60分钟，运动量及运动方式的选择以运动后自我感觉良好、体重保持理想为标准；血压过高的高危患者可增加休息时间，根据身体耐受情况，指导其做适量的运动。如运动中出现明显呼吸困难、心慌、胸闷，应立即停止，及时就医。

④戒烟、限酒：烟草依赖是一种慢性成瘾性疾病，不仅戒断困难，复发率也很高。督促高血压患者戒烟，并鼓励患者寻求药物辅助戒烟，同时也应对戒烟成功者进行随访和监督，避免复吸。长期大量饮酒可导致血压升高，限制饮酒量则可显著降低高血压的发病风险。不提倡高血压患者饮酒，如饮酒，则应少量：白酒、葡萄酒（或米酒）与啤酒的量分别少于50 mL、100 mL、300 mL。

⑤血压监测：观察老年人血压改变，每天测血压2次，必要时进行动态血压监测。老年人血压波动较大，所以应每日定点、多次测量血压。又因为老年人易发生直立性低血压，测血压时必须强调测量立位血压。

⑥严密观察并发症征象：观察有无呼吸困难、咳嗽、咳泡沫痰、突发胸痛及心脏受损的表现；观察头痛性质、精神状态、视力、语言能力、肢体活动障碍等急性脑血管病表现；注意有无尿量变化、水肿及肾功能改变，及早发现肾功能衰竭。

（2）用药照护。中度、高度高血压患者需适当服用降压药物。服药过程中，护士或家属需强调严格遵医嘱，切不可擅自加量或擅自停药，以免发生严重的药物不良反应，或加重病情，甚至发生合并症。此外，初次使用降压药的老年人，应警惕出现急性低血压反应，提醒患者，如有不适应及早就医。服药过程的常见不良反应见表5-2。

表5-2　老年人服用高血压药物的适应症、禁忌症及常见不良副反应

降压药类别	老年高血压患者适应性	副反应及禁忌症
利尿剂	小剂量利尿剂，特别是噻嗪类是治疗老年高血压的首选药物，特别适用于ISH患者	低钾血症、高血糖、高尿酸血症等
钙拮抗剂（CCB）	对老年高血压尤其有效，可作为一线降压药物	下肢水肿、头晕、头痛、心动过速等

续上表

降压药类别	老年高血压患者适应性	副反应及禁忌症
血管紧张素转换酶抑制剂（ACEI）	可降低心脏前后负荷、不增加心率、不降低心脑肾血流、不引起直立性低血压	干咳，长期应用有可能导致血钾升高，应定期监测血钾和血肌酐水平。禁忌症为双侧肾动脉狭窄、高钾血症
血管紧张素Ⅱ受体拮抗剂（ARB）	具有强效、长效、平稳降压的特点，对老年 ISH 患者有效	偶有腹泻，长期应用可升高血钾，其监测项目及禁忌症同 ACEI 类
β 受体阻滞剂	老年高血压疗效差。但适用于老年高血压合并心绞痛且心率偏快者，尤其是心肌梗死的二级预防	支气管痉挛、心功能抑制、体位性低血压，COPD 及哮喘患者禁用
α 受体阻滞剂	适用于老年高血压合并血脂异常、糖耐量异常及周围血管病，尤其是有前列腺增生、排尿障碍者	体位性低血压、支气管痉挛、晕厥、心悸等

此外，使用降压药时，由于老年人各系统退化和多种病并存的情况，需要考虑到可能影响药物治疗并发症的因素，所以在用药过程中仔细观察病情变化，防止并发症的出现。

（3）心理照护。

①专业照护人员或家庭内的主要照顾者，应与老年人建立良好的人际关系，在理解病情的基础上，遵照接受、支持和保障三原则进行治疗性接触。在与老年人交谈时，应掌握其心理状态，有计划、有步骤、循序渐进地协助老年人减轻压力，保持心态平衡，避免或减少因负性情绪或心理反应大而增高心血管疾病发生的风险，必要时建议老年人寻求专业心理辅导或治疗。

②指导老年人使用放松技术，如心理训练、音乐治疗和缓慢呼吸等。

（4）健康指导。

①疾病知识指导：向老年人及家属解释引起原发性高血压的生理、心理、社会因素及高血压对机体的危害，引起高度的重视，坚持长期的饮食、运动、药物治疗，将血压控制在正常水平，以减少对靶器官的进一步损害。

②用药指导：告诉老年人药物的名称、剂量、用法、作用及不良反应。教育老年人必须按医嘱执行服药剂量，坚持长期治疗，学会自我观察药物疗效和不良反应。服药期间可选在平静休息后，服药后继续休息一段时间后下床活动。如夜间服药，起床排尿时应注意发生直立性低血压。

③生活方式指导：合理膳食、进食应少量多餐，避免暴饮暴食及饮用刺激性饮料，戒烟酒。预防便秘，以免排便时用力，使胸、腹压上升，引起收缩压升高，甚至造成血管破裂。适当运动，并保持情绪稳定，教会老年人训练自我控制能力，消除紧张和

压力，保持良好心理状态。避免过热的水洗澡或蒸汽浴，或过长时间的洗浴，防止周围血管扩张致晕厥。

④自测血压：建议老年人自备血压计，教会老年人或家属定时测量血压并记录，定期到门诊复查。

⑤指导老年人体位改变时动作宜缓慢，以防发生直立性低血压反应。

⑥避免长时间站立，尤其在服药的几个小时内，因长时间站立血液淤积在下肢，易引起脑部血流量减少。

⑦指导老年人发生直立性低血压时采取下肢抬高位平卧，以促进下肢血液的回流，增加脑部供血。

任务实施

表 5–3　老年人高血压与心理照护测验

分类	内容	重点	说明
概念	老年高血压	（1）老年高血压的疾病特点。 （2）老年高血压的流行病学特点	
问题分析与解决	老年高血压患者常见的心理问题	运用老年高血压照护措施解决心理问题	

知识拓展

H 型高血压

血清同型半胱氨酸增高被称为高同型半胱氨酸血症（HHcy），伴有 HHcy ≥ 10 μmol/L 的高血压又被认为是 H 型高血压（H–type hypertension，简称 HTH）。我国老年高血压患者中至少有超过 1/2 的人为 H 型高血压，并被认为是心脑血管事件发生的独立危险因素。

研究证实，血清 HHcy 水平每增加 5 μmol/L，高血压患者发生心脑血管事件的风险即增大 2～3 倍，其机理为：①加剧了心脑血管内膜平滑肌细胞迁移和增殖；②激发自身氧化机制，损伤血管壁上内皮细胞；③引发脂肪代谢紊乱，促使脂质沉淀动脉管壁；④节蛋白在内皮细胞中表达减弱，导致发生血栓的可能性加大。

任务评价

老年人高血压与心理照护同步练习

表 5–4 “老年人高血压与心理照护”任务学习自我检测单

姓名：	专业：	班级：	学号：
任务分析	老年高血压的概念：		
	老年高血压的流行病学特点：		
	老年人高血压的心理问题分析：		
任务实施	老年人高血压的心理照护		

任务二 老年人消化性溃疡与心理照护

任务情境

患者，男，64 岁。两天前右上腹疼痛，无明显诱因，呈阵发性，无其他处发射痛，伴有恶心、无呕吐、无排气及排便、无腹泻、无反酸及嗳气、无呕血、黑便、无肤黄及尿黄、无畏寒及发热。5 年前曾就诊被诊断为胃炎，遵医嘱性抗炎、护胃解痉止痛等治疗后效果不佳。

既往无高血压、无高血糖、无冠心病、无肝炎、无结核病史，无药物过敏史。为进一步明确诊断，遂由家人陪同来院就诊。

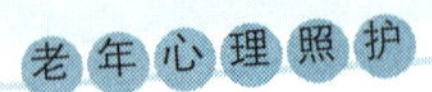

家族史：父母、爱人及两个儿子皆健在，无结核病等传染病史，亦无消化系统疾病病史。

体格检查：体温37.8℃，脉搏76次/分，呼吸21次/分，血压135/74 mmHg。神志清楚，颈部无抵抗，颈静脉无怒张。双肺呼吸音清，未闻及干湿啰音，无胸膜摩擦音。心界无增大，心率76次/分，心律齐，各瓣膜听诊未闻及杂音。腹平软，剑突下无压痛，肝脾肋下未扪及。肝区叩痛，生理性神经反射存在，但未引出病理性神经反射。

实验室检查：白细胞 $4.6 \times 10^9/L$，中性粒细胞79.4%，血红蛋白138g/L，淀粉酶60.1。

诊断：腹痛查因后确诊为消化性溃疡。

任务目标

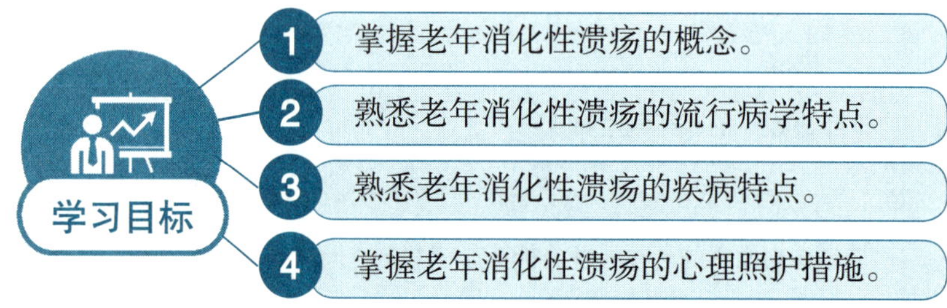

任务描述

结合该老年患者的既往病史、现有症状描述、体格检查及辅助检查，该老年患者诊断为消化性溃疡的依据是什么？应如何进行照护？

1. 老年人消化性溃疡的概念

老年人消化性溃疡（peptic ulcer in the aged，简称PUA），是指60岁以上的老年人患有胃溃疡（gastric ulcer，简称GU）、十二指肠溃疡（duodenal ulcer，简称DU）或同时患有这两种溃疡，属于一种特殊类型的消化性溃疡。消化性溃疡是全球常见多发疾病，约有10%的人曾罹患此病。我国南方高于北方，城市高于农村，男性多于女性，DU多于GU，两者之比约为3∶1，但在胃癌高发区GU则多于DU。DU好发于青壮年，GU发病年龄较之平均晚10年。随着社会老龄化问题的曲线，中老年人消化性溃疡呈增多趋势，且GU与DU发病率大致相同。

老年人常因肺部疾病致肺功能减退，因缺氧、CO_2潴留导致胃壁血管收缩，胃酸分泌增加，胃黏膜抵抗力降低，诱发或加速溃疡形成。此外，老年人常面临共病和多重用药，服用阿司匹林与其他非甾体抗炎药（NSAID），可直接刺激胃黏膜的分泌或刺激胃酸分泌，损伤黏膜而形成溃疡。调查显示，服用 NSAID 和阿司匹林的人群中，15% ~ 30% 的人会发生消化性溃疡，尤其老年人中消化性溃疡及其并发症的发生和病死率为 25% 与服药有关。

2. 老年人消化性溃疡的疾病特点

老年人服用药物、幽门螺旋杆菌（Hp）感染、胃肠动力和内脏感觉功能等常与中青年人所不同，其消化性溃疡的临床表现多呈隐匿，症状也多不典型。

（1）症状不典型。

①无痛性溃疡，无疼痛表现的 PUA 患者约占 35%，而中青年人仅为 8%。

②疼痛不典型，疼痛部位模糊，难以定位，呈不规则放射。如近端胃溃疡可出现胸骨后疼痛，与心绞痛症状相似；临近胃食管连接处的胃溃疡以吞咽困难为首发症状，需与食管癌、胆绞痛等疾病进行辨别诊断；食管裂孔疝内的胃溃疡可表现为不典型性胸痛，穿孔发生时还可并发纵隔炎症与胸腔积液。

③体重减轻，可作为 PUA 患者的首发或唯一临床表现。老年患者常因呕吐、食欲减退，以及与老化相关的肌肉萎缩、营养储备减少而发生体重减轻。但又因该临床表现而易被误诊为恶性肿瘤。

④不能确切描述自身躯体症状，老年人非特异腹部不适易被误诊为胆管疾病、食管裂孔疝等其他并存性疾病。

（2）并发症多。13% 的老年患者以上消化道出血、穿孔、贫血并发症为首发临床表现，并就诊治疗。

①上消化道出血，是老年 PUA 最常见的并发症，在 70 岁以上老年人中的发生率高达 80%，随增龄发展不仅出血发生率高，且出血量大、持续时间长，易反复出血，死亡率亦高。据统计，PUA 出血导致老年人死亡的发生率是年轻患者的 4 ~ 10 倍，同时也是本病导致老年人死亡原因的 1/3 ~ 1/2，已成为 PUA 的第一位死因。

②穿孔，是第二常见的 PUA 并发症，发生率为 16% ~ 28%。但由于老年人反应迟钝，腹壁肌肉薄弱，很少出现剧烈的上腹痛和板状腹，仅表现为轻中度的局限性压痛、反跳痛以及肌紧张，甚至无典型临床表现出现。因此，这也成为 PUA 患者发生溃疡后被延误诊断的重要原因之一。

③幽门梗阻，与西方国家不同，消化性溃疡引起的胃输出道梗阻的发生率在发展中国家仍较多见，其原因是十二指肠溃疡所造成的十二指肠变形所致，而由胃溃疡所引发的则较少见。评估患者病史还发现，他们往往有长期溃疡病史，并伴有体重减轻、消瘦和代谢紊乱。

④癌变，老年溃疡癌变的发生率为 2% ~ 6%。大多学者认为胃黏膜上皮由于反复被破坏，可由异型增生而转为癌变。因此，对 PUA 患者进行定期随访非常有必要。如果经正规治疗，患者的症状无明显改善或疼痛规律改变，粪便隐血持续阳性，体重显著下降，钡剂检查龛影持续存在或出现充盈缺损，应警惕癌变发生。也有部分患者的癌变溃疡可被边缘上皮细胞修复，表现为溃疡愈合后的征象，因此应建议其定期行胃镜复诊。

（3）复发率高。导致 PUA 患者复发率高的因素主要包括，溃疡面积大而深，愈合差；主观感觉迟钝，适应能力差，精神易紧张；常伴发脑血管疾病、糖尿病、动脉粥样硬化、肝硬化等疾病，导致胃黏膜屏障减弱和调节胃肠道功能的自主神经功能紊乱；吸烟史较长；多种躯体疾病共存，需同时服用多种药物；胃排空延长，易导致胃潴留，引发溃疡；Hp 感染随年龄增长而升高。

（4）多病共存。约 47% 的 PUA 患者常伴发高血压、冠心病、脑血管疾病、糖尿病、慢性阻塞性肺疾病等躯体疾病。因需长期用药治疗，反复刺激胃黏膜而诱发溃疡。

3. 老年人消化性溃疡常见的心理问题

老年 PUA 患者症状隐匿，一旦诊断，害怕癌变、手术、高治疗费用，部分患者存在焦虑、抑郁、躯体化等精神心理因素，严重影响晚年生活质量。临床将症状自评量表（SCL–90）广泛用于了解躯体疾病求助者的精神心理症状。相关调查结果发现，焦虑、抑郁、躯体化三个因子的阳性率最高。其中，61.6% 的老年 PUA 患者存在焦虑、抑郁等情绪问题，常见原因为 PUA 发病率高，病情迁延，病程较长；PUA 并发症多，易引发出血、溃疡穿孔、幽门梗阻、溃疡癌变等；PUA 为慢性病，往往不能被完全治愈；大多老年人对 PUA 的认知不足，过度担心治疗效果，而出现偏执、精神紧张、躯体化的心理问题，甚至病程较长的老年患者还会出现强迫、人际关系敏感等心理问题。

PUA 与心理状态密切相关，老年患者因多种因素出现焦虑、不安等负性情绪，反之又加重溃疡并影响临床治疗效果及疾病预后。老年 PUA 患者持续较长时间或遭受高强度心理应激，可能造成自主神经系统、内分泌系统功能紊乱，交感神经兴奋增高，出现上腹部胀痛不适、反酸、嗳气。需有照护者及专业医务人员及时给予规范治疗及护理。

4. 老年人消化性溃疡的心理照护措施

（1）支持性心理治疗。由于 PUA 具有反复发作的特点，很多老年患者长期遭受病痛折磨，容易出现负面情绪，照护者可主动与老年人沟通交流，耐心倾听，并引导老年人表达并觉察自己的情绪，以减轻苦恼和心理应激。另外，对老年人所提出疾病相关问题时，照护者在询问医务人员或查询医学资料后及时予以正确解答，以澄清疑惑、犹豫、阻抗等认知屏障，不但可缓解其焦虑、抑郁等不良情绪，还有利于良好人际关系的构建，提高对治疗及照护的依从性。

（2）认知行为治疗。当老年患者发生焦虑抑郁时，患者应客观认识此问题，以有效应对症状恶化等一系列问题。强化心理健康的自我管理意识，应清晰认识到自身心理健康的首要维护责任在于老年人自身，帮助公众在日常生活中养成建立积极心态的自助意识，纠正消极心态与思维方式，明确如何应对心理应激及不良情绪问题的困扰。此外，还可借助宣传手册、多媒体等途径，以一对一教育辅导的方式向老年患者介绍 PUA 的相关理论知识，具体包括病因、主要临床表现、治疗方法及并发症等，以提高患者对疾病的认知程度，逐步实现对疾病的认知重建。

（3）健康教育。向老年人开展心理健康及疾病相关知识的健康宣教，指导老年人日常生活应饮食宜清淡，选择易消化的食物；定时定量，少食多餐；热量充足，营养平衡，适当控制脂肪摄入量；戒烟限酒，忌浓茶、咖啡、胡椒粉、咖喱粉等刺激性食物；少食或不吃油炸、烟熏、腌制食品；烹调加工宜做细制软，避免过甜、过酸、过咸；选择细嚼慢咽的进食方式，有利于增加唾液分泌、中和胃酸；避免精神紧张，促进胃黏膜血液循环，有利于溃疡面愈合。同时，松弛锻炼、呼吸控制同样对焦虑、抑郁等负性情绪具有改善作用。

任务实施

表 5–5　老年人消化性溃疡与心理照护测验

分类	内容	重点	说明
概念	老年消化性溃疡	（1）老年消化性溃疡的疾病特点。 （2）老年消化性溃疡的流行病学特点	
问题分析与解决	老年消化性溃疡患者常见的心理问题	运用老年消化性溃疡照护措施解决心理问题	

知识拓展

警惕消化性溃疡“趁冷打劫”

天气寒冷，大多人都喜欢吃辛辣食物或过热食物来驱寒，但这会增加对机体胃黏膜的刺激。另外，季节交替、气温突变会促使胃酸分泌，胃肠道发生痉挛性收缩，降低机体抵抗力和适应性，进而容易诱发消化性溃疡。气温骤降还会引起人体自主神经兴奋性高、功能紊乱，同时为抵抗寒冷，人体的血管收缩，胃黏膜也相应会收缩，血流减少，黏膜受到的保护被削弱，容易引发各类胃病。

疼痛是消化性溃疡的主要症状，但有人虽有消化性溃疡，却缺乏上腹部节律性疼痛的症状。临床上称为无痛性消化性溃疡，这类患者 90% 以上是老年人。为何老年人的消化性溃疡常常不“报警”呢？原因主要为：对疼痛的敏感性差；胃肠道平滑肌张力降低，发生溃疡后不易引起胃肠痉挛；胃酸分泌功能减低，对溃疡面的刺激较轻。此外，经常服用解热镇痛药或糖皮质激素类药，这些药能对疼痛产生抑制作用，掩盖症状。最后，就是有些患者并有慢性支气管炎、肺气肿等疾病，由于咳嗽、咯痰、胸闷、气短等症状相对较重，溃疡造成的疼痛症状反而被掩盖。

因此，无痛性消化性溃疡并不是绝无任何症状，如果出现上腹部隐痛、反酸、胃灼热、嗳气、腹胀、恶心等症状，或有无法解释的进行性贫血、食欲减退、体重减轻、疲乏无力等表现，应警惕无痛性消化性溃疡发生的可能。

任务评价

老年人消化性溃疡与心理照护同步练习

表 5-6 “老年人消化性溃疡与心理照护”任务学习自我检测单

<table>
<tr><td colspan="3">姓名： 专业： 班级： 学号：</td></tr>
<tr><td rowspan="3">任务分析</td><td colspan="2">老年消化性溃疡的概念：</td></tr>
<tr><td colspan="2">老年消化性溃疡的流行病学特点：</td></tr>
<tr><td colspan="2">老年人消化性溃疡的心理问题分析：</td></tr>
<tr><td>任务实施</td><td>老年人消化性溃疡的心理照护</td><td></td></tr>
</table>

任务三 老年人冠心病与心理照护

任务情境

患者，女，59 岁，退休干部。因心前区疼痛加重伴呼吸困难 5 小时入院。患者主诉 3 小时前活动时，心前区压榨性疼痛，持续 5 分钟，无放射性，无大汗淋漓，舌下含服速效救心丸后好转。之后，间断发作，并伴心慌，均于休息及含服药物后症状缓解，但活动后加重，无恶心及呕吐，无大汗淋漓，无发热及盗汗，无晕厥，无咳嗽及咳痰，无视物旋转，为进一步治疗，遂在家人陪同下来院就诊。门诊以“冠心病”诊断入院。

既往病史：冠心病病史 10 年，双侧膝部关节炎 8 年，结肠炎 5 年，无糖尿病，无肝炎及结核等传染病史。无手术外伤史，无药物及食物过敏史，无输血及献血史。

体格检查：体温 36.8 ℃，心率 80 次 / 分，血压 120/80 mmHg。神志清，精神差，饮食睡眠差，大小便尚可，体重无明显减轻。颈软，无抵抗压痛，无颈静脉怒张，肝颈静脉回流征阴性，气管居中，甲状腺无肿大。胸廓对称无畸形，两侧呼吸运动度一致，触诊语颤对称，叩诊两肺均呈清音，未闻及湿啰音。腹平坦，腹软，无压痛及反跳痛，肝脾肋下未触及，左下腹部稍压痛。脊柱及四肢无畸形，但下肢关节活动疼痛，双下肢无水肿。

神经系统检查：生理反射存在，病理反射未引出。

心电图辅助检查：窦性心律；不完全性右束支组织；心肌损伤。

入院后诊断为：冠心病。

任务目标

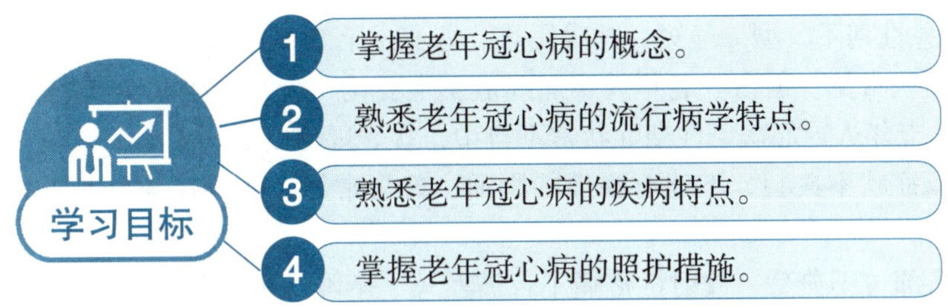

任务描述

结合该老年患者的既往病史、现有症状描述、体格检查及辅助检查，老年人诊断为冠心病的依据是什么？如何给患者进行照护？

1. 老年人冠心病的概念

冠状动脉粥样硬化性心脏病（coronary atherosclerotic heart disease，简称 CHD），简称为冠心病，是指冠状动脉粥样硬化使血管狭窄、闭塞，或因冠状动脉功能性改变（痉挛）导致心肌缺血缺氧或坏死引起的心脏病，也成为缺血性心脏病。根据冠状动脉病变的部位、范围、血管阻塞程度和心肌供血不足的发展速度不同，可分为无症状型冠心病、心绞痛型冠心病、心肌梗死型冠心病、缺血性心肌病型冠心病、猝死型冠心病五种类型。

与中青年群体相比，老年人具有独特的生理、代谢特点。随着老化的发展，老年机体的心肌发生纤维化、动脉血管壁产生不可逆的硬化。血管结构和功能发生改变，也会出现心肌或血管重构导致心室和（或）动脉僵硬度增加、收缩压及脉压升高，血管重构和心肌质量 / 心室容量比值增高，心房重构和心房颤动。老年 CHD 大多是由冠状动脉粥样硬化引起，极少数是肺动脉粥样硬化（如冠状动脉炎症、夹层、先天畸形等）原因引起。年龄是老年 CHD 发病的独立危险因素，也是急性冠脉综合征（acute coronary syndrome，简称 ACS）患者最显著的死亡预测指标之一；ACS 是 CHD 致残致死的主要原因，也是老年人的常见病。

心肌梗死（myocardial infarction，简称 MI）是导致老年群体发生慢性残疾、失能和生活质量受损的主要原因。西方国家中，年龄≥ 75 岁老年人群发生 MI 的比例为 35%～40%，因 MI 发生死亡的比例为 60%。在国内，根据《中国心血管病报告 2015》和《中国卫生和计划生育统计年鉴》，目前心血管病仍是我国人群首位死因，并且冠心病的死亡率呈上升趋势，农村及城市的死亡率分别为 105.37/10 万、107.5/10 万。急性心肌梗死死亡率随年龄增加而增加，40 岁开始显著上升，呈指数级递增趋势。

2. 老年人冠心病的疾病特点

老年人群 CHD 患病率虽高，但症状发生率低，这与老年人体力活动减少、痛觉迟钝、无症状性心肌缺血发生率高有关。具体的临床特点如下。

（1）急性期不典型。气短、呼吸困难、恶心、呕吐、乏力、晕厥、迷走神经兴奋等非疼痛症状常见。但由于老年人疼痛阈值发生变化，合并糖尿病等影响内脏感觉神经等因素，老年人冠心病急性期症状常不典型，多表现为以下几方面。

①疼痛症状不典型，不伴有胸痛的胸闷、气短常见，还可伴随全身乏力、出汗、上腹部不适。

②疼痛部位不典型，放射性疼痛不仅波及牙、咽喉、下颌部、肩部以下，还可放射至上腹部、上肢等部位。因此，常被误诊为胃炎、食道炎或胆囊炎。

③神经精神系统表现可激发于脑血管痉挛、脑动脉粥样硬化的老年患者，血排出量减少时，可出现短暂性脑缺血或类似于脑卒中发作，也可出现恐惧、躁狂等精神症状。若老年人出现上述症状，应及时就诊，并遵医嘱行心电图检查、心电图运动试验、冠脉 CT 扫描以及冠状动脉造影检查来确诊是否罹患冠心病。

（2）特殊临床表现。

①无症状性冠心病，有心肌梗死病史、血管重建病史和（或）心电图缺血证据；冠状动脉造影异常或负荷试验异常，无相应症状。老年人无痛性心肌梗死的发生率高达 35%～42%，且随年龄增长而增高。

②心功能不全型冠心病，心功能不全是老年人（尤其对有明确冠心病史的老年人）急性心肌梗死的首发临床症状表现。因此，当老年人突发不明原因的呼吸困难、胸闷、气喘等，应考虑水肿的可能，并需排除急性心肌梗死的发生。

③胃肠型冠心病，老年人表现为恶心、呕吐、腹痛等消化道症状时，不应排除冠心病的可能。

（3）伴发疾病及合并症多见。常伴发一种或多种慢性疾病，具体如糖尿病、脂代谢紊乱、高血压、慢性肾脏病等；合并心衰、心源性休克、卒中、肾功能不全等明显增多。冠状动脉病变常为多支、多出的弥漫性和钙化病变，尤其伴有糖尿病者。

（4）心电图检查多呈缓慢心率、心律失常检出率高，室内及房室传导阻滞、心房扑动或心房颤动、房性期前收缩、室性期前收缩及阵发性室上性心动过速多，心电图陈旧性心肌梗死检出率高。

3. 老年人冠心病常见的心理照护问题

（1）恐惧。恐惧是冠心病患者最主要、最普遍的心理状态，也是促进病情恶化的主要原因。老年冠心病患者的个性类型多为外倾伴情绪不稳定，患者多苛求刺激、好冒险、易激动、感情用事。冠心病病程较长，容易出现多种并发症，威胁患者的生命健康。而不良情绪与冠心病的发生、病情进展存在显著相关。冠心病心绞痛患者还常于夜间发作或夜间加重，发展为心肌梗死的患者还会出现强烈的濒死感。因此，老年人确诊冠心病后常表现得情绪紧张、惊恐失措、语调低沉、不敢活动、害怕死亡降临。

（2）焦虑。老年患者常会因疾病能否完全治愈、是否会引起心血管系统以外的躯体疾病、是否会留后遗症等原因而产生焦虑心理。尤其对突然发病而住院治疗的老年人，会因陌生的生活环境和不熟悉的生活方式而感到焦虑。而当得知冠心病易复发，又对预后知识不了解时，老年人会将注意力过多地集中于躯体不适，产生终生依赖药物的心理。负性认知及情绪又会影响治疗效果，加重病情，当心律失常频繁发作时，患者会心神不定、焦虑不安、睡眠减少、情绪低落。

（3）抑郁。抑郁情绪往往发生于住院老年患者群体，因其担心病情加重会导致其个人独立性丧失、经济受损、家庭及社会功能发生改变、躯体活动受影响而表现出抑郁情绪，具体表现为情绪低落、兴趣减退、睡眠障碍、食欲减退、精神性迟滞等。

4. 老年冠心病患者常见的照护措施

老年冠心病患者对疾病的恐惧、长期患病后丧失劳动力，并担心失去社会支持（亲朋好友）、病情反复均可引起严重的负性情绪，甚至心理障碍。照护人员应及时评估、了解老年人的心理状况，适时疏导其不良情绪；鼓励患者积极配合康复，指导患者进行适当的运动和自我放松训练；鼓励患者多参与人际沟通；向患者合理解释患者冠心病的转归和预后，建立积极康复治疗的信心。如有必要的话还应寻求专业精神心理医生的支持。其他有关用药、生活照护等方面的内容也需完成，以减轻老年患者的心理压力来源。

（1）制定冠心病的照护目标及照护计划。按照护理程序的理论框架，针对老年冠心病的发病特点进行冠心病照护要点的罗列，具体内容应包括：既往病史及现病史的评估、患者的一般人口学资料、躯体功能、认知功能、精神心理状况、社会支持情况、家庭危险因素情况，以及发生跌倒、尿失禁、排便、疼痛、睡眠、营养、压疮等老年综合征的风险及影响因素。之后，根据评估及照护要点确定老年患者的主要照护问题，并按照轻重缓急进行排序后，制定短期及长期目标。在实施过程中根据照护对象的反应及其主要照护者的配合程度进行照护计划的完善和效果评价。

（2）用药照护。

①他汀类药物，高龄患者需严密监测其肝肾功能、低体重和甲状腺功能异常等易

于产生不良反应的因素。临床需遵循从常规或低剂量开始并缓慢加量至适宜的靶目标剂量，避免起始即大剂量的强化治疗。

②抗血小板药物，服用抗血小板药物的老年冠心病患者需密切留意出血风险，重点观察服用阿司匹林等抗血小板药物后有无皮肤出血点、黑便或便血、泌尿系统出血、腹痛或腹部不适、头痛头晕等症状，并及时就诊。

③ β 受体阻滞剂，适用于 ACS 患者，但对老年群体而言需密切关注是否出血心动过缓、心脏传导阻滞、心力衰竭、低血压、哮喘等药物不良反应。照护者应在老年人服药后，规律检测其血压、心率有无波动。

④硝酸酯类药物，高龄患者机体调节和代偿功能减退，尤其对药物敏感性较强的个体而言，服用小剂量也可引起体位性低血压、晕厥和心动过速。老年患者含服硝酸甘油需采取坐卧位，以防止体位性低血压的发生。但对血压偏低的老年患者而言应禁服硝酸酯类药物。

（3）生活照护。

①合理膳食：冠心病患者的饮食原则三餐规律，避免暴饮暴食、过饥过饱、过凉过热；易食低盐、低脂，维生素含量丰富且易消化的食物。热量摄入控制在 2 000 kcal/天，主食＜ 500 g/ 天；低脂饮食，限制动物脂肪和内脏的摄入，控制胆固醇摄入量≤ 300 mg/ 天；低盐饮食（＜ 4 g/ 天）；多食蔬菜和水果，补充维生素。

②戒烟限酒，嘱咐患者切忌以预防心脏病的目的而饮酒，而应戒酒或严格控制饮酒量。成年男性饮酒量≤ 25 g/ 天，成年女性饮酒量≤ 15 g/ 天。酒精量（g）= 饮酒量（mL）× 酒精含量（%）×0.8（酒精比重）。

③防止便秘：由于肠蠕动减慢，老年人易发生便秘，便秘时用力排便可使心肌耗氧量增加，诱发或加重心绞痛。因此，需要指导老年人养成按时排便的习惯，增加食物中纤维素的含量，适当饮水和活动，顺时针按摩腹部，以促进排便。

④控制体重，超重和肥胖者在 6 ~ 12 个月内减轻体质量 5% ~ 10%，保持 BMI 在 18.5 ~ 23.9 kg/m^2；男性及女性的腰围分别控制在≤ 90 cm、85 cm 的范围。鼓励老年患者通过参与体力活动、减少热量摄入等方法来减轻体重，但应避免服药以实现上述目标。

⑤休息和活动，不稳定型心绞痛及心绞痛发作时应卧床休息，缓解期可保持适当的体力活动，体力活动的强度以不引起心绞痛为宜。适当运动可以提高患者的心理健康水平和生活质量、延长存活时间。日常生活中根据老年人的心功能的情况安排老年人的活动，冠心病运动治疗应选择适合个体的有氧运动，如散步、快步行走、跑步、骑自行车、游泳、地板运动等。运动时需要注意避免竞技性活动和屏气，避免过度紧张和长时间的工作。

（4）家庭支持。家庭是冠心病患者重要的生活环境，家庭内照护者的言行态度对老年人的心理状态会产生一定影响。受冠心病病程长、医疗费用高等因素影响，部分家庭会因经济负担较重而出现焦虑、抑郁等不良情绪。因此，医护人员对除需患者进行心理照护外，还需对照护者本人进行健康教育、心理疏导，通过建立良好的家庭治疗缓解，促进老年患者的疾病康复过程，提高其生活质量。

任务实施

表 5–7　老年人冠心病与心理照护的测验

分类	内容	重点	说明
概念	老年冠心病	★老年冠心病的疾病特点 ★老年冠心病的流行病学特点	
问题分析与解决	老年冠心病患者常见的心理问题	★运用老年冠心病照护措施解决心理问题	

知识拓展

冠心病患者的康复照护

冠心病的康复治疗主要包括医疗性运动、心理治疗、作业治疗、行为治疗及危险因素矫正，其原则是减轻老年人的生理、心理影响，降低复发和猝死的危险。

冠心病患者的康复治疗的分期，主要包括：

（1）Ⅰ期康复（住院康复），是指急性心肌梗死 2 周内或急性冠脉综合征、冠状动脉旁路移植术、经皮腔内冠状动脉成形术、心脏移植术后的早期康复，即住院后 6～14 天。

（2）Ⅱ期康复（出院后康复），是指老年人出院开始至病情稳定性完全建立为止，即出院后或病程的第 8～12 周，时间为 5～6 周。

（3）Ⅲ期康复，是指病情处于较长时期稳定状态或Ⅱ期过程结束的冠心病老年人，包括陈旧性心肌梗死、稳定型心绞痛及隐性冠心病，时间为 4～6 个月或 1 年。

任务评价

老年人冠心病与心理照护同步练习

表 5–8 “老年人冠心病与心理照护”任务学习自我检测单

姓名：	专业：	班级：	学号：
任务分析	老年冠心病的概念：		
	老年冠心病的流行病学特点：		
	老年人冠心病的心理问题分析：		
任务实施	老年人冠心病的心理照护		

任务四　老年人糖尿病与心理照护

任务情境

患者，男，60 岁。自述于半年前无明显诱因出现多饮、多食、多尿、消瘦的症状。每日饮水量由初始 1 000 mL 逐渐增加至 3 000 mL，并伴有显著的乏力、体重进行性降低，一直未进行治疗。三个月前，在社区医院体检时空腹血糖为 15.2 mmol/L，餐后 2 小时血糖 21.2 mmol/L。随即被医生诊断为 2 型糖尿病，并给予格列美脲联合拜糖平治疗，维持治疗 1 周后，上述症状逐渐减轻。为进一步明确诊断，完善治疗方案，遂由家属陪同入院治疗。

既往病史：既往身体健康，否认呼吸、循环、消化等系统疾病。否认肝炎及结核病史，无药物过敏史，无其他手术、外伤史。

体格检查：体温 36.5 ℃，脉搏 80 次 / 分，血压 125/80 mmHg。发育正常，营养中等，神志清，自主体位，体检合作。颈无畸形，无压痛，无颈静脉充盈，甲状腺无肿大，气管居中。胸廓无畸形，双肺呼吸对称，均等，叩诊清音，听诊呼吸音清，未闻及干湿啰音。心尖搏动于左第 5 肋间锁骨中线内 1.5 cm，无弥漫性搏动及震颤，心浊音界正常，心率 80 次 / 分，节律整齐，心音有力，各瓣膜听诊区未闻及病理性杂音。腹平坦，全腹软，无压痛及反跳痛，肝脾肋下未触及，肝区及双肾区无叩击痛，肠鸣音正常。

实验室检查：血红蛋白 120 g/L，白细胞 8.9×10^9/L，中性粒细胞 0.66，空腹血糖 5.6 mmol/L，餐后 2 小时血糖 8.6 mmol/L，糖化血红蛋白 6.2%，尿胆边定量 100 mg/24 小时。

治疗记录：格列美脲 2 mg/Qd；阿卡波糖 50 mg/tid。

病例讨论：糖尿病的早期预防与诊断非常重要，一旦发现糖尿病，就应立即进行正规糖尿病治疗。早期宣教非常重要，作为社区工作者，应加强与糖尿病患者的沟通与交流，提高对该疾病的认识，尽量避免并发症的发生，提高糖尿病患者的生活质量。

任务目标

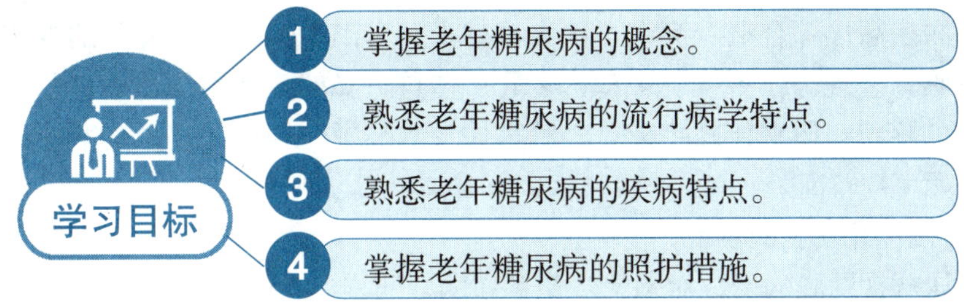

任务描述

结合该患者的既往病史、现有症状描述、体格检查及辅助检查，老年人被诊断为糖尿病的依据是什么？如果进行规范治疗，可能会出现哪些特征性的临床表现？

1. 老年糖尿病的概念

老年糖尿病，是指年龄≥ 60 岁（发展中国家）或 65 岁（发达国家）的人群中，因胰岛素分泌绝对缺陷，或胰岛素分泌绝对缺陷伴胰岛素抵抗所导致的高葡萄糖血症，可引发一系列组织器官损害，即急慢性并发症，属于一种常见的慢性代谢性疾病。作为我国最常见的慢性病之一，老年人仍是糖尿病的主流患病群体。糖尿病可分为 1 型、2 型及其他特殊类型。老年人最常见的糖尿病类型为 2 型，约占 95% 以上。一般多起病于成年，不易发生自发性酮症，早期口服药物治疗效果较好，中期可能需要胰岛素治疗，晚期呈胰岛素依赖。

国际糖尿病联合会（IDF）调查发现，全球糖尿病患者已高达 4.15 亿，其患病率仍呈快速增长趋势，同年因糖尿病而死亡的人数约 500 万，其中年龄大于 60 岁的老年人占 53.4%，中国高居首位。来自中国疾病预防控制中心数据也显示，老年糖尿病的患病率为 22.86%。老年糖尿病已成为继心血管疾病、肿瘤之后又一严重危害人类健康的慢性非传染性疾病，严重影响老年人的生活质量和寿命，并发症是致残致死的主要原因。其中，糖尿病是失明、肾衰、心血管事件、脑卒中、下肢截肢事件发生的主要病因，70% 的老年人死于心血管并发症。

2. 老年糖尿病的临床特点

（1）常见临床表现。大多老年糖尿病患者发病时没有症状，常因健康体检或因其他疾病就诊时诊断出糖尿病。与其他年龄群体相比，老年糖尿病患者更易并发心脑血管疾病、肾脏疾病、眼底疾病、神经病变、泌尿道及软组织感染等。

（2）急性并发症的临床表现。

①低血糖。老年人（尤其年龄≥80岁的高龄老年人）、肾功能不全、长期口服磺脲类降糖药、营养不良、饮酒、充血性心衰，多重用药的老年人发生低血糖的风险更大。常见的临床表现主要包括：饥饿感、心肌、四肢乏力；头晕、精神不集中、反应迟钝、嗜睡、易怒、行为怪异、精神病样发作，重度时出现惊厥、昏迷甚至死亡。

②糖尿病高渗综合征。痴呆、饮水量减少、口渴中枢敏感性降低的老年人风险更高。具体临床表现为：多饮、多食、多尿、体重下降的症状更加显著，甚至出现高血糖伴脱水的症状；通常伴发感染、心脏事件及脑卒中，与糖尿病酮症酸中毒相比，发生率及致死率均较高。

（3）慢性并发症的表现。

①糖尿病视网膜病变，对罹患2型糖尿病，病程≥15年的老年患者而言，视网膜发生病变的可能高达78%，成为老年人视力下降，甚至失明的常见原因之一。

②糖尿病肾病，2型糖尿病患者并发肾病的概率为20%，是导致老年人肾衰的最主要原因，并仅次于心脑血管事件而成为老年人继发死亡的常见原因。

③糖尿病神经病变，约2/3病程≥10年以上的老年患者可发生神经病变，主要累及中枢神经和周围神经。其中，远端对称性多发性神经病变、心血管自主神经病变、消化系统自主神经病变、泌尿生殖系统自主神经病变是糖尿病周围神经病变的主要类型。

④动脉粥样硬化或硬化闭塞症，2型糖尿病患者约70%因该并发症死亡，主要的并发症包括，缺血性脑血管病、冠心病、高血压、双侧颈部/双下肢动脉硬化闭塞症。

⑤糖尿病皮肤病变，较常见的临床表现为糖尿病性皮肤瘙痒症、糖尿病性硬肿症、糖尿病性大疱。此外，糖尿病胫前斑是糖尿病的特征性皮损，多发生于双侧胫前，但不对称，皮疹呈圆形或卵圆形红斑或紫癜，中央略凹陷，边缘隆起，病情进展较缓，患者无明显自觉症状，可产生鳞屑，1～2年即可自愈，预后表皮萎缩，多有色素沉着。

（4）老年糖尿病特殊的临床表现。

①起病隐匿且症状不典型，老年人由于肾糖阈增加，故尿糖多不敏感；渴感中枢功能下降，认知功能和反应能力下降，导致典型的“三多一少”（多饮、多食、多尿，体重下降）症状仅在1/5～1/4的老年患者中呈现，多数老年人是在治疗其他疾病时发现罹患糖尿病。

②并发症较多，多并发皮肤、呼吸、消化、泌尿生殖等各系统的感染，且感染可作为疾病的首发症状而出现。此外，高渗性非酮症糖尿病昏迷、乳酸性酸中毒在老年糖尿病患者中也多见。其中，急性感染是乳酸性酸中毒的常见诱因。老年糖尿病患者还易并发各种大血管或微血管症状，如冠心病、高血压、脑卒中、糖尿病视网膜病变、皮肤瘙痒等。

③多种老年疾病并存，易并存各种慢性非感染性疾病，如缺血性肾病、心脑血管疾病等。

④易发生低血糖，低血糖是老年糖尿病患者较严重的并发症之一，特别是无感知的低血糖，可造成痴呆、跌倒、骨折甚至死亡。其诱发原因可能与老年人自我保健能力及用药依从性差，血糖控制不良有关。

⑤合并抑郁症的患病率较高，未经筛查很难明确诊断。未经诊治的抑郁症不仅造成患者心理上的困扰，同时也不利于糖尿病的管理，还可增加痴呆甚至死亡的风险。

3. 老年糖尿病常见的心理问题

（1）情绪问题。糖尿病患者会存在不同程度焦虑、抑郁的情绪障碍，并与病情进展相互作用、相互影响。相关研究数据也显示，近 30% 的糖尿病患者罹患过抑郁；2 型糖尿病患者发生抑郁、焦虑等情绪障碍问题的概率较普通人群高近 1 倍，且随病程的延迟而趋于增高。而老年患者缺乏对糖尿病的正确认识，被确诊后，常常过于急躁地期盼较好、较快的临床治疗效果。但其实患者处于紧张、焦虑或恐惧等应激状态时，胰岛素的分泌会因交感神经的兴奋而被抑制，进而延缓治疗效果，并加重病情。部分老年人还常担心药物治疗可能会引发不良反应而影响机体其他器官的结构功能，或担心胰岛素成瘾，表现出焦虑、恐惧的不良情绪，严重的老年人还可出现为绝望、厌世心理。

（2）认知状况。糖尿病患者的认知功能随病情进展趋于降低，主要表现为记忆力受损和学习能力下降。尤其记忆力受损主要包括：语言记忆、视觉空间记忆、短时记忆和瞬时记忆等。学习能力下降可能与多种认知功能受损有关，除去记忆、语言方面的影响外，糖尿病患者还存在操作能力下降、注意力减退的表现，进一步降低其学习能力。

（3）个性特征。老年糖尿病患者常否认自己患病的事实，怀疑医生诊断有误，不愿改变生活方式及饮食习惯。甚至部分老年人会拒绝胰岛素治疗和血糖监测。部分老年人会对疾病格外敏感，常易出现紧张、焦虑、易怒，并伴发抑郁、情绪不稳定。应激性事件发生时，还常表现出强烈的情绪反应，孤独、麻木、缺乏同情心、猜疑以及抱有敌意的个性心理特征。他们往往怀疑家庭内的照护者、医务人员向其隐瞒病情，对周围食物异常敏感，对病情过分关注甚至联想。此外，部分老年人对压力或应激性事件的敏感性较强，常抱怨躯体不适，个体自主性降低，更易于使用否认、压抑、拮抗等不成熟的应激方式来处理或面对问题。

（4）述情障碍。述情障碍，又称为“情感表达不能”或“情感难言症”。研究发现，述情障碍的发生对罹患心身疾病的患者影响较大，尤其对 2 型糖尿病的老年患者影响较大。当老年糖尿病患者罹患述情障碍时，主要表现为人际关系较差、思想保守、僵化、为人刻板，并且象征性思维显著减少，甚至连做梦都很少，能够描述躯体不适，却很难适当表达内心情感。但述情障碍还与老年人的文化背景、民族、地域来源有较显著相关性，具体研究还有待深入。

4. 老年糖尿病的心理照护措施

（1）心理调适。应关注老年糖尿病患者的心理变化并及时给予疏导。对患病早期精神紧张的老年患者可鼓励多参加户外活动，以转移其对疾病的高度关注；对拒绝治疗的老年患者可通过真诚交流了解其顾虑，耐心解答患者问题，逐步引导其正确认识疾病；对自暴自弃的老年患者应多提供正面信息，消除各种消极情绪，说服患者以健康积极的心态配合治疗。

（2）饮食和运动。饮食治疗是老年糖尿病的基本疗法，治疗原则与其他成人组差异较小，但应注意合理的营养搭配。并以能维持标准体重为目标调整热量摄入，肥胖者限制总热量以减轻体重，消瘦者保证热量摄入以增加体重。另外，还需注意低血糖对老年人可能是一种致命的并发症，为预防低血糖的发生，老年人最好按一日五餐或六餐进行饮食分配。

运动是老年糖尿病治疗过程中的基石，可协助控制血糖，还可维持机体的功能和肌肉力量，改善胰岛素抵抗。通常有氧运动和等距活动是最佳选择，但以不加重心血管和骨关节系统的负荷为前提，量力而行，建议 3 ~ 5 次 / 周，每次 20 ~ 60 分钟的运动量即可。

（3）用药护理。

①磺酰尿类，第二代磺酰尿类药物的作用特点不尽相同，需根据患者的具体情况选择使用。格列本脲在减少心血管反应方面存在优势，但并发低血糖的概率也较高，老年患者应慎用；格列喹酮药物在体内代谢后主要由胆汁经粪便排泄，较适用于肾功能不全的老年患者；格列齐特和格列吡嗪在防治糖尿病并发症方面具有一定作用，且药性温和，较适用于老年人。第三代药物格列美脲，发生低血糖的风险相对较小，对心血管系统的影响也较小。但需要强调的是，所有磺酰尿类药物都可能引起低血糖，尤其对热量摄入不足的老年糖尿病患者来说风险更大，建议使用短效制剂。

②双胍类，适用于肥胖的 2 型老年糖尿病患者，对非肥胖患者伴有肌酐清除率异常、肝脏病变时易导致肝肾功能不全。年龄＞ 75 岁的老年患者应监测肌酐清除率，当肌酐清除率为 30 ~ 60 mL/ 分时，药量减半；当肌酐清除率＜ 30 mL/ 分时，应禁用二甲双胍。此外，还需观察患者有无药物性腹泻等胃肠道反应的发生。

③ α 葡萄糖苷酶抑制剂，该药尤其适用于老年糖尿病患者，单独使用不会发生严重低血糖，且通过降低餐后高血糖使患者对胰岛素的需要量降低。但因该药物的主要副反应为肠胀气，所以当患者伴有炎症性肠炎、肠道梗阻症状、肠疝气等疾病时，应禁用。

④噻唑烷二酮类，此类药物单独使用时无发生低血糖的危险，还可同时降低血脂、糖化血红蛋白。可单独使用或与双胍类、磺酰尿类、胰岛素联合应用。但应注意，对患有合并心力衰竭、活动性肝病、严重骨质疏松的老年人应禁用。

⑤胰岛素，对老年糖尿病患者主张早起积极联合用药使血糖尽快达标，即推荐白天口服降糖药，睡前注射胰岛素。且为避免混合配药时发生错误，尽量选用单一剂型。加用胰岛素时，应从小剂量开始逐步累增，预防低血糖。且不应过分强调血糖控制，建议采用加拿大糖尿病调查委员会提出的控制标准，即空腹血糖宜控制在 8 mmol/L 以下，餐后 2 小时血糖控制在 12 mmol/L 以下即可。

（4）健康指导。老年糖尿病患者是一个广阔的异质性人群，有年轻起病的，也有老年起病的，对疾病认知存在很大不同。对该患病人群进行健康指导应贯彻始终，另外，考虑认知障碍在老年人中多见，指导对象还应包括患者家属或主要照护者。

①健康教育。因老年人记忆力减退、理解能力较差，照护者应避免使用医学术语，尽量选用通俗易懂的词语耐心细致地向其讲解糖尿病的相关诊疗及护理知识。

②日常生活指导。教会老年人饮食与运动治疗的原则，足部、皮肤等基础护理的技巧，以及正确处理精神压力，维持心态平和的方法，旨在提高其自我护理的能力，预防合并症的发生。

③用药指导。耐心、详细地向老年人及家属讲授口服降糖药的种类、剂量、用药时间和方法，以及发生药物不良反应时的主要临床表现。对胰岛素用药者，应配合教学辅助工具，阐明注射药物的方法、技巧及注意事项。

④康复指导。60% ~ 90% 的糖尿病患者可能并发周围神经病变，主要表现为感觉和运动功能障碍。感觉功能的康复可通过药物疗法，结合空气波压力疗法、电刺激疗法、红外线治疗等物理方法进行系统干预，有效改善患者肢端皮肤情况，促进神经感觉的恢复。运动功能康复包括平衡训练及中强度的耐力训练，逐步消除肢体平衡障碍，改善周围神经病变。

任务实施

表 5–9　老年人糖尿病与心理照护测验

分类	内容	重点	说明
概念	老年糖尿病	（1）老年糖尿病的疾病特点。 （2）老年糖尿病的流行病学特点	
问题分析与解决	老年糖尿病患者常见的心理问题	运用老年糖尿病照护措施解决心理问题	

知识拓展

中老年人午睡与糖尿病及前驱糖尿病的关系

世界范围内，尤其发展中国家，糖尿病已成为国内外学者所关注的重大公共卫生问题。在中国糖尿病和前驱糖尿病的患病率估计分别为 9.1% ~ 11.6%、15.5% ~ 50.1%。糖尿病有增加心血管疾病、肾脏疾病的风险；前驱糖尿病也会增加慢性病的风险，是糖尿病的高危因素，需提早进行预防。

午睡是大多数人的普遍习惯，国内有 68.6% 的人会选择午睡。目前，仅有少数流行病学研究调查午睡对糖尿病的影响，且研究结果相互之间存在矛盾。A. Stang 等人发现< 60 分钟的午睡是糖尿病的保护因素，> 60 分钟的午睡则是糖尿病的危险因素。而 W. Fang 等人发现> 30 分钟的午睡即可增加糖尿病发生的风险，在 60～90 分钟的人群中，午睡与糖尿病的发生无显著相关性。

由此，国内一项基于 12 277 人的流行病学调查显示，≤ 30 分钟的短暂午睡，31～90 分钟中等时间的午睡，> 90 分钟的长时间午睡均与糖尿病的风险增加呈正相关，分别增加了糖尿病风险的 8%、9% 和 35%。但对前驱糖尿病，午睡虽与其呈正相关，但结果无统计学意义。

任务评价

老年人糖尿病与心理照护同步练习

表 5–10 “老年人糖尿病与心理照护”任务学习自我检测单

姓名： 专业： 班级： 学号：		
任务分析	老年糖尿病的概念：	
	老年糖尿病的流行病学特点：	
	老年人糖尿病的心理问题分析：	
任务实施	老年人糖尿病的心理照护	

任务五 老年人癌症与心理照护

任务情境

患者，女，62 岁，半年前在家洗澡无意发现右乳外侧有一肿块，自诉肿块大小约 1 cm，无乳房红肿及疼痛等不适，无乳头溢液，未行诊疗。近一周患者自觉肿块明显增大，遂在家人陪同下于当地医院就诊治疗。乳房彩超提示“右乳实性占位，考虑癌症（BI-RADS：4C 类），右侧腋窝淋巴结增大，考虑转移”，患者为求进一步治疗，并以“右乳腺癌”住院治疗。

家族史：其母亲于 15 年前因“食管癌”去世。

体格检查：双侧乳房对称，皮肤无红肿，双侧乳头无内陷及溢液。右侧乳房外上距乳头约 3 cm 处可扪及一质硬肿物，约 3 cm × 2 cm 大小，边界尚清，活动度差，与胸壁无粘连，表面皮肤有粘连，左侧乳房未扪及明显肿物，双侧腋窝及双侧锁骨上未扪及明显肿大淋巴结。

双乳钼靶检查的影像学意见：右乳腺占位（BI-RADS 分类：5）。

胸部 CT 检查的影像学意见：结合临床，右乳占位，考虑右乳癌。

治疗方式：在全麻下行右乳癌改良根治术。

患者术后恢复好，引流管通畅，术区无皮下积液，无上肢肿胀。经多学科综合会诊，建议患者术后继续化疗 8 个周期，随诊复查。

任务目标

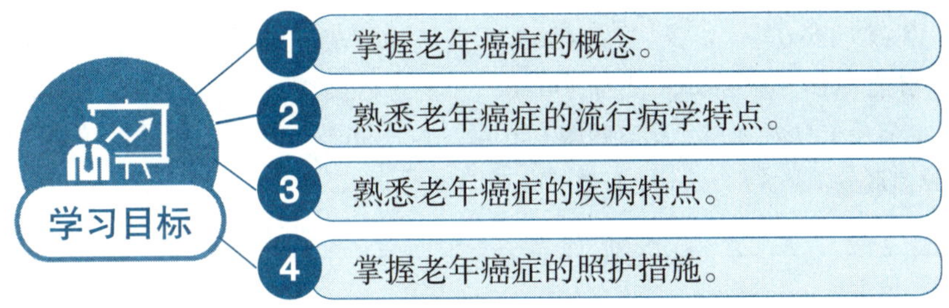

任务描述

老年人确诊为癌症后可能出现的心理反应有哪些？应如何进行照护？

1. 老年癌症的概述

癌症（cancer）是目前危害人类健康和影响生活质量的难治性疾病，具有发病率高、死亡率高、致残率高的特点。近年来，随着疾病谱的改变，全世界的癌症发病率呈逐年上升趋势。虽然医学诊疗技术也在逐步发展与完善，老年癌症患者的存活率也有所提高，但仍有多数老年人忍受着巨大的躯体功能障碍、心理创伤以及经济负担。调查即显示 70% 的晚期癌症老年患者罹患剧烈疼痛。

国家癌症中心的数据显示，2018 年我国新发恶性肿瘤病例达 380.4 万例。其中，60 岁以上老年人占比 61.5%（233.9 万例）；恶性肿瘤死亡病例 229.6 万，60 岁以上老年人占比 74.4%（170.8 万例）。恶性肿瘤死亡率自 45 岁以后迅速上升，至 85 岁以上达峰值，男性 65 ~ 69 岁死亡人数最多，女性 75 ~ 79 岁死亡人数最多。老年男性和女性位居前五位恶性肿瘤的新发及死亡病例数据见表 5–11、表 5–12。

表 5–11　中国老年人新发恶性肿瘤前五位数据

顺位	60 ~ 79 岁（新发病例数 / 千人）		≥ 80 岁（新发病例数 / 千人）	
	男性	女性	男性	女性
1	肺癌（318.4）	肺癌（142.7）	肺癌（74.2）	肺癌（49.7）
2	胃癌（177.0）	结直肠癌（82.2）	胃癌（34.6）	结直肠癌（27.2）
3	肝癌（121.2）	乳腺癌（80.3）	结直肠癌（28.7）	胃癌（22.3）
4	结直肠癌（119.8）	胃癌（64.8）	食管癌（22.9）	肝癌（17.5）
5	食管癌（118.2）	肝癌（50.3）	肝癌（22.4）	食管癌（16.0）
合计	854.6	420.3	182.8	132.7

表 5–12　中国老年人恶性肿瘤死亡前五位数据

顺位	60 ~ 79 岁（死亡病例数 / 千人）		≥ 80 岁（死亡病例数 / 千人）	
	男性	女性	男性	女性
1	肺癌（261.6）	肺癌（107.0）	肺癌（80.8）	肺癌（53.8）
2	胃癌（126.0）	胃癌（46.5）	胃癌（38.8）	胃癌（24.4）
3	肝癌（107.8）	肝癌（44.9）	结直肠癌（25.9）	结直肠癌（23.8）
4	食管癌（87.7）	结直肠癌（36.9）	肝癌（24.8）	肝癌（19.2）
5	结直肠癌（55.8）	食管癌（31.6）	食管癌（24.3）	食管癌（16.8）
合计	638.9	266.9	194.6	138.0

根据上述流行病学调查结果数据，分析我国老年恶性肿瘤发病和死亡的特点如下。

（1）老年男性新发病例数及死亡病例数均显著高于老年女性。新发及死亡病例数男性约为女性的 1.56 倍、1.73 倍。该性别差异在 60 ~ 79 岁年龄组老年群体中更为显著，即死亡病例数男女比例高达 1.93 ∶ 1；≥ 80 岁高龄组老年人的性别差异减少至 1.31 ∶ 1。因此，60 ~ 79 岁男性老年群体更应加强肿瘤筛查，降低晚期肿瘤的发生率。

（2）肺癌位居老年恶性肿瘤发病率及死亡率的首位。老年新诊断恶性肿瘤中约 1/4 为肺癌，并有 1/3 的老年患者因肺癌死亡。肺癌位居 60 岁以上老年男性和女性群体发病及死亡的首位。因此，老年男性及女性进行肺癌筛查都极为重要。尤其对有吸烟史或其他高危因素的老年人进行体检应尽量用低剂量 CT 代替胸部 X 线片的检查。

（3）消化系统肿瘤的发病和死亡人数最多。老年男性新发病例和死亡病例的第 2 ~ 5 位均为消化系统肿瘤，老年女性死亡病例数位居前 2 ~ 5 位的也均为消化系统肿瘤。由此，在老年群体中定期开展胃肠镜检查和肝脏影像学检查，以实现消化系统肿瘤的早期筛查非常必要。

（4）老年乳腺癌的预后相对较好。与其他恶性肿瘤相比，老年女性乳腺癌的预后相对较好。目前，临床对乳腺癌的治疗方法较多，且分子靶向治疗和内分泌治疗在虚弱老年癌症患者群体中也大多符合实施指征，因此照护者应劝慰老年人积极配合医务人员接受治疗。

2. 老年癌症的临床表现及特征

与年轻患者相比，老年癌症患者所患肿瘤的恶性程度比较低，病程进展相对缓慢，但原位癌比较多见。尽管老年肿瘤的发病率较高，但因慢性就医偶然发现并确诊肿瘤的情况并不少见。因此，提高公众对老年肿瘤的警惕性及识别能力是早期发现肿瘤的关键因素。

老年肿瘤起病隐匿，肿瘤相关症状容易被共病和综合征掩盖。罹患癌症或肿瘤的老年人大多是在因其他身体不适症状就诊或接受健康体格检查时被发现，因此其早期症状多不显著，中晚期的临床表现也多不典型，但一旦因肿瘤累及器官所表现出的典型症状而就诊时，大多已处于肿瘤晚期。

老年肿瘤的临床表现主要包括：（1）局部症状，即由肿瘤直接浸润和转移所致，因原发病灶和转移灶部位而有所差异。如老年消化系统肿瘤的局部症状包括食欲下降、进食哽噎、上腹部不适或疼痛、排便习惯改变或便血等。尤其疼痛是老年肿瘤的常见甚至是唯一症状。由恶性肿瘤骨转移导致的疼痛比较常见，应与老年患者的慢性骨关节退行性改变的疾病症状进行鉴别诊断，减少误诊的发生。（2）全身症状，与老年癌症患者不典型的局部症状相比，因肿瘤导致的消瘦、乏力、低热、贫血等全身症状易被识别。尤其当老年患者出现不明原因的体重下降、休息后难以恢复，乏力感严重时，需警惕恶性肿瘤是否发生。

3. 老年癌症患者的心理问题

（1）焦虑、恐惧。大多数老年癌症患者对自己所患疾病及治疗方法缺乏客观、科学、全面的认识，一方面总是怀疑照护者或医务人员向其隐瞒疾病情况；另一方面因疾病疼痛的折磨而出现焦虑，对自己能被治愈的期盼水平降低。甚至会因为反复躯体疼痛的应激性刺激而紧张、恐惧，并对治疗失去信心，有因害怕生命终结而感到恐惧。

（2）被动依赖感。受恐惧心理的支配，老年人产生了被动顺从的心态，自身缺乏主动性或主动性降低，完全听从照护者或医护人员的安排。对周围的人和事缺乏关心，甚至冷漠对待，全部精力集中于自身疾病，饮食及日常生活完全依赖亲人照料，甚至力所能及的事情也不愿做。

（3）绝望心理。由于社会、家庭关系的复杂，或受病痛长期、反复的折磨，以及来自家人、朋友、亲戚社会支持的减少或缺失，使得老年人丧失坚持治疗的信心。尤其对部分晚期癌症患者或临终末期的老年人而言，虽经过一段时间的抗癌治疗，但病情仍反复恶化，躯体疼痛加剧，进而产生悲观、绝望的负性情绪，表现为沉默寡言、积极消沉，以至于到后期完全拒绝配合照护者或医务人员继续治疗。

（4）希望被尊重与重视。老年癌症患者较突出的心理需求是被尊重、被重视，不论是家庭中的照护者还是专业的医护人员都应以老年人为中心，并期望得到来自于他们的治疗和照护。

另外，其他学者也对癌症患者的心理反应进行分期，具体为：①疑虑期，尤其对有慢性基础疾病的老年人，面对病情突然加重，往往怀疑自己罹患癌症，进而四处求医，要求做各种特殊检查，表现为紧张。②惊恐期，老年人在获悉自己被确诊为癌症后，常表现为惊恐和烦躁不安、害怕死亡、牵挂子女等。③悲观期，产生悲观、失望的情绪，失望多于期待，对自身后事的安排多于今后打算，终日郁郁寡欢、闷闷不乐。④认可期，接受自己癌症患者的角色，愿意配合医护人员及照护者开展治疗，并将全部希望寄托于治疗效果和现阶段的生活，逐渐终止在家庭及社会中所承担的角色及应尽的义务。⑤失望期和乐观期，由于治疗效果未达预期、药物反应较重、短期复发等原因而对治疗失去信心，消极等待生命终结。但也有部分老年患者能积极调解自己的情绪，乐观地接受与癌共存的现状。

4. 老年癌症患者的心理照护措施

改善生活质量、提高生存率、延长生存期是癌症康复的主要目标。在老年癌症患者的康复及护理过程中，照护工作非常重要，尤其心理照护贯穿疾病发展、治疗、康复的全过程。因老年癌症患者心理应激反应的强度较其他普通疾病患者更大。照护者需充分了解老年人的心理问题，积极采取心理干预及照护措施，提高老年人的心理免疫及应急能力，减轻因治疗所引发的不良反应，对疾病康复有非常重要的意义。

（1）癌症早期。老年患者及其家属的精神心理状态会因癌症确诊发生巨变，开始极力否认患病，进而陷入极度痛苦、抑郁情绪，感到低落、悲观、恐惧、焦虑。照护者需对老年患者的思想情绪进行全面、客观、科学的评估，向老年人及家属讲解疾病相关知识，引导其正确对待肿瘤，稳定情绪，积极治疗。进行肿瘤有关照护知识的宣讲，让老年人及家属了解有关治疗、手术、康复程序以及饮食、社会活动等知识，以利于治疗的开展和老年人的早日康复。此外，还要客观评估老年人的经济状况，必要时了解所属单位给老年人提供的条件和经济支持程度，尽可能从多方面给予老年人帮助。

（2）癌症治疗前后。老年患者接受治疗后，可能出现多种与治疗药物相关的毒性反应，如心、肝、肾、神经系统等功能损害，器官损伤、功能障碍或身体外貌缺陷时会出现新的复杂的精神心理变化，进而对后续治疗失去信心。并且完成或继续治疗所需的经济负担较重、家庭内成员对老年人所表露的缺乏耐心或厌烦情绪，会进一步加重患者烦躁、忧郁甚至悲观厌世的负性情绪。

①治疗前，帮助老年人充分了解治疗目的、方法及治疗后可能会出现的各种不良反应或可能会导致的功能障碍，使其有充分的认识、建立信心，并积极克服困难与配合治疗。此外，协助老年人掌握正确的应对各种不良反应的应对措施及康复治疗技术。

②治疗中，照护者需严密监测老年人的心理及情绪变化，对较显著表露悲观、回避、崩溃、有轻生倾向等情绪的高危老年人，应及时针对性地给予支持及照护，帮助其恢复稳定情绪，接受现实，与主要照护者共同配合防止意外事件的发生。此外，照护者可为老年人创造良好的康复环境，制订由易到难、由多到少的体能恢复计划，可

选择参与的运动项目为散步、保健操、气功等文体活动。指导老年人于术后应用医疗辅助装置进行肢体功能训练、正确处理并发症。可借鉴其他的一些成功案例，鼓励并帮助老年人成立“癌症康复联谊会”“病友会”等团体形式的交流会，使得各成员能在相互沟通、相互鼓励的良性环境中取得较好的康复效果。

（3）癌症晚期。老年癌症患者的病情已经发展到不可控制、无任何治疗价值和临床抑郁的程度。老年人遭受躯体上的剧痛，并面临死亡，精神处于绝望、崩溃的状态。此时更应做好老年癌症患者临终关怀的照护工作，具体包括以下几方面。

①调整治疗目标，老年癌症患者步入临终阶段后，治疗目标应调整为以身体舒适为主。照护者应及时识别进入临终状态的老年人，即结合患者的日常生活活动能力的症状表现，应用姑息功能量表（palliative performance scale，简称 PPS）判断患者是否进入临终阶段。

②及时与老年患者及其照护者进行沟通，对有决策能力的老年患者，协助其本人及家属完成财产安排、指定委托人、决定是否采取有关措施进行临终前抢救。而对陷入昏迷或痴呆老年患者而言，预先制订计划或遗嘱更为必要。

③识别症状，评估疗效，老年人于临终阶段会出现疼痛、呼吸困难、谵妄、恶心、焦虑等症状。照护者应以舒适性医疗为原则，客观评估老年人的生理及心理需求，为其提供必要药物。但需尽量避免不必要的药物及有创性检查，停止实施让老年人不舒适的任何医疗手段和检测。

任务实施

表 5–13　老年人癌症与心理照护的测验

分类	内容	重点	说明
概念	老年癌症	（1）老年癌症的疾病特点。 （2）老年癌症的流行病学特点	
问题分析与解决	老年癌症患者常见的心理问题	运用老年癌症照护措施解决心理问题	

知识拓展

老年癌症共病的研究现况

癌症发病率呈逐年上升的趋势，截至 2018 年全球范围内有 1 810 万癌症新发病例和 960 万癌症死亡病例。其中，有 57.3% 的死亡病例将发生在亚洲。国内研究报道，2015 年我国居民恶性肿瘤粗死亡率为 169.41/10 万，其中≥ 70 岁人群死亡占总死亡率的 60.64%。年龄是癌症发生的危险因素之一，据统计，有超过 50% 的癌症患者年龄≥ 65 岁，老年人已经成为癌症患病的主要群体。此外，老年人因生理功能减退，罹患多种慢性非传染性疾病的可能性增加，发生率逐年上升，且癌症患者好发多种慢性非传染性疾病共存。

共病（multimorbidity）最早由美国的 Feinstein 于 1970 年提出。2008 年，世界卫生组织（WHO）正式将共病定义为共存于同一患者体内的两种或两种以上的慢性非传染性疾病。

目前，老年癌症患者比例不断上升，由于老年人生理和心理问题，如老年共病、功能状态、多重用药、认知和心理健康缺陷等非癌症因素，造成老年癌症患者的照护存在困难。正由于共病这种生理和病理的复杂性，老年癌症患者的需求是动态的、多面的，并且依赖临床情况。但因为老年癌症共病患者的特殊性，大部分临床试验和实践指南将其作为排除标准，所以目前关于老年癌症共病患者的研究较少。但共病影响着老年癌症患者的诊断、治疗方式的选择、生存期及生活质量，且癌症共病模式尚未达成共识。因此，需要将老年癌症共病患者纳入临床试验中，了解其需求，解决其现存问题。我国关于老年癌症共病的研究较少。首先，需大量样本多中心地探索我国老年癌症共病模式，为医务人员预防癌症患者发生共病现象提供管理依据。其次，需了解老年癌症共病患者的情况和需求，进一步探索老年癌症共病患者的影响因素，同时制定适合我国人群特点的干预措施，以满足患者的需求，解决患者的问题。

任务评价

老年人癌症与心理照护同步练习

表 5-14 “老年人癌症与心理照护”任务学习自我检测单

姓名：	专业：	班级：	学号：
任务分析	老年癌症的概念：		
	老年癌症的流行病学特点：		
	老年人癌症的心理问题分析：		
任务实施	老年人癌症的心理照护		

任务六 阿尔茨海默病与心理照护

任务情境

患者，女性，76 岁，退休干部，因“记忆力变差，性格改变渐加重 8 年”来诊。8 年前，家人发现患者性格和行为有些异常。患者会经常手里拿着手机，而四处寻找手机。做饭后忘记关煤气，忘记放盐。有时想要下楼买菜，但是到了楼下却不知道自己要干什么。患者的性格也发生了很大变化，不爱说话，不爱出门，有时候还半夜起床听广播，乱发脾气，对家人漠不关心。家人认为患者是年纪大了，脑子不好使了，有点老糊涂了。患者的情况随着时间的变化逐渐加重，家人发现老年人变得更糊涂了，一次傍晚去散步后半夜也没回家，后来家人发现患者在小区里不停转悠，找不到自己家的单元门。后来患者对多年的街坊邻居也好像全然不认识。家人逐渐意识到不对劲，遂带老年人到医院就诊。否认高血压、冠心病、糖尿病病史。否认吸烟史。

体格检查：生命体征检查未见异常，心肺体检及神经科检查均未发现异常。

辅助检查：（1）头部核磁：提示大脑皮层弥漫性萎缩，以海马区、前额叶、颞叶和顶叶明显。（2）腰椎穿刺脑脊液检查发现 tau 蛋白阳性，神经元乙酰胆碱转移酶和乙酰胆碱活性的降低。（3）脑电图检查提示颞叶、额叶的 θ 波和 δ 波轻度增高，α 波活动变慢。（4）临床痴呆评定（CDR）提示：中度痴呆。（5）Hachinski 缺血指数量表（HIS）：0 分。

诊断：（1）阿尔茨海默病。（2）中度痴呆。

任务目标

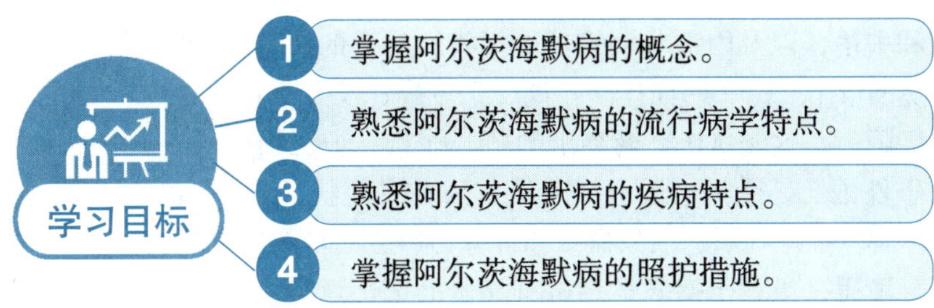

任务描述

结合该老年患者的既往病史、现有症状描述、体格检查及辅助检查，老年人被诊断为中度痴呆的依据是什么？应如何进行照护？

1. 阿尔茨海默病的概念

阿尔茨海默病（Alzheimer's disease，简称 AD），又称为老年痴呆症，是由德国医生 Alois Alzheimer 在 1906 年最先发现描述而得名，我国卫生部为避免病名造成歧视故于 2012 年 10 月 10 日将其名称统一规范为阿尔茨海默病。AD 是一种起病隐匿、进行性发展的慢性神经退行性疾病，多出现在老年人群中，也是可以导致中枢神经系统不可逆和渐进性恶化的疾病。目前仍然没有特别有效的治疗方法，给老年患者及家庭带来巨大的经济困难及生活困扰。截至 2016 年，全球患病总人数约为 4 380 万，已成为全球第五大死因，AD 是阿尔茨海默病病例中最常见的类型。而年龄作为 AD 发生的重要危险因素，与 AD 的患病率呈显著正相关。60 岁以上老年人群，每增龄 5 岁患病率约增加 1 倍。此外，在临床调查及实验研究的基础上，学者们还提出遗传、有甲状腺功能减退阳性病史、严重脑外伤病史、低教育水平史等因素均是 AD 疾病发生的危险因素。

AD 是一种常见的老年病，国内外有关患病率的研究存在差异，65 岁以上老年人中 AD 的患病率为 2%～5%，85 岁以上老年人群的患病率约占 30%。女性 AD 的患病率约为男性的 2 倍。而国内有关阿尔茨海默病年患病率的报道则显示，65 岁及以上、70 岁及以上、75 岁及以上、80 岁及以上、85 岁及以上的年患病率分别为 1.15%、1.54%、2.59%、3.54%、3.23%。

过去 20 年，中国人口结构加速进入老龄化，AD 在中国也增加迅速，在老年人中的患病率为 3.21%，有超过 700 万人患有阿尔茨海默病，至 2050 年左右 AD 患者将超过 3 000 万人，2015 年，每位患者每年的社会经济成本为 1 914 436 美元，总成本为 1 677.4 亿美元，预计到 2030 年，每年的总成本将达到 5 074.9 亿美元，2050 年将达到 1.89 万亿美元，AD 诊断后平均预期寿命为 8～10 岁，病程较长，且大多数患者有多种共病，需要长期提供照护服务，因而对社会和家庭造成沉重的经济压力。

2. 阿尔茨海默病的主要临床特点

（1）认知功能缺损症状。阿尔茨海默病患者认知功能损害通常包括记忆障碍、失认、失用和失语，以及因这些认知功能损害所导致的执行功能障碍。临床表现可以按早、中、晚期或 1、2、3 期描述。各期交叉重叠，没有明确分界线。

①记忆障碍，这是 AD 早期突出的核心症状，记忆损害的主要特点包括很难学会新知识；事件记忆易受损；近记忆减退常为首发症状。AD 患者会出现全面性智力减退，包括理解、推理判断、抽象概括和计算力等方面功能失常。

②语言障碍，患者于疾病早期虽有显著的记忆障碍，但一般性的社交语言能力相对保持正常。但与患者深入交谈后发现其出现语言内容空洞、重复和赘述的功能损害。另外，部分患者还会出现对语言（词汇、语句）理解困难，统称为皮质性失语症。

③失认症，可分为视觉失认、听觉失认和体感觉失认。主要由于患者在大脑皮质水平难以识别或辨别各种感官刺激，这种识别困难不是由于外周感觉器官的损害（如

视力减退）所导致的。

④失用症，是指感觉、肌力、协调性运动正常，但不能进行有目的的活动，可分为观念性失用症、观念运动性失用症、运动性失用症。

⑤执行功能障碍，是指多种认知活动不能协调有序地进行，与额叶及有关皮质及皮质下通路功能障碍有关，可导致老年人的日常工作、学习及生活能力下降。

（2）神经系统症状和体征。临床为便于观察，根据患者疾病发展，大致可将 AD 分为轻度、中度和重度。

①轻度，近事记忆障碍多为本疾病的首发症状，常引起照护者的注意。患者对新近发生的事情容易遗忘，难以学习新知识，忘记约会和事务安排。注意力集中困难，容易分心，忘记正在做的事情。在熟悉的地方容易迷路。时间定向力障碍，计算能力减退，思考问题缓慢，思维不清晰，逻辑易出错。早期患者对自己的认知功能缺陷有一定自知力，可伴有轻度焦虑和抑郁。此期病程持续 3 ~ 5 年。

②中度，患者记忆障碍日益严重，变得前事后忘。远记忆障碍趋于显著，对个人的经历明显遗忘，记不起个人的重要生活事件（如结婚等）。除时间定向外，地点定向也出现障碍，熟悉的地方也容易迷路，甚至在家里也找不到自己的房间。语言功能退化明显，思维变得无目的，内容空洞或赘述。对口语和书面语的理解困难。注意力和计算能力明显受损，不能完成 20 以内连续减 2 的计算题。由于判断能力受损，患者对危险估计不足，对自己的能力常予以不现实的评价。此期患者的精神和行为症状比较突出，常表现为情绪波动、不稳定、恐惧、激越、幻觉、妄想观念及睡眠障碍等症状。少数患者白天嗜睡，晚上活动。大部分患者需要专人照料。此期的病程约持续 3 年。

③重度，患者不知道自己的姓名、年龄，也不认识亲人。只能简单说几个词汇，往往只有自己的语言，言语简短、重复或刻板，或反复发出某种声音，最终完全不能说话。对痛觉刺激偶尔会有语言反应。但语言功能丧失后，患者逐渐丧失走路的能力，坐下后不能自主站立，终日卧床，大小便失禁，进食困难。此期的精神行为症状逐渐减轻甚至消失。大部分患者在进入此期后的两年内，因营养不良、肺部感染、褥疮或其他躯体疾病而死亡。但如果照护得当，也可维持较长时间的生命。

（3）其他症状。

①睡眠障碍，约半数的 AD 患者会出现睡眠节律的紊乱或颠倒，白天卧床，晚上到处活动。

②灾难反应，患者随人主观上意识到自己智力缺损，却极力否认，在应激状态下产生的继发性激越。

③日落综合征，其特征为白天烦躁，夜间失眠、定向障碍、激动、精神错乱，共济失调。

④ Kluver-Bucy 综合征，系一种与额叶功能有关的行为异常。表现为视觉认识不能，不能识别亲人面貌，不能识别镜中的自己。

⑤神经系统症状，肌张力增高、震颤、动作迟缓等锥体外系症状。

3. 阿尔茨海默病患者的心理问题

（1）情感障碍。AD 患者最早出现的情感障碍表现为幼稚、情绪易激惹、情感淡漠。在无任何原因的情况下，老年人突然出现情绪和行为的异常改变，具体表现为数分钟之内从愉悦到大哭，再到生气发怒，最后逐渐恢复平静。

（2）性格改变。部分老年患者性格改变较为显著，常表现为敏感多疑，或者恐惧、暴躁、固执。

（3）精神行为症状。AD 的主要精神行为症状有焦虑、抑郁、幻觉、妄想等，常发生于疾病的中晚期。AD 患者因为记忆减退，不记得东西归放位置而出现一种具有特征性的“偷窃”妄想。AD 患者的幻觉的平均发生率为 28%。患者还会出现一种具有独特性的错人症状。除以上精神病性症状外，AD 患者也常常出现情感症状，具体包括焦虑、恐惧的症状，还会表现出固执、偏激、怪异、自我中心、自责、依赖性、漠不关心、敏感多疑、不负责任等人格改变表现。AD 患者还可能出现动作单调、刻板、无目的的怪异行为，如无目的漫游、藏匿物品等。

4. 阿尔茨海默病患者的照护措施

对阿尔茨海默病患者采取何种护理措施与照料措施，一般是根据患者病情的严重程度、原发疾病的形式，精神行为症状形式与严重程度、躯体的一般健康状况以及患者的经济承受能力等方面综合选择。

（1）与治疗有关的照护。所有 AD 患者均需接受不同的医学治疗，最主要的则是药物治疗。患者因病情影响，往往不能遵从医嘱接受治疗。所以要根据不同严重程度采取一些针对性措施，包括解释、说服、劝说、强制等。阿尔茨海默病患者除有精神方面的症状外，患者还很可能患有某些慢性病，如高血压、心脑血管疾病、糖尿病或肝肾疾病等。这些慢性疾病的发生概率，随着患者年龄增长而增高。这意味着患者往往同时服用多种药物，因此要特别注意患者的用药安全。

（2）生活照护。对于轻度病情的患者，生活照料主要是督促、辅导或协助患者完成日常生活的料理；对于中度病情或躯体状况较差者，则主要是提供具体的生活照料，具体包括定期洗澡、更换衣物、理发、修剪指（趾）甲，对病情严重患者洗澡时要有专人协助。对生活不能自理或痴呆患者，还要训练其排泄习惯，发现尿潴留应诱导排尿，无效时给予导尿。对肢体瘫痪者，应当置患肢于功能位，定时进行按摩。

（3）饮食照护。轻度病情患者饮食照料主要是保证患者摄入的饮食结构合理，营养充分，同时应注意到是否有呛咳、误吸、噎食等现象。给 AD 患者喂食时应当细心劝导其缓慢进食或给予半流食。饮食以清淡，富含蛋白质、维生素，低脂低盐为佳。

（4）人身安全的照护。居家患者最主要的问题是走失、意外事故和外伤，应采取措施预防。对住院患者安全问题主要来自患者之间的攻击行为导致的外伤，自由行走患者的跌伤及骨折。首先对于患者的活动范围及生活的安全护理应注意 AD 患者的活动范围应在照护员的视线之内，防止患者的迷路和走失。患者活动范围的地面保持清洁干燥，避免跌倒。对重病患者要防止自伤、他伤等意外的发生。患者入院时须详细告知患者及家属可能发生潜在的危险，确保护理环境及患者用品的安全性。

（5）病情观察与记录。对患者的观察主要是躯体情况的变化以及行为习惯的改变。AD 患者早期除了记忆减退、反应迟钝、行动迟缓等一些精神衰老的表现外，还会出现孤僻、自私、冷漠、情绪不稳定、活动减少、睡眠障碍等个性改变，这也是 AD 病患者最常见、最典型的症状。照护者要做好观察及记录，及时发现患者症状是否由轻度向重度逐渐过渡，需及时就医，接受规范治疗，以减缓病情发展。

（6）心理照护。AD 患者因长期患病，伴有不同程度的精神症状和性格变化，诸如猜疑、自私、幻觉、妄想。照护者需理解患者的异常行为是因疾病而导致的，需用宽容、诚恳的态度与之相处，耐心倾听而不是横加阻拦甚至指责。在条件允许的范围内，尽可能满足患者的合理需求，当无法满足时应耐心解说，切忌用伤害感情或损害患者自信心的语言和行为，加重其心理损伤，进而造成情绪低落，甚至发生攻击性行为。更不能用关、锁等侮辱其人格的方式来应对患者固执、摔打东西的冲动行为。

由于 AD 的病情常常表现出波动性，因此在与患者和家属沟通时，尽量避开患者注意力不集中、焦虑、抑郁、愤怒的情况。无论是对患者还是家属，照护者都要用和蔼的态度和足够的耐心与之交谈，鼓励并增强患者战胜疾病的信心。评估患者心理状态后，有计划、有目的地与其交谈，调动其积极配合治疗的意愿。

（7）其他照护。

①认知治疗，包括认知刺激、认知训练和认知康复疗法。照护者给患者提供一些与自己既往生活相关的老照片，帮其回忆过去；学习新知识及绘画，以缓解患者紧张不安的负性情绪、改善抑郁症状及认知障碍。此外，结合老年人患病的特点，应用重复学习法、间隔提取法等帮助其恢复记忆。

②环境治疗，老年人所处环境会影响其生活质量及行为，增加跌倒、骨折的风险。此外，老年患者对环境的适应能力较差，因此舒适安全家庭环境的布置可降低因不适宜环境而激发异常精神行为症状的风险。

③音乐治疗，即给老年人演奏或播放其年轻时候所喜欢的音乐，可一定程度改善其语言能力。另外，将需要记忆的信息匹配音乐旋律更有助于恢复，节奏性较强的音乐还可改善其步态，加强认知训练与运动训练。

④光照疗法，适当日光照射有助于改善老年患者昼夜节律紊乱所导致的睡眠障碍，增加睡眠时间，改善情绪行为的异常。

⑤芳香疗法，用芳香植物（如薄荷、玫瑰等）提取的精油来进行治疗，可改善患者的激越症状以及情绪障碍。但照护者需排除患者是否对香料过敏后再开展治疗。

⑥运动疗法，评估患者活动能力、躯体健康状况后，鼓励其参加投球、散步、太极等运动，以缓解患者的焦虑情绪。

任务实施

表 5-15　阿尔茨海默病与心理照护的测验

分类	内容	重点	说明
概念	阿尔茨海默病	（1）阿尔茨海默病的疾病特点。 （2）阿尔茨海默病的流行病学特点	
问题分析与解决	阿尔茨海默病患者常见的心理问题	运用阿尔茨海默病照护措施解决心理问题	

知识拓展

2 型糖尿病与阿尔茨海默病的相关性

据 2017 年全球疾病负担研究统计，2 型糖尿病（type 2 diabetes mellitus 简称 T2DM）和阿尔茨海默病（AD）分别为全球第六大和第十大死因，且病程长，对人群健康造成危害，已成为全球重要公共卫生问题。既往流行病学研究发现，T2DM 与 AD 间具有相关性。大多数研究发现 T2DM 可增加 AD 的患病风险，但有关 AD 对 T2DM 影响的研究较少。相关研究表明，2 型糖尿病可增加阿尔茨海默病患病的风险，有少量研究发现 AD 病也可增加 T2DM 的患病风险。目前，已有部分研究围绕胰岛素抵抗分析了 T2DM 与 AD 间关联的机制，发现可能为胰岛素抵抗、β－淀粉样蛋白的积累、tau 蛋白异常磷酸化及所致脑内微血管功能障碍。但相关研究仍有待完善，且 β－淀粉样蛋白的积累与 tau 蛋白的过度磷酸化是否由 T2DM 直接引起，仍有待进一步的研究证明。

任务评价

老年阿尔茨海默病与心理照护同步练习

表 5–16 "阿尔茨海默病与心理照护"任务学习自我检测单

<table>
<tr><td colspan="3">姓名：　　　　　　专业：　　　　　　班级：　　　　　　学号：</td></tr>
<tr><td rowspan="3">任务分析</td><td colspan="2">阿尔茨海默病的概念：</td></tr>
<tr><td colspan="2">阿尔茨海默病的流行病学特点：</td></tr>
<tr><td colspan="2">阿尔茨海默病的心理问题分析：</td></tr>
<tr><td>任务实施</td><td>阿尔茨海默病的心理照护</td><td></td></tr>
</table>

项目总结

老龄问题成为我国人口发展的主要问题，而老年人生活质量和心身问题又是老龄工作的核心问题。我国卫生部门城市医院住院患者中，恶性肿瘤、心脏病、脑血管病、内分泌系统疾病、呼吸系统和消化系统疾病成为高居前十位的常见老年疾病类型，并成为部分城市前十位的主要死亡原因。而疾病不仅对老年人的躯体健康造成伤害，由躯体症状、家庭照护等因素引起的心理问题也是老年照护的重要内容。本章节对老年人常见身心疾病的概念、临床特点、常见心理问题及心理照护措施进行了详细介绍。

思考实践

1. 了解老年人常见心身疾病的种类？
2. 试分析老年人常见心身疾病导致的心理问题及照护措施？

项目六 老年人特殊心理障碍与照护技术

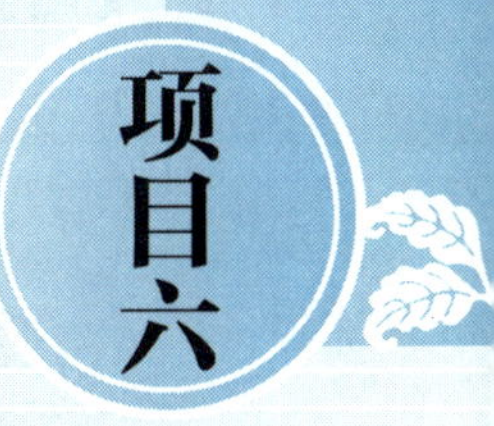

项目概述

本项目主要介绍老年人可能出现的一些特殊心理障碍及其诊断标准和照护方法，包括重度神经认知障碍、睡眠障碍以及自杀心理等心理问题。心理障碍在很多时候是和大脑功能密切相关，其中的一大分支是神经系统疾病导致的障碍。神经认知障碍内容庞杂，国内外有很多专门介绍阿尔茨海默病及认知障碍疾病神经心理测评量表的专著，各种类型的失智症，如阿尔茨海默病、帕金森综合征、亨廷顿舞蹈症等慢性病在发展一定程度后都可能出现心理症状。睡眠质量不好的老年人，免疫力不断减退，容易发生脑梗、高血压等疾病，睡眠健康是身心健康的重要内容；老年人自杀行为最近几年来也是较为严重的社会现象。如何护理上述老年人出现的心理问题，本项目就以上问题进行探究。共 8 学时。

学习目标

知识目标	1. 熟知神经认知功能障碍的概念。 2. 熟悉神经认知功能障碍的分类和心理护理方法。 3. 熟悉老年人睡眠障碍的心理照护。 4. 掌握预防老年人自杀及老年人的心理照护
能力目标	1. 正确采用神经认知功能评估方法。 2. 根据老年人阿尔茨海默病情况采取正确的照护方法。 3. 根据老年人情况提高其睡眠卫生和心理健康。 4. 能够为预防老年人自杀行为采取适当的措施
素养目标	1. 具有辨识生理功能和心理活动之际关系的能力。 2. 具有发现老年人心理问题和解决问题的能力。 3. 完善自身修养和心理素养

项目导航

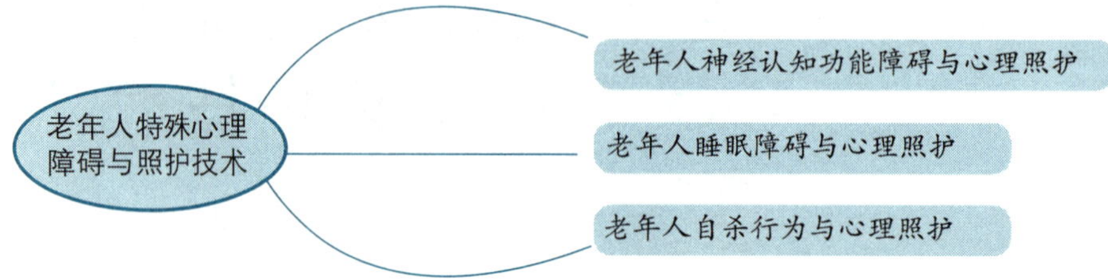

在线预习

了解书籍《精神障碍诊断与统计手册（第五版）》DSM–5

任务一 老年人神经认知障碍与心理照护

任务情境

《照护——哈佛医师和阿尔茨海默病妻子的十年》这本书是哈佛教授凯博文所著。他在妻子被诊断出患有早发性阿尔茨海默病后，开始了对她的悉心照护。这本书讲述的不仅是一个“执子之手，与子偕老”的动人故事，作为一名精神科医生、医学人类学家和照护者，他指出了医疗体制中存在的种种问题以及悖论。他以自己的毕生经历强调，“照护”才是医学的核心。这是凯博文先生在出版40余部专著后，第一次写到关于自己的婚姻与家庭的经历，以及自己照护妻子的个人经历。

什么是照护？照护的英文“care”一词在不用于医疗语境时，更广泛本意是“关心”“关爱”“关照”，或许这才是照护的灵魂——正是人与人之间的互相关心，让“照护”一词中注入了爱护、理解和感同身受。“照护，意味着陪伴在他（她）左右，与他（她）一起经历惊慌与伤痛的旅程。”凯博文写道。照护，远远大于医学这一范畴，涉及最普遍的人性。

什么是照护？照护可能是一场终将“失败”的战斗。在一切的抗争与坚持后，所爱之人依旧会离我们而去。尽管凯博文将这个故事写得充满温馨和幽默，但我们仍在其中体会到作为患者家属的酸涩。照护是一项漫长的、艰难的工作，有时它让人感到愉悦，但更多的时候，它只会让人感到无尽的疲惫与焦虑。凯博文清醒地提出，面对这种情况，“我们必须向自己，也向我们的医生，抛出某些并不让人愉快的问题”。

任务目标

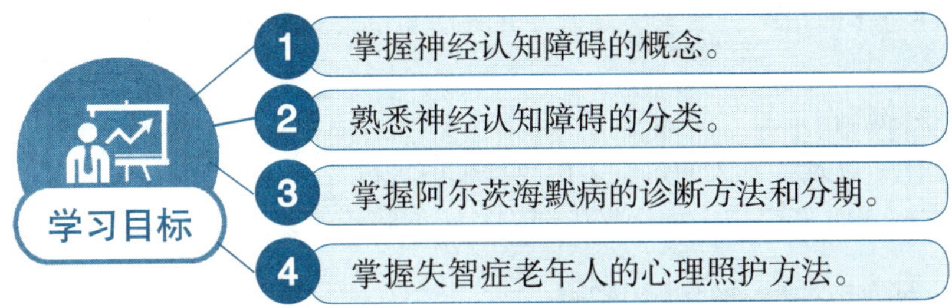

一、神经认知障碍

神经认知障碍（neurocognitive disorders，简称 NCDs）也称为认知障碍（cognitive disorders，简称 CDs），是一种主要影响认知能力（包括学习、记忆、感知和问题解决等）的心理健康障碍。一般认为是：执行功能、学习和记忆、感知运动功能、语言、复杂注意力和社会认知等六种认知能力缺陷，通常代表为衰退，并可能有潜在的脑病理。

认知的基础是大脑皮层的正常功能，任何引起大脑皮层功能和结构异常的因素均可导致认知障碍。由于大脑的功能复杂，且认知障碍的不同类型互相关联，即某一方面的认知问题可以引起另一方面或多个方面的认知异常（例如，患者若有注意力和记忆方面的缺陷，就会出现解决问题的障碍）。因此，认知障碍是脑疾病诊断和治疗中最困难的问题之一。

神经认知障碍（NCDs）在 DSM- Ⅳ中认为是谵妄，轻度、重度神经认知障碍综合征和它们的病因学的亚型。重度或轻度神经认知障碍的亚型是：由于阿尔茨海默病所致的神经认知障碍、血管性神经认知障碍、神经认知障碍伴路易体、由于帕金森病所致的神经认知障碍、额颞叶神经认知障碍、由于创伤性脑损伤所致的神经认知障碍、由于 HIV 感染所致的神经认知障碍、物质 / 药物所致的神经认知障碍、由于亨廷顿病所致的神经认知障碍、由于其他躯体疾病所致的神经认知障碍，由于多种病因所致的神经认知障碍和未特定的神经认知障碍。神经认知障碍认知功能的损害并非自出生后或非早年的生活中就存在，因此它代表先前已经获得的功能水平的衰退。这里我们主要介绍失智症（痴呆症）。

二、老年人神经认知障碍的分类和诊断标准

（一）谵妄

谵妄是指一组综合征，又称为急性脑综合征。表现为意识障碍、行为无章、无目的、注意力无法集中。通常起病急，病情波动明显。该综合征常见于老年患者。患者的认知功能下降，觉醒度改变，感知觉异常，日夜颠倒。谵妄并不是一种疾病，而是由多种原因导致的临床综合征。

该症的诊断标准如下。

（1）注意（即指向、聚焦、维持和转移注意的能力减弱）和意识（对环境的定向减弱）障碍。

（2）该障碍在较短时间内发生（通常为数小时至数天），表现为与基线注意和意识相比的变化，以及在一天的病程中严重程度的波动。

（3）额外的认知障碍（如记忆力缺陷、定向障碍、语言、视觉空间能力或知觉）。

（二）轻度或重度神经认知障碍

1. 失智症（痴呆症）

这里我们主要探讨由失智症（痴呆症）导致的神经认知功能障碍。中华医学会《老年期痴呆防治指南》指出：痴呆是指由于神经退行性脑血管病变、感染、外伤、肿瘤、营养代谢障碍等多种原因引起的，以认知功能缺损为主要临床表现的一组综合征，通常多见于老年人群。痴呆除表现有定向、记忆、学习、语言理解、思维等多种认知功能损害外，多数患者还表现有行为异常。认知功能缺损和行为异常终将导致患者的职业及社会生活功能下降或丧失。

由于公众对这种疾病缺乏足够的重视，痴呆（dementia）无论在中国还是西方，都存在社会歧视问题，这样的诊断，患者不愿意接受，家属也不认可，有人用“阿尔茨海默病”这个专业术语来代替痴呆诊断，但是，因为“阿尔茨海默病”只是“痴呆”疾病的一种类型，所以在医学上没有被采纳。目前有些国家和地区将“痴呆”称为失智症或认知症，我国现通常采用失智症的说法。

失智症的患病率高，致残、致死率高，现已成为西方发达国家的第四位死因，仅次于心脏病、癌症和脑卒中。目前，全球每 3 秒就有一例失智症患者产生。世界卫生组织预测，2050 年全世界老年人口将达到 20.2 亿人，其中，中国老年人口将达到 4.8 亿人，几乎占全球老年人口的 1/4。现阶段的中国，阿尔茨海默病患者人数已居世界第一，同时也是全球增速最快的国家 / 地区之一。失智症病程长，医疗和照料负担重，直接和间接的医疗费用都很高，是老龄化社会面临的重要卫生服务问题和社会经济负担问题。发病后的失智症患者一般存活年限平均仅为 5.5 年，且绝大部分患者生活质量低下。有的失智症患者甚至受到各种人身限制，不能享有基本权利和自由。

2. 失智症分型

在失智症的分类上，大致分为两类：退化性失智症和血管性失智症。其中最常见的就是阿尔茨海默病，它是归属于退化性失智症，是一种神经退化性疾病，脑部神经细胞会受到破坏，主要是侵犯海马回为主。美国前总统里根就是患此症。

失智症是一群症状的症候群，它的症状不单纯只有记忆力的减退，还会影响到其他认知功能，包括有语言能力、空间感、计算力、判断力、抽象思考能力、注意力等各方面的功能退化，同时可能出现干扰行为、个性改变、妄想或幻觉等症状，这些症状的严重程度足以影响其人际关系与工作能力。

退化性失智症主要有五种，分别是阿尔茨海默病、额颞叶型失智症、路易体型失智症、帕金森病型失智症、血管性失智症。

（1）阿尔茨海默病。阿尔茨海默病（AD）是一种起病隐匿的进行性发展的神经系统退行性疾病。病程早期即大脑记忆力衰退，对时间、地点和人物的辨认出现障碍，在熟悉的街道上迷路，忘记经常使用的词汇，忘记家人及发生在自己身上的事。主要症状：迷路、情绪不稳、认知功能衰退、行为改变等。65 岁以前发病者称早老性痴呆，65 岁以后发病者称老年性痴呆。

（2）额颞叶型失智症。额颞叶型失智症是指神经影像学显示脑部额叶、颞叶逐渐萎缩的一种脑补退行性疾病，是神经变性痴呆较常见的病因，约占全部痴呆患者的 1/4。易发年龄在 50 岁以后，发病年龄比阿尔茨海默病要早，中老年患者缓慢出现言语退化、判断力紊乱、人格改变、言语障碍及行为异常等症状。

（3）路易体型失智症。路易型失智症是一组在临床和病理表现上重叠于帕金森病与阿尔茨海默病之间以波动性认知功能障碍、视幻觉和帕金森综合征为临床特点，以路易体为病理特征的神经变性疾病。多见于老年人，男性略多于女性。预后较差，多死于并发症。

（4）帕金森病型失智症。帕金森病（PD）又名震颤麻痹，是一种常见的中老年人神经系统变性疾病。主要病变在黑质和纹状体。震颤、肌强直及运动减少是本病的主要临床特征。帕金森病是老年人中第四位最常见的神经变性疾病。本病发病年龄在 40 ~ 70 岁之间，起病高峰在 50 ~ 60 岁之前，男性多于女性，青年家族病例亦有报道，外伤、情绪低落、过度劳累、寒冷可诱发本病。起病隐匿、缓慢进展，常以少动、迟钝或姿势改变为首发症状。逐渐加剧主要有静止性震颤肌张力增高、运动迟缓或运动缓慢、自主神经障碍。

（5）血管性失智症。血管性失智症是由于脑血管破裂或堵塞，使脑细胞受损所致。症状复杂，依其受损的脑部位和受损程度而定。有三大合并症：感染、跌倒和再度中风。死亡率要高于其他失智症。

除了上述因素，基因、脑外伤、中风、创伤后应激、病毒、心脏问题、药物和毒药也会导致轻度或重度神经认知功能障碍。

三、失智症分期

第一阶段（1 ~ 3 年）。此阶段为轻度痴呆期。表现为记忆减退，对近事遗忘突出；判断能力下降，患者不能对事件进行分析、思考、判断，难以处理复杂的问题；工作或家务劳动漫不经心，不能独立进行购物、经济事务等，社交困难；尽管仍能做些已熟悉的日常工作，但对新的事物却表现出茫然难解，情感淡漠，偶尔激惹，常有多疑；出现定向障碍，对所处的场所和人物能做出定向，对所处地理位置定向困难，复杂结构的视空间能力差；言语词汇少，命名困难。

第二阶段（2 ~ 10 年）。此阶段为中度痴呆期。表现为远近记忆严重受损，简单结构的视空间能力下降，时间、地点定向障碍；在处理问题、辨别事物的相似点和差异点方面有严重损害；不能独立进行室外活动，在穿衣、个人卫生以及保持个人仪表方面需要帮助；计算力迟钝；出现各种神经症状，可见失语、失用和失认；情感由淡漠变为急躁不安，常走动不停，可见尿失禁。

第三阶段（8 ~ 12 年）。此阶段为重度痴呆期。患者已经完全依赖照护者，严重记忆力丧失，仅存片段的记忆；日常生活不能自理，大小便失禁，呈现缄默、肢体僵直，查体可见锥体束征阳性，有强握、摸索和吸吮等原始反射。最终昏迷，一般死于感染等并发症。

四、老年人神经认知障碍的照护

（一）心理预防

1．及早发现是对失智老年人最好的帮助

及时认识早期症状，做到早发现、早期治疗、早期干预，这有着非常重要的意义，是对失智老年人最好的帮助。AD 的早期预防大体分为一级、二级、三级预防。一级预防的总体目标是减少疾病的发病率，通过在疾病发作之前进行干预和维持健康或消除潜在的疾病原因。二级预防目标是预防早期或临床前阶段症状明显的疾病。三级预防专注于管理症状明显的疾病及其疾病并发症，并最大限度地提高生活质量。此外，一级预防可以通过个人预防，比如注意饮食营养平衡，日常生活中注意补充维生素 D 和 B，同时尽量避免使用铝制炊具。二级预防可以通过药物辅助治疗，比如发现早期 AD 要口服健脑药物、静脉给活血药、营养脑神经药物等，并保持大脑锻炼、身体锻炼等，提高生活质量。同时要为老年人讲解预防知识，让一些潜在病患人群定期进行自我评定。三级预防又称临床预防，主要借助各种临床治疗方法，针对一些症状明显的患者，并进行心理治疗干预保持身心健康，此外，还要增强照护者的能力，让照护者做好管理工作。

2. 规律锻炼，健康饮食

通过建立好的生活习惯，比如平时多吃健康食品，不抽烟、不酗酒，积极预高血压、糖尿病、高血脂等病，都能间接起到预防老年失智症的作用。定期锻炼可以降低患失智症 50% 的风险，也可以很好减缓已经出现有早期症状的老年人的病情恶化。散步和游泳是最适合老年人的运动项目，还可以尝试瑜伽、平衡球、广场舞等运动。

3. 关注自身的心理健康

因为抑郁也可能是阿尔茨海默病的风险因素之一。可能是因为长期抑郁引发的精神压力会导致人体分泌过多的皮质醇激素，最终增加患老年痴呆症的风险。

4. 社交活动

社会活动会对人体的脑部产生刺激，能够很好地预防老年痴呆。除了多参与社交活动之外，一些用脑的活动，看书、练书法、养花，甚至是打麻将都会有益于脑部活跃的方式。

5. 保证有质量的睡眠

夜间睡眠不足会使思维速度减缓并影响情绪，会加大老年人患上老年痴呆的风险。有研究显示，睡眠不足或中断是老年痴呆症的高危风险因素。为老年人制订一个规律的睡眠计划，形成稳定和适当的生物钟，为睡眠做好准备，创造一个放松的就寝环境十分重要，以保证良好的睡眠质量。

（二）认知功能促进

功能促进是指通过设计可以刺激大脑功能的任务，来改善老年人的受损的认知功能。其内容包括：失智老年人日常精神和行为的疏导照护，老年人的陪伴和安抚照顾，组织益智游戏，家属和老年人心理健康教育宣传，针对老年人个性化心理疗法，设计娱乐，运动和社会活动项目，心理支援，等等。

（三）怀旧疗法

怀旧疗法的理论基础主要有埃里克森的心理社会发展理论和阿奇利的持续活动理论。埃里克森的心理社会发展理论指出，人生的最后一个阶段是老年期。此期的发展任务是“自我完善对失望”，老年人主要是通过回顾过去的人生经历寻求一种完善感和满足感，若无法达到自我完善，将会导致自我价值感降低，甚至悲观绝望。

目前，怀旧疗法是老年痴呆照护实践中最流行的心理社会干预之一。怀旧疗法的主要方法是在安全、舒适的环境中，利用老照片、音乐、食物及过去家用的或其他熟悉的物件作为记忆触发，唤起参与者的往事记忆并鼓励其分享、讨论个人生活经历，如“旧时的音乐（节庆）”“儿时记忆”“读书时光”“我的家庭”“工作经历”等。

怀旧疗法分为三种形式：简单怀旧、生命回顾和生命回顾疗法。（1）简单怀旧，适用于精神健康的老年人，通过引导和倾听老年人自发怀旧或讲述自传故事，使其增加社会接触和正性体验，记住过去积极的事件。这一方法易于实施，多为养老院及社区的护理人员或社会工作者以团体形式开展。（2）生命回顾更加结构化，实施者通过设计干预、提出问题，不断推动患者更完整地回忆整个生命周期，对其生活中的正面和负面事件进行整合和再评价，帮助其重塑过去事件的意义，发挥怀旧的解决问题和形成自我认同感的功能。实施者可引导一个小组进行，也可采用个人访谈的形式进行。实施者需有更高级的技能来推动干预的进行，多为精神科医生或有多年老年护理工作经验的护士。（3）生命回顾疗法，是高度结构化的一种心理治疗方法，主要用于患有焦虑、抑郁等严重精神疾病的老年人。它注重减少痛苦，减轻厌倦感，缓解疾病症状。实施者需有相关专业技能，多为心理治疗师。

任务二　老年人睡眠障碍与心理照护

任务情境

李奶奶今年65岁了，一夜要醒五六次，迷迷糊糊似睡非睡，直到天明；或是总在半夜两三点醒来，再也睡不着……很多人进入老年后，都会有失眠的困扰。人们普遍认为“人越老，觉越少”，睡不着只是年纪大了的一种现象。专家提醒，老年人睡眠问题的背后可能还隐藏着器质性疾病或心理问题等深层次原因，当严重影响日常生活时，应该引起重视，并及时就医。

任务目标

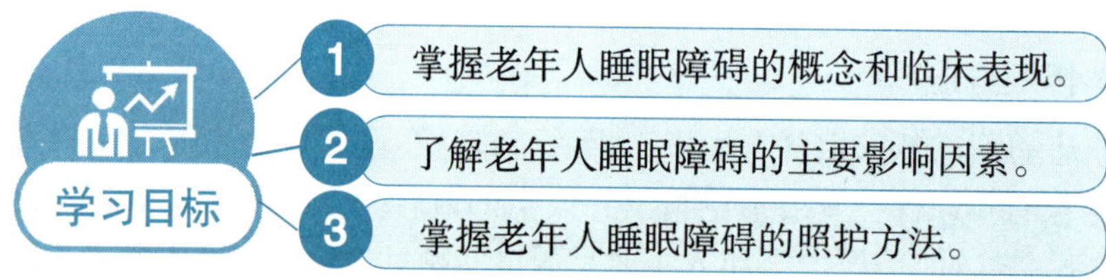

任务描述

进入21世纪，人们的健康意识空前提高，“拥有健康才能有一切”的新理念深入人心，因此有关睡眠问题引起了国际社会的关注。人一生中有1/3的时间是在睡眠中度过，五天不睡人就会死去，可见睡眠是人的生理需要。睡眠作为生命所必需的过程，是机体复原、整合和巩固记忆的重要环节，是健康不可缺少的组成部分。

据世界卫生组织调查所知，27%的人有睡眠问题。为唤起全民对睡眠重要性的认识，国际精神卫生组织主办的全球睡眠和健康计划于2001年发起了一项全球性的活动——将每年的3月21日，即春季的第一天定为“世界睡眠日”。

据中国6个城市的市场调研显示，成年人一年内的失眠患病率高达57%。中国医师协会精神科医师分会与赛诺菲—安万特合作的“各科医师睡眠状况调查”对全国30家医院的1 914名医生进行了调查，结果显示，在2002年内有69.4%的医生存在睡眠障碍问题。2003年，中国睡眠研究会把“世界睡眠日”正式引入中国。

一、睡眠障碍

（一）睡眠障碍的定义

睡眠障碍是指睡眠量不正常以及睡眠中出现异常行为的表现，也是睡眠和觉醒正常节律性交替紊乱的表现。调查显示，很多人都患有睡眠方面的障碍或者和睡眠相关的疾病，成年人出现睡眠障碍的比例高达30%。睡眠障碍是老年人常见的症状之一，据统计，80%～90%的老年人有不同形式的睡眠问题，虽然睡眠障碍不会直接威胁生命，但却可造成焦虑、激动、情绪不稳定、烦躁不安、精神疲乏，长期失眠可产生抑郁甚至发生自杀行为。其患病率随年龄增长而增加，因此睡眠障碍对老年人来说是个严重的精神卫生问题。

（二）睡眠障碍的临床表现

1. 睡眠量的不正常

失眠障碍的个体通常以不满意睡眠质量、周期和数量的主诉就诊，因而导致的日间痛苦和损害是睡眠障碍的核心特征。

可包括两类：一类是睡眠量过度增多，如因各种脑病、内分泌障碍、代谢异常引起的嗜睡状态或昏睡，以及因脑病变所引起的发作性睡病，这种睡病表现为经常出现短时间（一般不到15分钟）不可抗拒性的睡眠发作，往往伴有摔倒、睡眠瘫痪和入睡前幻觉等症状。另一类是睡眠量不足的失眠，整夜睡眠时间少于5小时，表现为入睡困难、浅睡、易醒或早醒等。失眠可由外界环境因素、躯体因素或心理因素（如焦虑、恐惧、过度思念或兴奋）引起。一些疾病也常伴有失眠，如神经衰弱、焦虑、抑郁症等。

2. 昼夜节律失调性睡眠——觉醒障碍

觉醒障碍是由于昼夜时间维持与诱导系统变化或内源性昼夜节律与外部环境不同步引起的一类睡眠疾病。它以失眠和（或）白天过度嗜睡为主要临床表现，常导致有临床意义的苦恼或导致精神、躯体、社会、职业、教育或其他方面的功能损害。在老年人群中，由于下丘脑视交叉上核（suprachiasmatic nucleus，简称SCN）体积和细胞数量减少、夜晚褪黑素分泌减少、外界授时因子暴露减少等共同影响了昼夜节律系统并导致了老年人群的睡眠紊乱，常见类型为睡眠觉醒时相延迟障碍、觉醒时相提前障碍和不规律睡眠—觉醒节律障碍等。

3. 睡眠中的发作性异常

睡眠中的发作性异常指在睡眠中出现一些异常行为，如梦游、梦呓（说梦话）、夜惊（在睡眠中突然骚动、惊叫、心跳加快、呼吸急促、全身出汗、定向错乱或出现幻觉）、梦魇（做噩梦）、磨牙、不自主笑、肌肉或肢体不自主跳动等。这些发作性异常行为不是出现在整夜睡眠中，而多是发生在一定的睡眠时期。例如，梦游和夜惊多发生在正相睡眠的后期；而梦呓则多见于正相睡眠的中期，甚至是前期；磨牙、不自主笑、肌肉或肢体跳动等多见于正相睡眠的前期；梦魇多在异相睡眠期出现。

二、睡眠障碍的影响因素

老年期的睡眠变差与躯体状况变差、社会心理应激因素等因素相关。

1. 生理性原因

大多数老年人因大脑皮层的功能减弱，新陈代谢减慢，体力活动减少，影响正常睡眠过程，随着年龄增长，睡眠时间减少，入睡时间延长，睡眠深度变浅醒转次数较多，早醒，睡眠时间的提前等生物节律改变引起睡眠的变化。

2. 心理性原因

情绪的急剧变化，如过度悲伤、激动、兴奋、紧张或疲劳等精神心理因素引起不眠。

3. 不良的睡眠习惯

白天老年人在安静环境中容易打瞌睡，也会影响夜间的睡眠质量，扰乱了正常日夜睡眠规律。

4. 不良的睡眠环境

老年人习惯于固定的生活环境，如果改变其卧室的环境，或到陌生的环境中，或较强的光线刺激，过大的噪声，室内温度过高或过低等都可以影响睡眠。

5. 躯体疾病

常见心脑血管疾病，低氧血症，前列腺增生尿频，骨折，手术后疼痛和活动受限，滞留在床上的时间过多，都可以干扰睡眠的生理节律。

6. 不良饮食习惯

过度饮酒、吸烟、饮用咖啡类饮料，服用兴奋类药物使中枢神经系统兴奋影响睡眠。

7. 精神病性原因

患有神经症、心因性精神障碍、老年抑郁症、躁狂症、精神分裂症、脑血管性精神障碍、老年痴呆等疾病都可出现睡眠障碍。

三、老年人睡眠障碍的心理护理

一般治疗原则，对老年人先要检查是否有原发疾病，若有则应首先治疗原发疾病。对于睡眠障碍我们常用的心理治疗方法包括健康教育和行为指导、时间疗法、光照治疗和药物治疗。

（一）讲究睡眠卫生

（1）随着年龄的增长会出现生物节律的改变，应培养良好的睡眠习惯，坚持有规律的作息时间，改善卧室及周围的环境。

（2）健康饮食，养成良好的饮食习惯，戒烟限酒少咖啡等兴奋性饮料。

（3）白天参加适当活动，适当安排体育运动的时间，提高夜间的睡眠质量。

（二）有选择性采用心理或行为治疗

支持性心理治疗其内容包括给失眠患者关心和安慰，讲解睡眠卫生知识，起到消除顾虑、安定情绪的作用，为下一步治疗打好基础。行为治疗常用的有松弛疗法（即通过身心松弛，促使自律神经活动朝着有利于睡眠的方向转化，并使警觉水平下降，从而诱导睡眠的发生）。刺激控制的行为治疗主要适用于不利睡眠环境的情况，其原理在于“使卧室里的各种刺激重新与迅速入睡建立条件联系”。

1. 心理疏导疗法

首先对老年患者，建立信任合作关系，能够积极配合，在此基础上进行宣教，从而建立健康睡眠生活模式。使每位患者认识到合理的睡眠期望、避免过分关注睡眠、改变早上床可促进睡眠以及每晚必须睡足 8 小时的错误认识，保持一种轻松愉悦的心态入睡。

2. 刺激控制疗法

改善睡眠环境和睡眠倾向之间相互作用的行为干预措施，重建睡眠—觉醒生物节律。有睡意才上床，卧床 20 分钟未入睡，起床离开卧室，行动不便者，在床上进行简单四肢活动，在床上时间缩短到真正睡眠时间，造成轻度的睡眠剥夺。避免在床上进食、思考复杂问题等与睡眠无关的活动。无论前晚睡眠时间有多长，保持规律起床时间，日间避免小睡。

3. 睡眠限制疗法

通过缩短清醒卧床时间，增加入睡的驱动力从而提高睡眠效率。只有在 1 周的睡眠效率超过 85%，可增加卧床 15 ~ 20 分钟，当睡眠效率为 80% ~ 85%，卧床时间保持不变。

4. 放松疗法

临睡前坐（或躺）床上，两手掌自然放在两膝上，闭目养神，注意力集中在两脚心上，均匀而平缓的呼吸 3 ~ 4 分钟，然后缓慢睁开双眼，全身放松，此方法可缓解应激、紧张和焦虑引起的身心功能紊乱的症状，降低卧床时的警觉性及减少夜间觉醒。

呼吸练习

5. 正念训练疗法

正念训练是认知行为疗法中的一类，该疗法是一种基于正念而来的心理干预方法，强调接纳和不评价，主要包括目的、注意力和态度三个方面。目的即目标、意图，是指进行正念训练是为了什么，在训练之后能够达到什么样的效果。

正念训练比较常用的有正念减压疗法（mindfulness-based stress reduction，简称 MBSR）又称为正念冥想，是一个有组织的团体训练项目，强调通过正念冥想练习来减轻生理、心理和精神失常的痛苦。参与者用可接受、非批判的态度来对待自己的疼痛、感受、情绪、认知和行为，以此来改变自己的想法和行为模式或对待想法、感受和情绪的态度。此疗法包括有每周一次的团体课程，持续 8 周，每次 2.0 ~ 2.5 小时，进行正念冥想技巧的练习，团体成员间互相探讨压力程度、应对方法和家庭作业。第 6 周进行一整天（7 ~ 8 小时）的密集正念训练，主要通过静坐冥思、身体扫描、正念瑜伽等方式进行正念练习。

正念认知疗法（mindfulness-based cognitive therapy，简称 MBCT）在正念减压疗法的基础上发展而来，此疗法将认知疗法和正念训练相结合，主要用于改变情绪和身体感受。MBCT 主要更注重训练注意力，主要用于治疗焦虑、抑郁等负性情绪和抑郁症的复发。T. Heidenreich 等在 2006 年首次将 MBCT 引入失眠症患者中，并取得显著的效果。MBCT 主要通过坐姿冥想、身体扫描、行走冥想、认知记录和 3 分钟呼吸空间等方式进行正念练习。

任务三　老年人自杀行为与心理照护

任务情境

“自杀”是一个距离我们并不遥远的词汇，世界卫生组织（WHO）发布的《2018 世界卫生统计报告》称，中国的自杀率为 9.7/10 万人。鲜为人知的是，当自杀意愿者堕入永恒的宁静之前，还有一层防护网试图兜住他们——自杀干预机构。

救援团能够敏锐发现自杀风险，并最终解除危机依靠的是人工智能技术。2018 年 7 月 25 日，学者黄智生开发出一款“树洞机器人”，可以通过“知识图谱”的算法从树洞（即已自杀者生前微博的评论区）中自动筛选出有具有高危自杀风险的评论，并每隔 4 ~ 6 小时发送一份监控通报给救援团，由团内的 200 多位救援团志愿者对发现的试图轻生者进行自杀干预。

在国内，传统的自杀危机干预渠道是心理危机热线。其中“希望 24 热线”是中国民间自杀干预组织的中坚力量，由来自中国台湾的生命教育与危机干预专家，自杀防治协会秘书长林昆辉于 2012 年在上海开通，目前全国 17 个省（市）共计 21 个接线室正在运营。同样是全年忙碌不休的，是另一条隶属于官方的无偿自杀干预热线——北京市心理援助热线。

干预自杀并非最终目的，而是正视自杀这一选择以及早期自杀"预防"的必要性。痛苦难以共鸣，但理解痛苦、正视痛苦是一个秉持人道主义精神的社会必须要做的事情。

任务目标

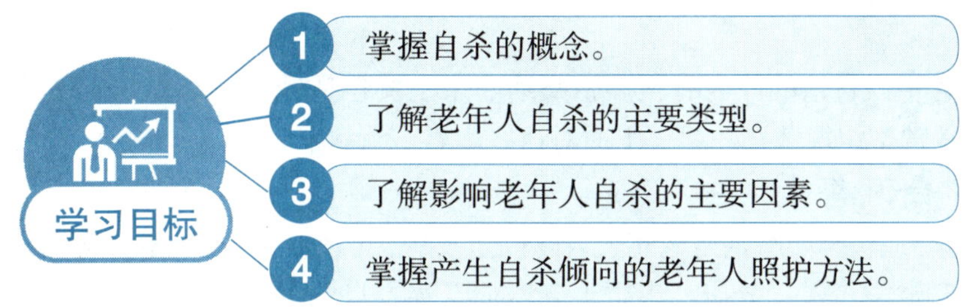

一、自杀行为的概述

自杀行为是一种有意识的、自愿结束生命的行为，是多因素导致的社会现象，也是一种严重的社会问题。根据世界卫生组织的报告，全球估计每年有超过 80 万人自杀死亡，而且实际上这个数据很可能被低估。中国卫生组织报告城市自杀率约为 6.86/10 万人，农村自杀率为 10.01/10 万人。自杀未遂率约为自杀成功者的 10 倍以上。19 世纪末，法国社会学家涂尔干因其对自杀原因的解释和分类备受学者的重视。涂尔干认为，自杀并不是一种简单的个人行为，而是对正在解体的社会的反应。由于社会的动乱和衰退造成了社会、文化的不稳定状态，破坏了对个体非常重要的社会支持和交往。因而就削弱了生存的能力、信心和意志，导致自杀率明显增高。

在世界范围内，老年人是自杀的高危人群。据世界卫生组织统计，日本、丹麦、芬兰、法国和瑞典等国家都有较高的老年人自杀率。在我国，整体自杀率与年龄成正比，老年人自杀问题形势较为严峻。65 ~ 74 岁老年人口自杀率为 41.3/10 万人，80 ~ 85 岁老年人口自杀率为 53.08/10 万人。老年人口的自杀现象存在性别差异，一般表现为男性高于女性且同样存在明显的城乡差异，85 岁以上农村老年人的自杀率甚至已经达到 65.6/10 万人。我国学者一般把自杀过程分为以下三个阶段。

1. 自杀动机或自杀意念形成阶段

表现为遇到难以解决的问题，想逃避现实，为解脱自己而准备把自杀当作解决问题的手段。

2. 矛盾冲突阶段

产生了自杀意念后，由于求生的本能会使打算自杀的人陷入生与死的矛盾冲突之中，从而表现出谈论自杀、暗示自杀等直接或间接表现自杀企图的信号。

3. 自杀行为选择阶段

从矛盾冲突中解脱出来，决死意志坚定，情绪逐渐恢复，表现出异常平静，考虑自杀方式，做自杀准备（如买绳子、搜集安眠药、爬高楼等）。等待时机一到，即采取结束生命的行为。

二、老年人自杀行为影响因素

促使老年人自杀的原因有很多，归纳起来主要包括社会、心理、生理等因素，但这些因素常常交织混杂在一起，下面对这些因素进行解析。

1. 社会因素

（1）婚姻状况。婚姻是老年人自杀的重要保护因素之一。国外研究显示非在婚状态（包括离婚、丧偶、分居、未婚）会增加老年人自杀意念的危险性，特别是丧偶对老年人来说是一个很强的应激源，可导致他们在较长一段时间内处于痛苦、悲伤、烦躁、失眠和食欲减退等一系列强烈持续的负性情绪状态中，而这些因素均可能增加老年人出现自杀意念的风险。

（2）居住方式。独居老年人的自杀意念发生率高于其他居住方式老年人，入住福利院的老年人的自杀意愿也比较高。巴拉克劳夫用死后心理分析研究老年人自杀者，发现单独居住的老年人中有 50% 的自杀率，而社区中一般老年人只有 20% 的自杀率。吉解民的研究发现，老年自杀者中与子女分居的占了绝大多数。

（3）经济困难。经济困难是老年人选择自杀的主要原因之一。农村的社会保障水平较低，老年人因为劳动能力下降导致自己经济收入减少，以及年老体弱且疾病缠身、儿女赡养力度不足等多种原因，很容易产生自杀意念并表现出自杀行为。自杀意念的发生率随家庭人均收入的增加呈现降低趋势。

（4）城乡差别。农村自杀老年人是城市的 5 倍以上，每年平均农村自杀死亡人口数为 5.87 万人，而城市只有 1.14 万人。这可能与农村物质生活较差、医疗环境不佳、公共设施不全、精神心理干预较少、家庭生活质量较低等多方面因素有关。

2. 心理因素

（1）精神疾病。导致老年人自杀的精神疾病包括抑郁症、疑病症、老年痴呆、情感障碍等。其中抑郁症是老年人自杀最常见的原因。疑病症也是老年人自杀的主要原因之一。患有疑病症的老年人大多选择去医院检查躯体性疾病，而不会去精神科检查，因此往往容易被自己和家人忽略。脑器质性精神障碍患者也具有较高的自杀可能性。很多老年人在自杀前一年内有轻微或中度情感障碍、睡眠障碍等。

（2）文化程度。文化程度与自杀行为密切相关。文化程度越低，自杀率越高。这可能和低文化水平者考虑问题片面，认识范围狭窄，思维方式单一易于冲动有关。也有可能因为低文化程度老年人处理矛盾和应对困难的技巧和能力较差，更倾向于以死亡来逃避和抗争。

（3）人格特点。具有胆怯、孤僻、敌意以及固执等性格的老年人遇事容易想不开，并产生绝望情绪，而自己也不能想出更好的办法解决问题，更不会寻求其他人的帮助，往往通过自杀来作为解脱的办法。

（4）人际关系。与迪尔凯姆发现的西方人自杀的首要原因是精神疾病和肉体痛苦不同，夫妻不和、代际紧张、婆媳争端、邻里关系等人际纠纷成为导致我国老年人自杀的第一大诱因。由人际纠纷引起的自杀被老年人作为反击纠纷另一方的武器。此类自杀往往具有一定的冲动性和攻击性，自杀被作为控诉、表白、报复的手段。自杀者希望通过实施自杀行为给纠纷对方施加心理压力，通过自伤的方式来伤害对方。

3. 生理因素

长期患有各种慢性疾病或不治之症的老年人因为长年累月经受疾病折磨，常常会产生久病厌世情绪，失去生活的方向感和意义感。癌症是引起老年人自杀的主要躯体性疾病，除此之外，中风偏瘫、白内障失明、严重的帕金森病也是促使老年人不堪折磨而选择自杀手段结束自己生命的主要疾病类型。

三、有自杀倾向和自杀未遂老年人的心理照护方法

（一）自杀的三级防御体系

自杀的干预主要在预防，预防自杀可分为三级，即一级预防、二级预防和三级预防。

一级预防：主要是指预防个体自杀倾向的发展，主要集中在减少危险因素和增进自杀相关的保护性措施。对老年人而言，一级预防的主要措施有高层门窗安全检查、自杀预防教育，积极治疗自杀高危人群的精神疾病或躯体性疾病老年人，广泛宣传心理卫生知识，提高人群应付困难的技巧。

二级预防：主要是指对处于自杀边缘的个体进行危机干预，目的是解决自杀的短期影响。针对老年人的自杀防御是在老年人自杀事件发生后，对家人或者照料者及社区居民提供危机咨询服务，或者通过心理热线咨询或面对面咨询服务帮助有轻生念头的人摆脱困境，打消自杀念头。

三级预防：主要是针对由自杀引起的较长期的后果或后遗症，采取一定的措施预防曾经有过自杀未遂的人再次自杀。例如，为自杀未遂者提供持续的服务，加强各类服务资源之间的协调和输送。

（二）自杀干预

心理危机干预是指针对处于心理危机状态的个人及时给予适当的心理援助，使之尽快摆脱困难。危机干预，从心理学和社会工作实务的角度来看，是一种通过调动处

于危机之中的个体自身潜能来重新建立或恢复危机爆发前的心理平衡状态的模式。危机干预已经日益成为临床心理服务的一个重要分支。危机是指人类个体或群体无法利用现有资源和惯常应对机制加以处理的事件和遭遇。危机往往是突发的，出乎人们的预期。如果不能得到很快控制和及时缓解，危机就会导致人们在认知、情感和行为上出现功能失调以及社会的混乱。

患者的自杀企图或行为往往较为隐蔽，很难预防。应当密切关注自杀风险患者的病情变化，加强监护。如果有院外出现自杀企图或行为，应该保证 24 小时有人陪伴监护，并尽早住院得到医疗监护和治疗。在医院精神科急诊主要是给予一级预防措施，如保证患者得到 24 小时的有效监护，取走患者身边所有用来自杀的物品等。对于自杀行为如自杀未遂和自杀姿态，自杀意念如自杀观念和自杀企图的患者，应该及时、积极地提供预防自杀的措施。操作步骤有以下几方面。

（1）确定问题。心理护理员要从老年人的立场出发，确定和理解求助者的问题，使用共情、理解、真诚、接纳以及尊重等积极的倾听技术，深入并全面地了解老年人的信息。

（2）保证求助者的安全。在危机干预过程中，应将保证老年人安全作为首要目标。安全指对自我和对他人的生理和心理的危险性降低到最小的可能性。心理护理员在进行评估倾听和制定行动策略过程中，安全问题必须给予同等的、足够的关注。

（3）给予支持和帮助。通过与老年人的沟通和交流，让老年人认识到心理护理员是能够给予其关心和帮助的人，让老年人相信“这里确实有很关心你的人”。

（4）提出应对方式。心理护理员帮助当事人积极探索可以利用的替代解决方式，促使老年人积极地搜索可以获得的环境支持、可利用的应对方式，启发他们的思维方式。

（5）制订行动计划。帮助老年人做出现实的短期计划，包括其他资源的提供，替代性的应对方式，确定老年人自己的行动步骤。计划应该根据老年人的实际能力水平来制订，和老年人共同完成计划，保证计划切实可行。

（三）自杀干预和一般治疗

在诸多自杀案例中，自杀患者主要分为精神疾病和非精神疾病两种。抑郁症和精神分裂症的自杀企图患者以电抽搐治疗联合药物治疗为主，辅助心理治疗；物质滥用者如乙醇中毒和吸毒患者以戒酒、戒毒治疗为主，辅助心理治疗；器质性精神障碍患者以治疗原发疾病为主，辅助药物和心理治疗；人格障碍、分离障碍和心理因素所致的自杀企图者以心理治疗为主，辅助药物治疗。应当及时处理自杀未遂引起的躯体损害，并及时进行进一步的自杀危险性评估，采取相应措施，防止再度自杀。

非精神疾病自杀患者的个性心理特征目前尚无定论。有些学者提出，有以下个性特征者自杀的可能性较大。

（1）自杀行为具有一定的遗传性，家族自杀概率往往比一般家庭要高。

（2）长期处于精神应激状态，应激事件如失恋、失业、竞争失败、失去亲人等都可能成为自杀的直接原因或诱因。

（3）失去社会支持等，从思想和感情上把自己与社会隔离，对社会特别是周围人群抱有敌意。

（4）犹豫不决，优柔寡断，缺乏决断力。

（5）认识范围狭窄，常采用非此即彼或以偏概全的思维模式来分析和处理问题，遭遇挫折或困难时过高估计困难。

（6）情绪不稳，具有冲动性，人格特点具有神经质特质。

知识拓展

父母有自杀行为史会影响孩子吗？

父母的自杀行为史研究表明，即使控制了与自杀行为相关的青少年心理健康障碍（如严重抑郁障碍），青少年自杀企图的概率也会增加4～6倍。

在最近的一项研究中，全国儿童医院的研究人员对6～9岁儿童的父母自杀行为史和情绪调节这两个危险因素进行了研究。他们发现，与没有父母自杀史的年轻人相比，父母有自杀企图史的青少年经历了更多的生活压力和情绪失调，这些风险与青少年和成人的自杀行为有关。

在这项研究中，母亲和他们的孩子被要求报告其一生和过去一个月的自杀意念和企图，过去一年中孩子生活中发生的重大事件，以及他们孩子的情绪调节能力。

这项研究调查了21名6～9岁的儿童，有或没有父母有自杀行为史，100%的受试者接受了6个月的电话采访，90.5%的人接受了1年的随访。本研究的结果表明，在儿童期进行早期干预，可能会降低与未来自杀行为相关的危险因素的发展的可能性。

Sheftall博士说："我们的研究强调，有父母自杀史的幼儿应该尽早干预，这样即使是在未来自杀行为高危的儿童身上，也能带来巨大的改变，挽救儿童的生命。"

如果一个孩子有自杀倾向，长时间不快乐，不参加朋友或学校活动，不愿把自己的东西分给别人，或变得越来越咄咄逼人或易怒，这些都表明孩子的心理出现了问题，需要谈话，并寻求心理健康护理，尤其是其袒露过有自杀的想法。

Sheftall博士说，如果一个孩子得到了其所需要的帮助，学会了与他们经历的自杀念头做斗争所必需的技能，并且知道有人可以帮助他们渡过难关，那么孩子就可以重新振作起来，变得更好。出现自杀念头很普遍，但是有很多方法可以与之抗争，我们必须要帮助这些孩子。

项目总结

失智症是现代医学的一大难题之一，在临床医学上，常用于失智症的治疗方法并没有办法阻止或恢复已经受损的大脑细胞，但是合理的照护，特别是心理照护可以改善症状或延缓疾病的进行，改善患者的精神行为症状。在睡眠上，拥有“年轻”睡眠模式的老年人比那些按其年龄休息的人拥有更强健的认知能力，精神状态自然饱满，面对老年期问题的能量就越多。保持睡眠健康，通过适当的运动和锻炼，帮助和辅助老年人进行科学合理的锻炼和运动是照护者应该必备的职业基本技能。预防老年人发生自杀行为，帮助老年人重新振作起来是照护者面临的一大挑战。

思考实践

1. 什么是神经认知功能障碍？
2. 失智症的分型有哪些？分别有哪些症状？
3. 请阐述老年人睡眠障碍的缓解方法。
4. 阐述自杀防御的三级系统和老年人发生自杀行为的风险因素。

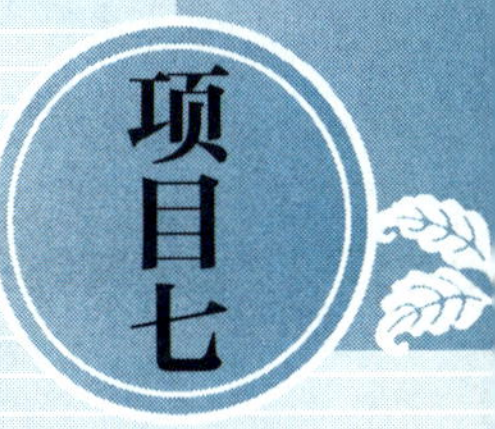

项目七 老年人心理护理干预与康复技法

项目概述

随着人口老龄化加剧，老年人的心理健康问题越来越引起全社会的关注。为此，对老年人主要心理健康问题进行分析并采取相应的心理护理干预与康复技法，促进老年人心理健康。作为养老护理员，掌握老年人心理护理干预与康复技法，促进老年人心理健康，本项目主要学习老年人心理护理干预方法、老年人心理护理及康复技法、中国传统的老年人心理干预方法，共6学时。

学习目标

知识目标	1. 熟知老年人心理护理干预方法。 2. 熟知老年人心理护理及康复技法。 3. 了解中国传统的老年人心理干预方法
能力目标	1. 能正确运用精神分析疗法对老年人心理进行干预。 2. 能正确运用认知疗法对老年人心理进行干预。 3. 能正确运用行为疗法对老年人心理进行干预。 4. 能正确运用艺术疗法对老年人心理进行护理及康复。 5. 能正确运用音乐疗法对老年人心理进行护理及康复。 6. 能正确运用认知领悟疗法对老年人心理进行护理及康复
素养目标	1. 具有分析老年人各种心理问题的能力。 2. 具有合理选择和运用适合的心理护理干预方法的能力。 3. 具有合理选择和运用适合的心理护理及康复技法的能力

项目导航

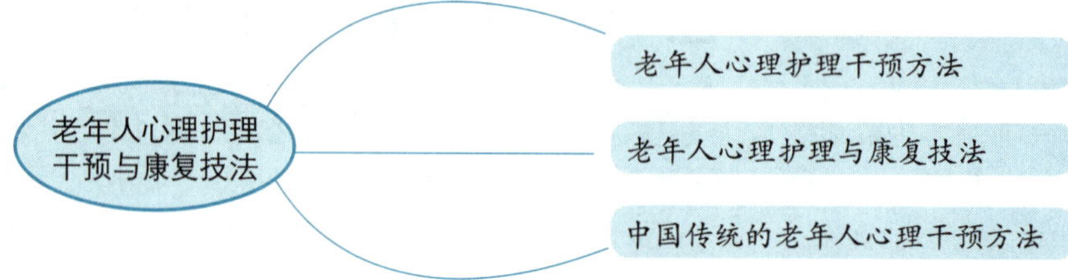

任务一 老年人心理护理干预方法

任务情境

王奶奶，80岁，育有三个儿女，选择以上吊自杀的方式结束生命。在我们的身边，这样的案例，无论是在农村还是城市，时常看到类似新闻的报道。

还有平时和老年人沟通交流的时候也发现一些问题。比如说，一些奶奶在聊天的时候总是说："当不用我们照顾孩子，孩子就该嫌弃我们了；我儿子说给我请保姆，就是嫌弃我，怕伺候我脏呗"；其实话语中就表现出一些"怕"的心理问题，怕失去独立的生活能力，怕孤独，怕久病床前无亲人，怕自己不中用。因为这些"怕"的心理问题导致了老年人自怜自弃，产生心理障碍，情绪低落等，最终导致疾病或者自杀。因此，老年人心理护理极为重要，应该引起重视。

任务目标

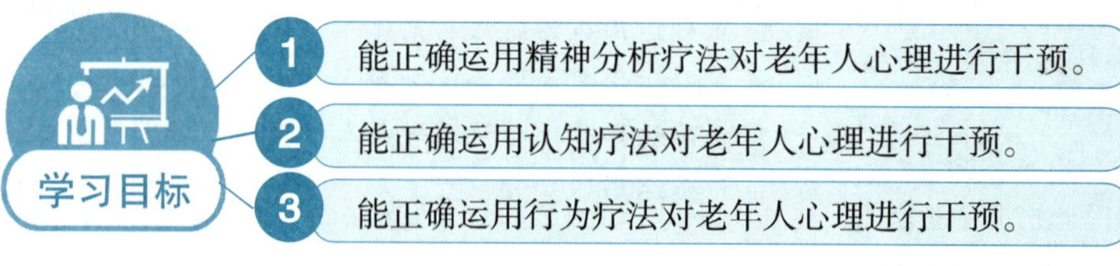

任务描述

案例中王奶奶的自杀遭遇，以及类似像王奶奶的自杀事件，都可说明老年人心理护理干预是非常重要的。当老年人存在一些不合理的情绪、认知、行为时，面对这些老年人的心理问题，作为养老护理员，予以科学的分析，并选择合适的心理护理干预方法，可以帮助老年人建立正确的认知，纠正不合理的信念、行为等，甚至是挽救一条生命。

在学习老年人心理护理干预与康复技法之前，我们首先要了解需要心理护理的老年人群体有哪些？如何为老年人把脉？以及掌握科学的心理咨询技术和正确的心理沟通技巧是我们对老年人进行心理护理干预的基础。

一、需要心理护理的老年人群体

随着生活质量的提高及心理卫生知识的普及，心理咨询已为越来越多的人所接受。那么，在日常生活中，哪些老年人需要接受心理咨询呢？

（一）忧郁症

忧郁症是指一种持久性的心境低落，常伴有焦虑、躯体不适和睡眠障碍。

（二）焦虑症

焦虑症是指一种持续性紧张或发作性惊恐的状态，并非由实际威胁引起，紧张惊恐程度与现实不相符。

（三）恐惧症

恐惧症是指对一种特定的情景、物体或人产生强烈的恐惧或紧张，从而不得不回避。虽明知不合理，但在相同情况下，仍要反复出现难以控制。

（四）强迫症

强迫症是指一种明知不必要，但又无法摆脱，反复呈现的观念、情绪或行为，常伴有焦虑和恐惧。

（五）疑病症

疑病症是指过分地关注自身健康，怀疑身体某部分或某一器官异常，尽管临床检查无客观证据，但总认为患了某种疾病，同时伴有焦虑不安。

（六）癔症

癔症是指由心理因素暗示或自我暗示所引起的一种疾病。表现为急起短暂的精神障碍、躯体障碍，但无器质性病症。

（七）睡眠障碍

睡眠障碍包括入睡困难、易醒、早醒、夜惊、梦呓、梦游及梦魇等。

总之，老年期心理问题具体包括老年人的孤独、恐惧、自卑、多疑、忧郁、失落心理等，无论什么心理疾病，只要在心理方面出现了障碍，尤其在意外事故、精神刺激、心理创伤、人际矛盾的情况下，都应及时求助于心理医生。

二、为老年人的心理把脉

老年期的心理功能或心理功能的某些方面伴随生理功能的减退而出现下降、衰退、老化等现象。而另一些心理功能或心理功能的某些方面仍趋于稳定，甚至产生新的适应代偿功能。老年人的心理变化是指心理能力和心理特征的改变，包括感知觉、智力和人格特征等。

（一）老年人的心理变化特点

1. 智力的变化

智力是学习能力或实践经验获得的能力，老年角色的智力逐渐下降，使老年人在限定时间内加快学习速度比年轻人难。老年人学习新东西、新事物不如年轻人，其学习还容易受到身体状况、文化水平、职业习惯等影响。

2. 记忆的变化

随着年龄增长，老年人记忆能力变慢、下降，以有意识记忆为主，无意识记忆为辅，再认能力尚好，回忆能力较差，表现在能认识熟人但叫不出名字。老年人意义记忆完好，但机械记忆不如年轻人。另外，老年人在规定时间内的记忆速度衰退、迟缓。

3. 思维的变化

思维是人类认识过程的最高形式，是更为复杂的心理过程，但由于老年人记忆力的减退，无论在概念形成、解决问题的思维过程还是创造性思维和逻辑推理方面都受到影响，而且个体差异很大。

4. 人格的变化

人到了老年期，人格（即人的特性或个性，包括性格、兴趣、爱好、倾向性、价值观、才能和特长等）也相应有些变化，如对健康和经济的过分关注与担心所产生的不安与焦虑、保守、孤独、任性，把握不住现状而产生的怀旧和发牢骚等。近年来，有研究者认为，老年期的主要问题是人格的完整性与绝望感的矛盾。

5. 情感与意志的变化

老年人的情感和意志因社会地位、生活环境、文化素质的变化而发生一定的变化。一般来说，老化过程中情感活动是相对稳定的，即使有变化也是生活环境、社会地位变化所造成的，并非年龄本身所决定。

（二）老年人如何培养和增强心理健康

老年人要想让自己的晚年健康幸福，就必须要有一个健康的心理。那么，如何培养和增强心理健康呢？

1. 提高精神境界

孔子曰："吾十有五而志于学，三十而立、四十不惑、五十知天命、六十而耳顺、七十而从心所欲，不逾矩。"反映了孔子随着年龄的增长，活到老，学到老，使得自己的精神境界不断发展，老年人不仅应老有所养，也要老有所乐、老有所学、老有所为。

2. 提前做好退休后的思想准备

在退休前做好思想上的准备，认识到退休是将工作岗位让给壮年人，有利于提高工作质量，有利于社会进步。安排好退休后的生活，有条件者尽量继续发挥余热，参加一些适合自己体力和专业的社会活动。

3. 生命不息，活动不止

生命在于运动。老年人要多参加一些力所能及的活动，包括体育锻炼及脑力活动，就会感到生活充实，情绪乐观。这些活动有利于老年人克服常有的老朽感、颓废感和空虚感，延缓衰老。

4. 保持良好的人际关系

建立良好的人际关系，一是正确处理好家庭内部的各种关系，建立和睦的家庭氛围。二是建立良好的社会活动圈子，这是家庭关系所不能取代的，经常和一些老朋友、邻居及原来的同事一起聊天、活动、主动关心和帮助别人，对身心健康也十分有利。

三、心理咨询技术

无论我们采用哪种心理护理干预方法，都必须先要掌握的是心理咨询技术和心理沟通技巧。掌握正确的心理咨询技术，以及结合实际，灵活应用心理沟通技巧对我们在老年人心理护理干预的实操过程中有事半功倍的效果。

（一）建立良好咨询关系的方式

1. 尊重

在价值、尊严、人格等方面与求助者平等，把求助者作为有思想感情、内心体验、生活追求和独特性与自主性的活生生的人去对待。应当体现为对求助者现状、价值观、人格和权益的接纳、关注和爱护。

2. 真诚

指心理咨询师在咨询过程中对求助者真挚诚恳，不特意取悦对方，不因自我防御而掩饰，不回避自己的失误和短处，直截了当地表达自己的想法。真诚能换取信任和喜爱，还能给求助者一种安全感，但要注意，不能把真诚理解为简单说实话，心理咨询师的言行要有助于来访者的成长。

3. 共情

共情是指体验别人内心世界的能力。它包括以下三方面的含义。

（1）心理咨询师借助求助者的言行，深入对方内心去体验他的情感、思维。

（2）心理咨询师借助于知识和经验，把握求助者的体验与他的经历和人格之间的联系，更好地理解问题的实质。

（3）心理咨询师运用咨询技巧，把自己的共情传达给对方，以影响对方并取得反馈。共情需要理性，而不能代替求助者做感性判断，“共情”不代表乱用同情心，那只是为了帮助他人导入积极、乐观、向上的情绪。

（二）参与性技术

1. 倾听

倾听是心理咨询的第一步，是建立良好咨询关系的基本要求。倾听既可以表达对求助者的尊重，又能使求助者在宽松和信任的情况下诉说自己的烦恼。倾听时，心理咨询师要能认真、有兴趣、设身处地去听，并适当地表示理解，不要有偏见，不做任何价值评价。

2. 开放式询问与封闭式询问

（1）开放式询问通常使用“什么”“如何”“为什么”“能不能……”“愿不愿意……”等词语来发问，让求助者就有关问题、思想、情感给予详细的说明或回应。

（2）封闭式询问通常使用“是不是”“对不对”“要不要”“有没有”等词语，而回答也是“是”“否”式的简单答案。

3. 鼓励和重复技术

鼓励，即直接地重复求助者的话语或仅以某些词语如“嗯”“讲下去”“还有吗”等回应，来强化求助者叙述的内容并鼓励其继续讲下去。

4. 内容反应

内容反应，也称释义或说明，是指心理咨询师把求助者的主要言谈、思想加以综合整理，再反馈给求助者。

5. 情感反应

情感反应与释义很接近，但有所区别，释义着重于求助者言谈内容的反馈，而情感反应则侧重于求助者的情绪反应。

6. 具体化

具体化，指心理咨询师协助求助者清楚、准确地表述他们的观点、所用的概念、所体验到的情感以及所经历的事件。

7. 总结

总结，是指心理咨询师把求助者的言语和非言语行为，包括情感综合整理后，以提纲的方式再向求助者表达出来。

（三）影响性技术

1. 面质

面质，又称质疑、对质、对峙、对抗、正视现实等，是指心理咨询师指出求助者身上存在的矛盾。

2. 解释

解释，即运用某一种理论来描述求助者的思想、情感和行为的原因、实质等。

3. 指导

指导，即心理咨询师直接地指示求助者做某件事、说某些话或以某种方式行动。指导是影响力最明显的一种技巧。

4. 情感表达

心理咨询师告知自己的情绪、情感活动状况，让求助者明白，即为情感表达。

5. 内容表达

内容表达，是指心理咨询师传递信息、提出建议、提供忠告，给予保证、进行褒贬和反馈等。

6. 自我开放

自我开放，亦称自我暴露、自我表露，指心理咨询师提出自己的情感、思想、经验与求助者共同分享。

（四）消除阻抗的方式

1. 阻抗的含义及表现形式

阻抗是人对于心理咨询过程中自我暴露与自我变化的抵抗。其表现形式有以下几种。

（1）从讲话程度上分：沉默、寡言、赘言。

（2）从讲话内容上分：理论交谈、情绪发泄、谈论小事和假提问。

（3）从讲话方式上分：心理外归因、健忘、顺从、控制话题、最终暴露。

（4）行为表现在推迟谈话时间、迟到、早退。

2. 应对阻抗的要点

心理咨询师应对阻抗的要点包括以下几方面。

（1）解除戒备心理。心理咨询师不必看得过于严重，首先要做到共情、关注与理解，尽可能创造良好的咨询气氛，解除对方的顾虑，使其能开诚布公地谈自己的问题。

（2）正确地进行诊断与分析。根据求助者的某些人格特征，心理咨询师在会谈中也应有所认识，用真诚的态度及专业知识与技能取得对方的信任。

（3）以诚恳帮助对方的态度对待阻力。心理咨询师一旦确认存在阻力，可以把这种信息反馈给求助者。要注意以帮助对方的角度出发以诚恳的探讨问题的态度向对方提出。

四、心理沟通技巧

（一）了解你所照料的老年人

老年人是什么性格的人，经历过什么样的生活，通过了解这些信息，养老机构的护理人员就可以有针对性地制定更加适合老年人身心状况的护理方案。此外，护理人员如果充分了解和掌握老年人平时正常的生活状态，那么一旦老年人的状况发生变化，就能够提前觉察并采取应对措施。

1. 学会拓展话题

（1）了解老年人的故乡（或出生地），关于故乡的话题很少有人会厌烦，以这样的话题为开端来把谈话继续下去，对于拓展话题和收集信息方面都会起到很好的作用。

（2）提前了解老年人的人生经历也非常重要，老年人在哪里出生、从事过什么样的工作、家庭关系、兴趣爱好、世界观、人生观、价值观等，这能够进一步对老年人加深了解，扩大话题。

（3）护理人员还要细心掌握：怎样和老年人打招呼，他会高兴？老年人和其他人交流的时常用什么样的方式进行回应？老年人平时喜欢和他人谈论什么话题？这些对于进一步了解老年人都起着非常重要的作用。

2. 学会用眼睛和耳朵来了解老年人的情况

护理人员一般会通过“老年人的信息登记表”来了解老年人的情况，但这样并不全面。在日常交流和沟通中，护理人员要学会用自己的眼睛和耳朵进一步了解老年人的详细情况。例如，老年人喜欢什么样的谈话方式和沟通方式，仅通过“登记表”上的信息是无法获知的。另外，即使相同的语言，如果语气不同，要表达的意思也会发生改变。

3. 了解老年人对自己的看法

在了解老年人的同时，护理人员也要了解老年人是怎样看待自己的。要首先学会观察老年人的谈话方式和表情，进一步倾听周围的老年人和同事们的意见，了解自己所照护的老年人是怎样看待自己的。通过了解自己在对方眼中的印象，去寻找能让老年人接受的沟通方法。

（二）获取老年人的信赖

如果护理人员不能得到老年人的信赖，沟通时也不会得到真心的回应，沟通也就无法顺利地进行。

1. 即使只有单方面的沟通也要经常和老年人打招呼

通过经常向老年人打招呼、问候，来向老年人表达“我始终在关心您”“我一直在您身边陪伴您”这样的服务态度。有时老年人可能不会回应，护理人员千万不要放弃，要坚持下去。通过每天贴心的问候，让老年人始终能感受到自己被关心、被关注，时间久了就会逐渐对护理人员产生信赖，为老年人能够主动和护理人员打招呼或交谈创造机会。

2. 护理人员也要创造向老年人表达感谢的机会

在养老机构中，当老年人得到护理员周到体贴的服务时，大都会向护理人员说“谢谢”，继而会对护理人员更加信赖。然而，护理人员向老年人说“谢谢”的机会却很少。所以，为建立双方平等、互相信赖的关系，护理人员也要创造一些向老年人表达感谢的机会。如护理人员可以拜托老年人稍微做一点力所能及的事情（注意：必须是老年人可以轻松做到的），这样可以创造让护理员向老年人说“谢谢”的机会。

因为人不仅需要别人为自己做事，同时也希望自己能够帮助别人。老年人并不希望自己每天只能接受他人的照顾，这样会逐渐产生自卑心理。所以，护理人员要重视和理解老年人的心理。不要经常只是一方向另一方单方地表达感谢，而是要创造相互感谢的机会，这样可以进一步增强双方的信赖感和亲近感。

3. 不要胡乱夸奖老年人

护理人员和老年人之间的关系，是成年人之间的伙伴关系，有时即使想表示夸奖，也不要说“哎呀，真听话啊”这种对孩子才使用的夸奖方式，因为老年人不是孩子，即使需要他人的照料，也不要忘记老年人其实也是成年人。受到这种不恰当的夸奖后，有的老年人会感到被视为傻瓜或无用、低能的人，这样反而会损害双方相互信赖的关系。

（三）要学会说话

所谓会说话，就是指善于在会话中自然地引入对方感兴趣的话题，通过引入对方感兴趣的话题，使交流变得更容易、更轻松。

1. 询问老年人情况时，首先谈一谈自己

为了引出老年人的话题，首先试着谈一谈自己，用“其实我也……”“我也不……”等引出话题，然后尽量谈对方感兴趣的内容。例如：

护理人员问：“我很怕热，您呢，怕热还是怕冷？”

老年人：“我也怕热。”

护理人员：“我听说冬天出生的人比较怕热，您的生日是？”

这样引出话题，将沟通进行下去。

2. 和老年人沟通时，要预先对老年人的情况有所了解

对于要照顾的老年人，先要了解他们的基本信息，这样在沟通时比较容易引出话题。

3. 询问老年人后要记住他们说的话

老年人在讲话时，护理人员一定要认真记住。如果护理人员根本不在意老年人的讲话，老年人发觉后就会想：“护理人员根本没有好好听我说话，根本没有在意我。”所以，最好在工作日记上记好谈话要点，防止忘记。所以，护理人员对谈话要有一定的记忆能力和做笔记的习惯。

4. 在沟通中灵活运用家乡话题

在养老机构中，入住的老年人来自不同的地方，如果可以灵活运用老年人家乡的

话题（如老年人家乡的旅游名胜、特产、风土人情等），那么对老年人来讲，就容易引出更加亲近的话题或者回忆往事的话题，为沟通的进一步加深提供更广泛的话题。

但在沟通的同时要注意，对老年人本人不愿意触及的话题（如家庭不和、伤心经历等），一定要根据谈话的时机和情景避开话题，或者护理人员在沟通前要事先了解和掌握与老年人相关的信息。

5. 用适合老年人的讲话方式来进行沟通

根据老年人的社会地位和以前的经历，老年人会有自己要求的或喜欢的谈话方式。例如，比较喜欢对方使用礼貌用语，喜欢对方用谦逊的讲话态度，想以父母和孩子之间的谈话方式来交谈，想以双方平等的立场来交谈，等等。因为老年人的年龄关系，首先要求护理人员必须使用郑重的、尊敬的语气进行交谈。交谈时，护理人员要一边观察老年人的表情，一边调整容易让老年人接受、喜欢的谈话方式。

此外，护理人员还要考虑老年人是否能够接受自己谈话声调的高低、声音大小等，要注意观察老年人的表情（高兴或不悦），去判断对方现在的心情，然后要选择恰当的语调，还要考虑交谈的语速等。

6. 掌握好谈话的节奏和时机

有的护理人员为了把谈话进行下去，一般会只按照自己的谈话节奏，一个话题接一个话题地提出，以防止冷场。但大部分老年人很难跟上这种快速的谈话节奏。老年人需要一定的时间去理解谈话的内容，还需要一定的时间思考才能明白，甚至回忆过去才能回应。所以护理人员要给老年人留有这段时间，把握好谈话的节奏再继续下一个话题，这样可以更好地和老年人沟通。

7. 要注意老年人的心情

当老年人注意力不在谈话上或者心情不好时，可能在谈话时不愿有太多回应，此时不要勉强老年人继续交谈。应该等到老年人心情舒缓后，对谈话感兴趣时，再慢慢开始交谈。

8. 引出老年人话题的窍门

（1）接受与认可老年人的话。全面地接受、认可老年人所说的话，不用自己的价值观去单方面地判断或否定老年人的谈话。护理人员要学会仔细倾听，即使不能解决老年人的诉求问题，这样的态度也会使老年人感到："他在认真地听我说话，这样的谈心真的很好"，这有助于建立起双方互相信赖的关系。

（2）同理心。学会换位思考，学会站在老年人的角度和位置上去理解老年人的内心感受，并且把这种理解传达给老年人，也就是我们常说的"将心比心"。不否定老年人的谈话，能够和老年人分享心情，能够站在老年人的角度去考虑，认可老年人的观点和感受，建立相互理解、相互信赖的关系。

（3）重述。再重述一遍老年人说的话，一方面可以确认老年人的谈话内容，另一方面可以表达对于老年人谈话内容的理解和认可。

（4）概括。把老年人说的话进行简单的概括，"也即是……""也就是说……"

等，通过这种简单、清楚的概括，向老年人表达“我已经了解了您想表达的核心内容”，这可以帮助双方将谈话内容进一步拓展。

（5）引出话题。话中加入“比如……”“然后……”等引出语，能够帮助进一步引出老年人的话题。

（四）掌握语言的使用方法

护理人员有时不能很好地向老年人表达意思的一个重要原因是语言的使用方法问题。能够正确表达自己的意思固然重要，但这样还不够，使用老年人能够接受的语言才是最重要的。

1. 敬语与方言

接受护理的老年人一般比较年长，尊敬老年人是最基本的礼仪常识，所以使用敬语是一个基本原则。使用敬语虽然较为礼貌，但是也有不易建立起亲密关系的弊端。因此，在谈话开端使用敬语，接下来护理人员要善于寻找和发现老年人喜欢或希望用什么样的交谈方式，然后学会这种交谈方式。比如，可以尝试在谈话中加入老年人家乡的方言，这也是一个能够建立起亲密关系的方法。另外，可以让老年人教自己一些方言，也可以把年轻人中使用的语言（如年轻人中常用的流行语）教给老年人，来拓展话题，增加沟通的乐趣。

2. 使用自然的交谈方式

老年人对于护理人员来讲，是日常生活中经常见面的伙伴。因此，这种场合下的谈话不需要过于谦卑或敬重。当然，过于拘谨也不合适，那样反而会使谈话气氛变得僵硬，甚至还有可能损害互相之间的信赖关系。所以，使用亲密伙伴之间那种轻松的交谈方式即可。

3. 不要对老年人使用父母对孩子谈话时使用的语言

很多人都知道，人上了年纪就会出现“老返小”现象，脾气会变得像孩童一样，俗称“老小孩”，所以有些护理人员就对老年人使用一些父母对孩子交谈时的语言方式去交谈。这种做法的初衷并不过分，可能我们普遍认为老年人和孩童一样都是需要照顾、需要被保护的对象，而且患有认知障碍的老年人在认知与意识上和什么也不懂的孩童差不多。但老年人毕竟是有着丰富人生阅历的成年人，对他们使用和孩子交谈的语言，可能会伤害他们的自尊。

五、精神分析疗法

（一）屋—树—人测验

1. 概念

屋—树—人测验，它起源于弗洛伊德学派心理学，最早是用于对精神科患者和其他有语言表达障碍的患者设计的精神心理测量，因为往往这类患者对于用绘画表达自己的方式接受度更高。广泛地应用于一般性格分析，从而帮助普通人了解自己，改善和提升自己。被试者只需在三张白纸上分别画屋、树及人就完成测试。

2. 适用范围

（1）用于群体测试或个体测验。

（2）作为精神健康的普查筛选工具，以此筛选出群体中的不良者。

（3）用于门诊临床以及住院患者的心理诊断，为心理咨询提供人格方面的信息。

（4）用于调解夫妇关系、亲子关系，治疗和矫正不良青少年的手段之一。

（5）利用其艺术疗法的作用，促进精神患者的康复。

3. 优点

（1）具有主动性、构成性、非言语性的特点，避免反映内容在言语化过程中变形，从而更具体地了解被试者的人格特征，捕捉到难以言表的心理冲突。

（2）能初步了解被试者的智力水平，无诸多局限性，并且不易造成心理创伤体验。

（3）再度测验不会影响效果，得益于反复施测，追踪观察。

4. 分析方法

（1）总体印象：对被试者的直感，表面观察测验态度。要直率地、生动地描写被试者的表现，如惊喜忙乱、软弱无力、冷漠、幼稚、认真、一丝不苟、无精打采、懒洋洋、慢吞吞、粗枝大叶、不细致、生硬不合作、敷衍了事、有安定感、友好、不安、散漫等。

（2）形式分析。

①测验时间：一般所需平均时间房子（H）为 11 分钟，树（T）为 9 分钟，人（P）为 11 分钟

②顺序（见图 7–1）。

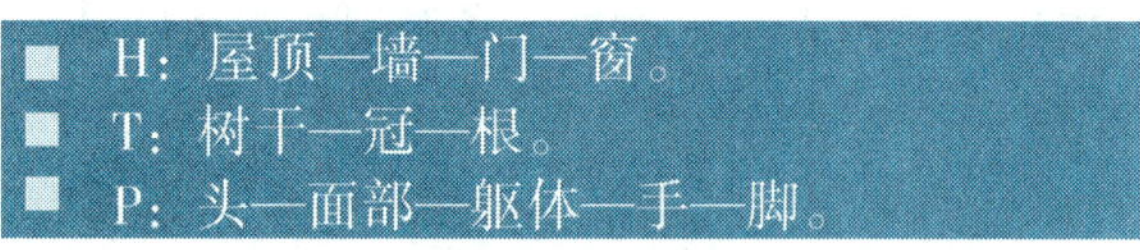

图 7–1　测试顺序

顺序混乱往往说明被试者精神发育迟滞；情绪障碍、兴奋、无计划；与众不同的思维方式，精神分裂症；不能图形综合，脑器质性障碍；轻率任性；无决断力、不安，有关反复抹消的部分，提示多存在心理冲突问题。

5. 远近感

（1）画面远近适当：具有适切的调动感、现实感、冷静性、计划性。

（2）画面过分远离：回避现实，或过度批判的，焦虑不安，自卑感。

（3）画面无远近感：缺乏调整力，只看到问题表面，心理水平未成熟。

6. 笔画压力与线的浓淡

（1）笔画压力重：精神动力高，自我主张、过于自信、对行动积极。

（2）过重笔迹：心理紧张，病态人格，急性精神障碍。

（3）轮廓线特别浓，尤其内部线浅淡：提示明哲保身，努力统合自我人格，体验自我内心的紧张；人物正面时：自我意识强，癔症，参加社交欲求；侧面时：内向，自恋。

7. 线条

（1）长线条：自我控制性强，对行动控制得体。

（2）短线条：易冲动、兴奋。

（3）直线条：自我主张，攻击性，待人处世可塑性差。

（4）不连贯线：敌意感。

（5）圆滑线：有关女性化，依赖性，不受束缚，健康，适应性比较好。

（6）变向线：无自我见解，焦虑不安。

（7）定向线：按既定目标奋斗，安定，有忍耐性。

（8）不连接线：自我崩溃，不安定，无忍耐性，失去与现实的接触，焦虑不安，无自信心。

8. 影子与阴影

（1）影子：象征着意识水平中的不安，内在冲突。

（2）阴影：人际交往中过敏倾向，不安、强迫，抑郁、退行，追求空想，对外界敌意与不安。

9. 内容分析

图画可作为环境的反射，如精神上受创的老年人，因过度焦虑而无法自我控制，会将图画所表现的物体零乱地散落在整张纸上。这些精神上受创的老年人，演变形成强迫性的防御心态，他们无法控制内心的痛苦，并将所描绘的线条和物体精确地摆放在正确的位置上。

（二）心理分析

1. 心理分析

心理分析，又称分析心理学，是被分析者与分析师的共同努力与追求，是被分析者自我探索的心路历程，其中包含着自性化体验与天人合一的理想，其意义与价值也就包含在这理想的努力与追求之中。

2. 人格类型

（1）内倾思维型。这种人喜欢离群独居，由于判断力贫乏而不愿社交。他们极端聪明却又不切实际。发展过度就会变得顽固执拗，刚愎自用，不体谅别人，骄傲自大，拒人于千里之外。

（2）外倾情感型。这种类型的人以女性较多，她们理智屈从于情感，往往表现为反复无常，朝秦暮楚，多愁善感，浮夸卖弄，过分殷勤，强烈地依恋他人但情感并不执着。

（3）内倾情感型。这种人文静多思，敏感忧郁，沉默寡言，难以捉摸，然而有时又表现得恬淡宁静、怡然自得，给人以高深莫测之感。

（4）外倾感觉型。这种人追求欢乐、善于社交、不断寻求新的刺激，他们头脑清醒但对事物浅尝辄止，他们情感浅薄经常沉溺于各种嗜好，具有变态行为和强迫行为。

（5）内倾感觉型。这种人爱好艺术，沉浸在自我主观感觉中，与自己的内心世界相比，他们觉得外部世界索然乏味。这种类型的大多数人表现得较为沉静、随和，有一定的自制力，但思维和情感大都不够深沉。

（6）外倾直觉型。这种人异想天开，喜怒无常，见异思迁，好高骛远，一个问题没解决又忙于解决另一个问题，不能持之以恒，由于情感转移快，难得知己。

（7）内倾直觉型。这种人往往是能产生一些新奇观念的梦想家，别人看他们不可思议，而他们自己却自视甚高，自以为是不被理解的天才。

3. 心理分析的作用

（1）满足当事人的知情愿望，引导当事人放弃一段旧情、旧的习惯、旧的行为方式、旧的思考方式、旧的体验方式、旧的交往方式等等。虽然知道不好，但是就是不愿意放弃。详尽的心理分析应做到这一点。

（2）找到根本症结所在。许多心理问题的症结一般都很隐蔽，不是一下子就能够看出来的，当事人的防御方式也会极力地隐瞒这些。所以，深层的心理分析才能做到这一点。

（3）发现问题的解决途径。问题的解决途径有很多，最适合的需要依赖当事人自己去挖掘，在这一点上，心理咨询师的作用很有限。所以，需要心理咨询师有自知之明，要向当事人，虚心地请教，向当事人询问是最有用的方式。

4. 心理分析的方法

（1）词语联想。按照一定的简单规则对一些特定的刺激性词语做出自己的联想与反应。在荣格之前，高尔顿和冯特等人在其心理学的研究中曾使用了极为类似的词汇联想法，然而荣格是第一个利用这项技术来研究反应障碍的心理学家。

在种种反应差异的背后，尤其是被试反应障碍的背后，到底是什么因素在起着作用？因而，觉察到这样的问题以及努力去寻求问题的答案，使得荣格有机会把词语联想方法作为一种研究心理疾病根源或病源的临床技术。

（2）原型象征与释梦。分析心理学理论，不仅是其分析梦的必然基础，而且也是其释梦方法的主要特点。那就是在集体无意识的框架中，对原型以及原型意象的理解中对梦进行分析。荣格认为，梦根本不需要伪装，是一种自然而然的心理现象，没有必要伪装、说谎、歪曲、掩饰，总是在尽力表达其意，只是理解和不理解之分。

无意识通过梦和我们说话与沟通，但用的是一种象征性的语言和方式。因而强调象征的同时，充分地运用了其原型和原型意向的理论，发挥神话、宗教及童话寓言的意义和作用，这都是荣格对梦的分析方法的特点，也是荣格所说的梦的分析中“放大”的根据与基础。

（3）积极想象。积极想象是直接获取无意识的技术，许多心理分析家都把积极想象称之为“睁着眼睛做梦”。与白日梦不同，后者是个人主观的发挥，总是停留在个人日常水平。积极想象与意识性的发挥相反，由积极想象所导演的剧情，似乎是要“迫使”观众参与，一种新的情景被推出，其中潜意性的机制，也即一种意识与潜意识因素之间的合作性，并认为想象性的意象自身具有其在心灵生活有序发展与转化中所需要的所有因素。

六、认知疗法

（一）认识认知疗法

认知疗法于20世纪60—70年代在美国产生，是根据人的认知过程，影响其情绪和行为的理论假设，通过认知和行为技术来改变求治者的不良认知，从而矫正并适应不良行为的心理治疗方法。

认知疗法的主要原理包括认知行为、重构认知两个部分。由于文化、知识水平及周围环境背景的差异，人们对问题往往有不同的理解和认知。所谓认知一般是指认识活动或认识过程，包括信念和信念体系、思维和想象。具体来说，“认知”是指一个人对一件事或某个对象的认知和看法，对自己的看法，对人的想法，对环境的认知和对事件的见解等等。例如，同一所医院，小孩可能依自己的认识和经验，把它看成是一个“可怕的场所”，不小心就会被打针；一般人会看成是“救死扶伤”之地、可帮其“减轻痛苦”；而有些老年人则可能把医院看成是“进入坟墓之门”。

认知疗法的主要着眼点放在患者非功能性的认知问题上，试图通过改变患者对己、对人或对事的看法与态度来改变所呈现的心理问题。正如认知疗法的主要代表人物贝克（Beck）所说：“适应不良的行为与情绪，都源于适应不良的认知。”因此，认知疗法的策略，在于重新构建认知结构。认知疗法常采用认知重建、心理应付、问题解决等技术进行心理辅导和治疗，其中认知重建最为关键。艾利斯（Ellis）认为，经历某一事件的个体对此事件的解释与评价、认知与信念，是其产生情绪和行为的根源，不合理的认知和信念引起不良的情绪和行为反应，只有通过疏导谈论来改变和重建不合理的认知与信念，才能达到治疗目的。贝克也指出，心理困难和障碍的根源来自于异常或歪曲的思维方式，通过发现、挖掘这些思维方式，加以分析与批判，再代之以合理的、现实的思维方式，就可以解除患者的痛苦，使之更好地适应环境。梅钦伯姆（Meychenbaum）认为，人的行为和情绪由自我指令性语言控制。而自我指令性语言在儿童期就已经内化，虽在成人期意识不到，但仍在控制人类的行为和情绪。如果自我指令性语言在形成过程中有误，则会产生情绪障碍和适应不良行为。因此，治疗包括学习新的自我指令、使用想象技术来解决问题等。

（二）认知疗法的种类

1. 悟践心理疗法

（1）认识悟践心理疗法。

悟践心理疗法是 1958 年李心天等在治疗神经衰弱患者基础上所创立的一种方法。该疗法认为神经衰弱症患者对疾病的认识存在缺陷，故心理治疗的核心是促使患者树立对疾病的正确认识。这种疗法深受神经衰弱症患者的青睐。

神经衰弱症一向被看作是一种难以治愈的慢性疾病，由于当时的历史悟践心理疗法背景是受学习苏联的影响，把心理学和心理治疗当作是唯心主义的或者是资产阶级的产物而加以批判。然而神经衰弱症和其他神经症都属于心因性疾病，主要由心理因素引起的疾病而不敢提及和不敢以心理治疗来医治，是过去神经衰弱症疗效不高的真正原因。他们当时在“破除迷信，解放思想”的口号鼓舞下大胆提出了以心理治疗为主的综合快速疗法。

（2）神经衰弱产生的原因。

由于对待外界的生活事件不能正确地认知和评价，导致精神过度紧张，产生有害于身心健康的负性情绪而致病。

神经衰弱患者多数具有较高的文化水平和医药卫生知识，但是他们对疾病产生的原因和症状并不很理解。由于症状表现为失眠，记忆力差，工作、学习能力下降，而认为自己的脑子不行了，因而心情苦恼、焦虑。约有 83.8% 的患者因对疾病伴有的认识而产生悲观、焦虑甚至绝望的消极或负性情绪，对治疗前景甚至是自己的前途均失去信心。因此即使神经衰弱的原始病因——引起精神创伤的生活事件已经解决或消失，但这种负性情绪却成为继发性病因而使症状继续存在。患者不间断地向各大医院专科门诊求救，寻求特效的药物，但是单纯的药物治疗只能使疾病持续不愈。由于患者的大脑并无器质性病理损害，故可通过自身的积极努力、友爱与各种治疗活动，发挥其自身的主观能动性来消除负性情绪，以达到彻底除病的目的。

综合快速疗法的指导思想是：认为患者对疾病的认识存在缺陷，因此心理治疗的核心是树立患者对疾病的正确认识。因为大脑并没有质性病理损害，因此可以通过自己的积极努力，参与各种治疗活动，不单纯被动服药，而是发挥自身的主观能动性来消除负性情绪，改变自身的病理状态，即通过提高自己对疾病的正确认识，主动参与改变自身状态的治疗活动和建立一个积极的心理状态，来达到消除疾病的目的，因此后来就将此疗法改为悟践心理疗法。

（3）治疗过程。

第一阶段：认识疾病和消除焦虑等负性情绪阶段。此阶段以集体心理治疗为主。向患者讲授神经衰弱的医疗知识，树立治愈的信心，时间约 1 周。

第二阶段：消除病因，恢复健康阶段。此阶段集体心理治疗和个别心理治疗并重。向患者讲授人的认识过程和个性心理特征与疾病的关系，鼓励患者积极参加各项治疗活动。在与患者个别谈话时，分析患者患病的可能原因，时间为 1 ~ 1.5 周。

第三阶段：健康巩固阶段。集体心理治疗讲授对待生活事件应采取的正确态度和制服失眠等症状的有效方法；个别心理治疗则根据每个患者的情况制定出一个循序渐进的恢复健康正常的生活日程表，要求患者按日程表活动，建立科学的生活制度和生活方式。集体心理治疗除讲课外，还包括了我国民众习用的群众活动形式。治疗第一天开动员会，治疗结束开庆功会、表彰会。讲课时还现身说法，定期召开治疗心得交流会，营造医生与患者、患者与患者间相互沟通的良好融洽气氛。强调医护员的指导和示范作用以及患者的积极能动作用。集体行为治疗主要为气功、太极拳。

（4）治疗内容。

①医生讲课。

②与医生交谈前一天自己的情况，填写“病情和生活进程表”。

③酌量服用某些药物或做必要的物理治疗。

④在医院内草坪或附近公园中集体开展气功或打太极拳活动。

⑤定期进行形式多样的文体活动。

2. 揉动术

（1）认识揉动术。揉动术要求受试者每日配合 32 字处世养生口诀，做四套（每套 4 拍）柔动体操，配合调整呼吸，运动全身的各肢体与躯干关节，耗时 15 分钟。

（2）具体练习步骤与方法。结合太极等保健养生方法配合呼吸引导创建的一套简单的运动体操。在实际练习的过程中可结合道家处世养生原则“32 字养生口诀”。在练习中每节可以默念 8 个字，如第一节念“利而不害，为而不争”；第二节“少私寡欲，知足知止”；第三节“知和处下，以柔胜刚”；第四节“返璞归真，顺其自然”。

3. 暗示疗法

（1）认识暗示疗法。暗示疗法是利用言语、动作或其他方式，也可以结合其他治疗方法，使被治疗者在不知不觉中受到积极暗示的影响，从而不加主观意志地接受心理医生的某种观点、信念、态度或指令，以解除其心理上的压力和负担，实现消除疾病症状或加强某种治疗方法效果的目的。暗示治疗的具体方法很多，临床常用的有言语暗示、药物暗示、手术暗示、情境暗示等。此外，心理医生对患者的鼓励、安慰、解释、保证等也都有暗示的成分。

暗示疗法可分他人暗示和自我暗示两类。他人暗示是施治者利用患者对他的信赖和顺服给予暗示以改变患者的心理状态，减轻或消除其心理的或生理的症状。自我暗示是患者通过自己的认识、言语、思维等心理活动调节和改变其心身状态。暗示疗法常用于治疗神经症、癔症、强迫症、运动障碍、口吃以及其他一些心身疾病。

（2）暗示疗法产生的历史。暗示疗法产生的历史古老而悠久。麦斯默的催眠表演，引起了人们对其奥妙的探究。夏科、巴甫洛夫、弗洛伊德等对暗示现象都有许多精辟的论述。巴甫洛夫说过：“暗示乃是人类最简单、最典型的条件反射。”美国著名心理学家威廉·詹姆斯（William James）于 20 世纪 30 年代撰写了《暗示心理学》一书，而英国著名心理学家麦独孤在临床的应用，则堪称独步，声誉斐然。

在第一次世界大战期间，英国前线战场上流行着一种因受炸弹爆炸的震惊而患的心理恐惧症——“弹症病”，严重者四肢瘫痪。此病无药可治，蔓延较快，令英国当局头痛。这时，麦独孤参加了战时治疗，经了解后他发现这是种“心病”，于是凭借以往的社会声望成功地进行了暗示心理疗法。他用笔在下肢失去知觉的士兵膝盖以下若干寸的地方画了一圈，然后以无可置疑的口吻告诉求治者，明天线圈以下部位一定恢复正常。第二天，这个士兵果然恢复了知觉。这样日复一日地提高画圈的位置，直到士兵痊愈。

（3）暗示疗法的一般原理。生理学家巴甫洛夫认为，暗示乃是人类最简单、最典型的条件反射。实验证明，人的生理活动和心理活动是相互影响、相互作用的。暗示之所以能够对人的躯体和心理行为产生巨大影响，是因为暗示是一种人类所固有的普遍的心理特性，通过言语的联想过程转化为情绪状态，并产生心理冲动，直接作用于机体的各种机能和行为活动而发挥其作用。

（4）暗示的作用。暗示的作用可以分为两个过程：一是通过语言或动作的刺激，使受暗示的人产生观念的过程；二是在这种观念的基础上引起行动的过程。暗示作用的发挥必须经过这样两个过程。第一个过程是给予患者以一定的刺激即他人暗示，是暗示作用发挥的前提条件；而暗示作用的真正发挥，还必须经过第二个过程，把外界刺激转变为自我观念，并把这种观念付诸行动即自我暗示。

暗示如果是他人所提供的暗示，只有在受暗示者接受其语言或动作后形成观念，并产生效果，暗示的作用才能得到实现。如果在别人给予刺激的场合下，受暗示者没有接受这种刺激或没有转变为自我观念，暗示也就不会产生效果。因此，在一定意义上可以说，暗示的本质是自我观念转变为行为的过程。

（5）暗示疗法的种类。暗示心理治疗可以分为他人暗示疗法和自我暗示疗法两大类。第一类是他人暗示疗法，即由施治者对求治者施加的暗示。它主要是通过医生在求助者心目中的威望，把某种观念暗示给求助者，从而增进和改善人的心理状态，调节人的行为和机体的生理机能，达到治疗疾病的目的。他人暗示疗法在临床上应用较为广泛。第二类是自我暗示疗法。即由求助者通过自己的认知、言语、思维等心理活动过程，以调节和改变心身状态的一种心理治疗方法。自我暗示的力量是非常惊人的。在自我暗示的作用下，一个人可以突然变得耳聋受损，而仅仅是因为大脑管理视觉、听觉的相应区域的机能受到了扰乱，形成了一个病态性的抑制中心，使神经细胞丧失了正常工作的功能。它们不再接受传来的信息，当然不能对这些信息做出反应。这样的求助者可以用催眠暗示疗法治疗，并且可以一下子治好，使不明真相的人大吃一惊。

有一次，一位求助者到医院就诊，说他如何如何不舒服。医生对他进行了全面体格检查，发现他身体各部位都很健康，没有任何毛病，可是这位求助者确实在一天天消瘦下去，束手无策。后来，一位心理医生接受了这位求助者，并进行了一次彻底检查，然后对他说：“我终于发现了，你患的是综合征。”还告诉他，现在刚试验成功了一种特效药，专治这种病症，注射一剂，保证三天后恢复。打针后三天，求助者果然病愈。其实，心理医生注射的仅为葡萄糖水，真正治好病的，是语言的暗示作用。除此之外，在他人暗示疗法中还有非语言暗示法，如医生或医生发动求助者的家庭或病友运用姿态、表情及环境施予某种影响等。

（6）暗示疗法的方式。运用暗示疗法有直接和间接两种方式。第一种方式是直接暗示疗法。是指让求助者静坐在舒适安静的椅子上，施治者以技巧性的语言或表情，给予求助者以诱导和暗示，使求助者接受暗示从而改变原有的病态感觉和不良态度，达到治疗的目的。第二种方式是间接暗示疗法。则是借助于某种刺激或仪器检查的配合，用语言强化来进行的暗示治疗。临床医学上可通过对求助者的躯体检查操作，或使用某一仪器或注射某些药物，以及使求助者处在某些特定的环境中，再结合施治者的言语态度进行暗示，从而使暗示效果更显著。例如，在治疗癔症性肢体瘫痪时，施治者可用电刺激肌肉，同时以均匀有力的语调，用预先备好的暗示语句，如“你的肢体已通电，神经电流已逐渐畅通，肌肉开始逐渐有力”等，对求助者进行积极的暗示，从而取得良好的治疗效果。

（7）暗示疗法的辅助手段。暗示疗法通常结合某些辅助手段以提高疗效。常用的方法有：给求助者服一些无副作用的“安慰剂”，10 毫升 10% 葡萄糖酸钙静脉注射，或蒸馏水皮内注射；电针理疗等。在临床应用上，暗示疗法主要用于治疗神经症、癔症性截瘫、癔症性黑蒙、癔症性失语、癔症性哮喘、强迫症、口吃、运动障碍以及某些心身疾病。

4. 松静术

（1）认识松静术。松静术，简而言之就是利用放松训练，入静之术达到心如止水、全心身的放松安逸，以控制焦虑紧张情绪的一种办法，可以说是一种心理行为治疗技术，称之为生物反馈技术。

（2）具体操作程序。首先选择一个安静的环境，灯光柔和，或躺或坐，姿势舒适就可；缓慢微闭双目，调匀呼吸，深吸气时，双拳紧握，逐步全身肌肉收紧，呼气时，双拳乃至全身肌肉逐一放松，如此反复数十次；入静练习，在调匀呼吸和肌肉的松紧训练时，把自我意念想象成一个白色的小球随着呼吸自鼻腔、喉头、气管、肺部进入、吐出，练习数次后很快能入静。练习时，不要有周围嘈杂之声影响，每次 10 分钟，早、晚各练习 1 次，非常有心得和熟练后，在办公室或公交车上甚至都可以尝试。

（3）要求。

①持之以恒。

②心无旁骛。

③顺其自然。

④心由相生。

（4）上善若水思想与太极拳松静技术体系的联系。“道”存在于万事万物之中，而水作为最接近“道”的实体，其蕴含的特性于人于事于物都有着深刻的指导意义，其中自然也包括太极拳。

松静是太极拳练习的关键所在，不松则劲力不能通达，不静则难以体会太极拳的内涵。“松”贯穿于太极拳的始终。太极拳的“松”分为五个不同的阶段：松开、松柔、松沉、松净和松化。

上善若水思想告诉我们，水是刚柔相济的。虽然柔是水的常态，但是，水滴石穿的韧性，水在大海中表现的惊涛骇浪，瀑布落下时的动人气魄却让我们也看到了水至刚的一面，缺刚缺柔都不是完整的水。同样太极拳中一味强调“松”也是不对的，水的刚柔相济反映在太极拳中便是“松”“紧”结合。

太极拳中“静”无处不在。太极拳的“静”可以分为五重境界：安静、平静、定静、虚静和空静。水的特性也可以为太极拳习练者在练习太极拳的过程中提高“静”的境界提供一些方法，有着较强的指导意义。

（5）易筋经练习中的“松静自然”。松，是指全身要放松，身体放松才能舒张肌肉，让紧张的筋膜获得松弛，这样在进行针对性训练的时候，才能够使得所锻炼的经络获得准确、集中的刺激。

很多没有接受过武术、技击、健身训练的人，都很难体会这个“松”的概念。松不是“软”，也不是“瘫”。松是一种内在的力量，这种力量蓄而不发，便形成了松。

《拳经》上说：“蓄力于骨，不显于表，待机百发，无不中的。”这是松的最高境界。人只有松弛下来，肌肉关节才能灵活，精神才能沉静，思路才能清晰，六根才能内敛。所谓松，如犬淋水欲抖而未抖之时，蓄力于骨，未达于表。蓄力于骨方能生“抖劲”，未达于表才能令毫毛皮肉松弛，抖劲生起之时才能将全身水珠脱去洒净。如此，才能称之为“松”。

松指的是身体外在的状态，那么静就是指精神的要领。东方文化以静为动力，而西方文化以动为核心。在东方文化看来，静是一切动的基础。《道德经》开篇即说：“道可道非常道，名可名非常名。无名天地之始，有名万物之母。”“无”与“有”的关系，即是健身、武术中静与动的关系。《洗髓经》言：“心空身自化，随意任所之。一切无挂碍，圆通观自在。”这个心空，就是静。

“松静自然”中的“自然”，指的就是“顺应自然的运动之道”。在易筋经每一个动作的训练当中，也应该用心去体会每一个动作对身体、对身心的影响。如果一个动作让身体的肌肉或者筋络感觉不舒服了，或者令自己的内心突然不平静了，那么这个动作就可能有问题，应及时调整，或请教教练。

并且，这一点还是因人而异的，因为每一个人的身体特质不同、年龄不同、经验不同、心理成熟程度不同，每一个人的“自然之道”也不完全相同，终有一些细微独特的差异，这就更需要自己用心去体会和调整，方能顺应自己的“自然之道”。

七、行为疗法

（一）认识行为疗法

行为疗法又称行为治疗，是基于现代行为科学的一种非常通用的心理治疗方法，是根据学习心理学的理论和心理学试验方法确立的原则，对个体反复训练，以达到矫正适应不良行为的目的。

（二）行为疗法的产生与发展

在行为主义心理学理论基础上发展出来的心理咨询与治疗流派，形成于 20 世纪 50 年代及 60 年代初期，也称心理矫正。其代表人物包括斯金纳、班杜拉、沃尔普、艾森克等人。

（三）行为疗法的简史和理论基础

1. 行为疗法的简史

20 世纪 20 年代：巴甫洛夫经典条件反射→儿童强迫性恐怖症的模型（Watson，little Albert 实验）→解释行为、精神异常→尝试行为矫正。个人原因及因精神分析治疗占统治地位而无法被推广和传播。

20 世纪 50 年代：开始成为一种公认的心理治疗方法，用于神经症。

20 世纪 70 年代：迅速发展，用于多个领域（神经症、心身疾病、精神发育迟滞儿童的训练等）。

2. 行为疗法的理论基础

（1）巴甫洛夫：经典条件反射（见图 7–2）。

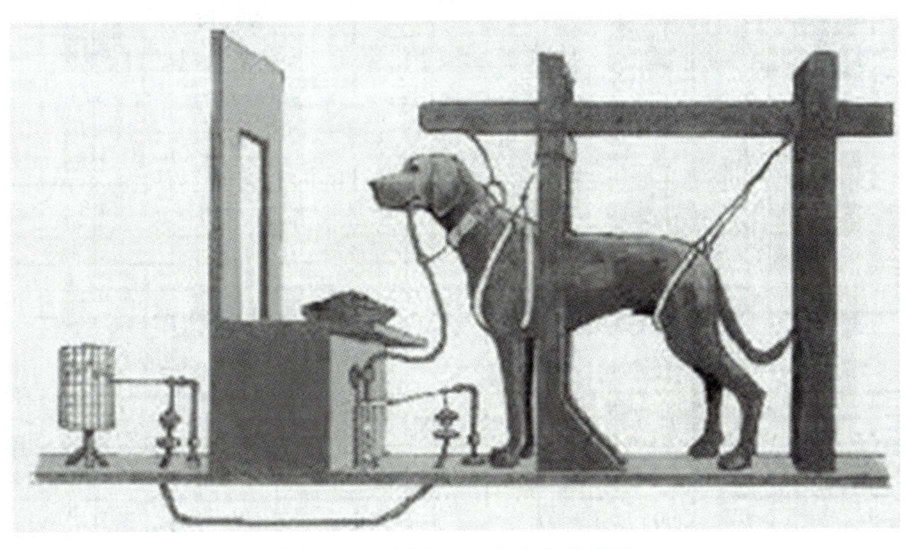

图 7–2　巴甫洛夫：经典条件反射

（2）斯金纳：操作条件反射（见图 7–3）。

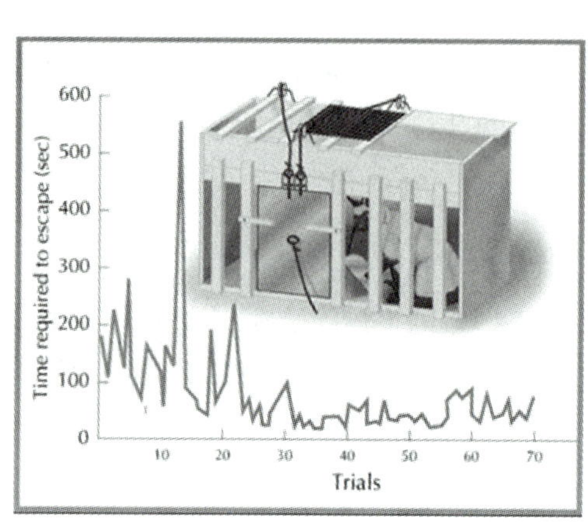

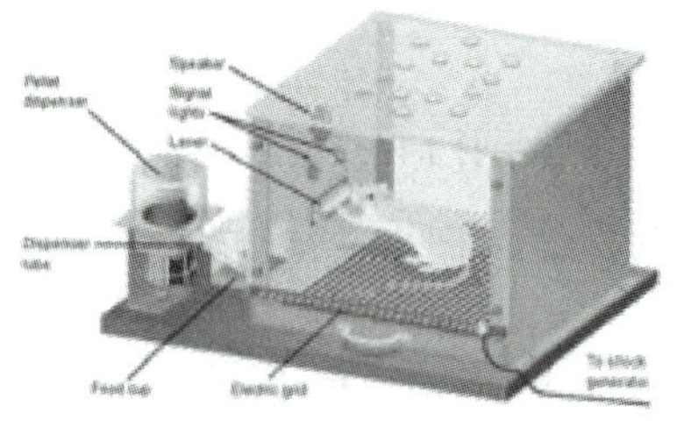

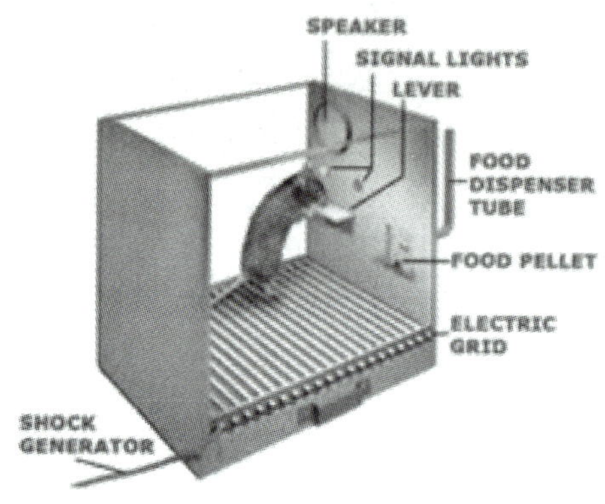

图 7–3　斯金纳：操作条件反射

（3）班杜拉：社会学习理论（见图 7–4）。

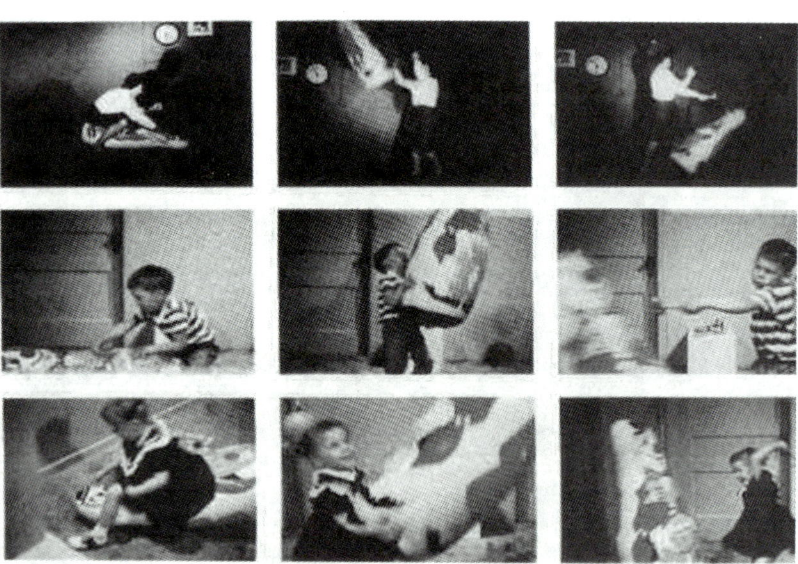

图 7–4　班杜拉：社会学习理论

（四）行为疗法的用途

行为疗法，早期用于治疗神经症，目前主要用于：

（1）医学心理学的研究：行为与疾病。

（2）心理治疗：神经症（焦虑、恐怖等），心身疾病（高血压、冠心病、哮喘、糖尿病等），行为不良（酗酒、吸烟等），性功能障碍。

（3）特殊教育：智力障碍、监狱。

（4）疾病的预防：DM。

（5）各种竞技比赛（如体育运动）。

（五）行为疗法的基本技术

常见的行为治疗技术有以下几种。

（1）系统脱敏法。

①理论基础：经典条件反射与操作条件反射。建立一种新的条件反射。

②基本思想：紧张和放松是不可能同时存在的，因此引起微弱焦虑的刺激，松弛状态下重复暴露，最后即失去引起焦虑的作用。

③适应症：恐怖症和其他某些以焦虑为主导症状的老年行为障碍（如恐怖症、口吃、强迫症等）。

④操作程序：

第一步：等级结构。

焦虑分级（5 分，10 分，100 分）：最轻到最重依次排列（见图 7–5）。

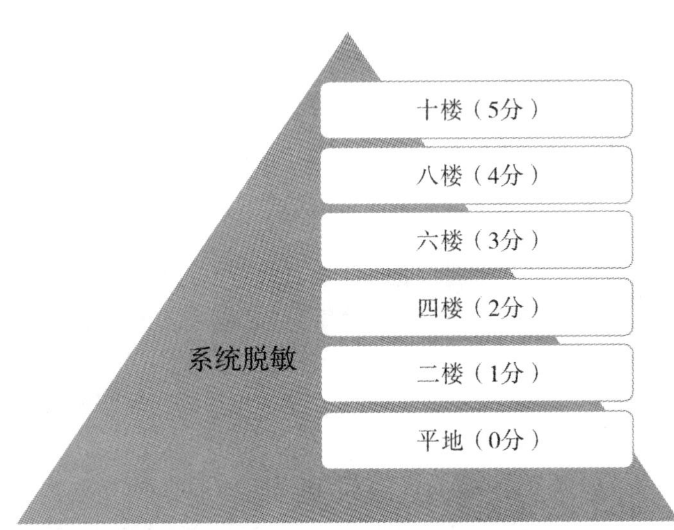

图 7–5　系统脱敏法（焦虑分级）

第二步：放松训练。

深呼吸，肌肉放松，想象放松。按照一定的程序，训练患者学会全身肌肉放松，听到施治者的指令即能进入放松状态。

第三步：系统脱敏（见图 7–6）。

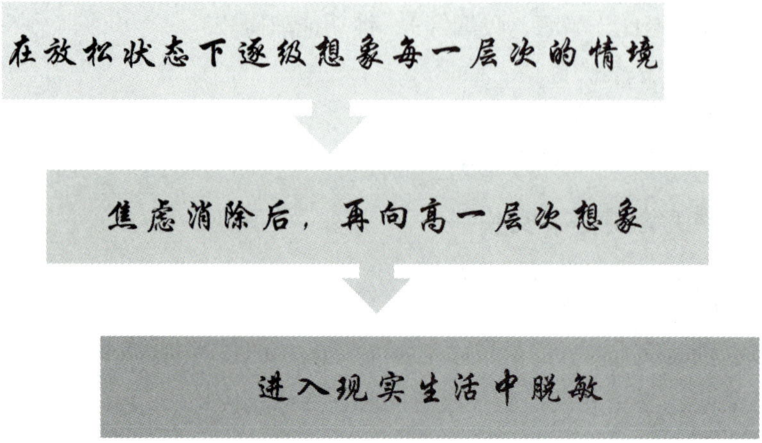

在放松状态下逐级想象每一层次的情境

↓

焦虑消除后，再向高一层次想象

↓

进入现实生活中脱敏

图 7–6　系统脱敏

⑤常见的脱敏法。

第一种：接触脱敏法，适用于特殊物体恐怖症，如对羽毛或蜘蛛恐惧的恐怖症。具体分两步：

第一步：示范。首先让老年患者观看施治者或其他人处理引起恐惧的情境或东西。

第二步：接触。然后让老年患者一步一步地照着做。

第二种：自动脱敏法，利用引起患者焦虑情境的录音、录像对患者进行治疗。其优点是可在家里使用，省时；自己决定脱敏的速度和进度。

第三种：情绪意象法，通过形象化的描述，诱发患者兴奋、欢乐等积极的情绪情感活动，消除恐惧心理。

（2）冲击疗法。

①冲击疗法的定义。冲击疗法（flooding）即满灌疗法，是暴露疗法之一，是直接接触恐怖，坚持到紧张感消除的快速行为治疗。暴露疗法是用来治疗恐惧和其他负性情绪反应的一类行为治疗方法，它是通过细心地控制环境，引导求助者进入有助于问题解决的那些情境中。冲击方法是让求助者持续一段时间暴露在现实的或想象的唤起强烈焦虑的刺激情境中。

②治疗原理：求助者置于感到恐惧的事物面前，没有真正的危害发生，那么最终求助者的恐惧情绪消退。恐怖是习得的，若求助者被置于恐怖面前而发现并没有危害发生时，恐惧情绪终将消除。

③适应症：焦虑、强迫、恐怖（心脏病患者忌）。

④主要类型：现实冲击疗法（现实情景）和想象冲击疗法（设计情景）。现实冲击

疗法是指持续一段时间暴露在现实的恐惧刺激中而不采取任何缓解恐惧的行为，让恐惧自行降低。一般来说，高恐惧的求助者倾向于通过采取一些不适应的行为来控制恐惧。在冲击疗法中，不允许求助者采取不适应的行为去应对唤起焦虑的情境。在现实冲击疗法中焦虑可以得到迅速减轻。

想象冲击疗法基于相似的原理并遵循相同的程序，不同之处是暴露在想象的恐惧之中而不是现实生活中。想象冲击疗法优于现实冲击疗法的一点是，它不限制产生焦虑情境的性质。现实地暴露实际创伤事件（如飞机失事、强奸、火灾、水灾等）通常是不可能的或者在伦理上和实际上是不合适的。想象冲击疗法可以以一种对求助者不会带来消极后果的方式再造创伤情境。例如，飞机失事的幸存者可能会承受一系列逐渐削弱的症状。他们可能会产生关于灾难的梦魇和回忆，他们可能避免乘飞机旅行或者对任何一种旅行方式产生焦虑，并且很可能会有各种各样痛苦的症状，如内疚、焦虑、抑郁等。

冲击疗法可以很有成效地治疗一些过度的恐惧，比如，飞行恐惧、乘地铁和坐火车恐惧、乘电动扶梯或电梯恐惧以及对特定动物的恐惧性反应，经常被用来治疗一些与焦虑有关的障碍、强迫性障碍、创伤后应激障碍以及广场恐惧症等。

⑤使用原则：沃尔普建议，是任何一种办法都失败后再行使用。

⑥注意事项：从伦理的角度来说，要让求助者对冲击疗法有足够的了解，理解这种用于减轻焦虑的方法在治疗过程中会引起焦虑。

在冲击疗法实施过程中，求助者因无法忍受而提出中止治疗是十分普遍的现象。心理咨询师若有求必应则会一事无成。治疗前的协议就是为了增加求助者的自我约束力，从而保证治疗进展顺利。

治疗中求助者若出现通气过度综合征、晕厥或休克等的情况时，也应停止治疗，并对症处理。

（3）操作条件治疗法。

①强化和惩罚的类型：正强化、负强化、正惩罚、负惩罚。

②具体方法：差别强化法，其具体实施步骤是：

第一步：明确治疗目标。

第二步：确定强化刺激。

第三步：实施强化。

第四步：泛化计划。

③强化技术在老年心理中的应用：一是用于矫正社会行为障碍。如慢性病老年人习惯性卧床行为。二是用于康复治疗的老年患者。

（4）厌恶疗法。

①厌恶疗法的定义。通过一种轻微的惩罚来消除适应不良行为的治疗方法。当适应不良行为出现或即将出现，当即给予一定的消极刺激，使其产生厌恶的主观体验。

②适应症：此方法多用于戒除吸烟、吸毒、酗酒、各种性行为异常和某些适应不良性行为，也可以用于治疗某些强迫症。

③厌恶疗法是经典条件反射原理发展起来的一种治疗方法。当不良行为出现时

即给予一痛苦刺激形成条件反射。适用于药物成瘾、酗酒、吸毒、强迫症、性变态等行为。

④厌恶疗法的操作步骤。

第一步：确认靶症状。

第二步：选择合适的厌恶刺激。具体包括：电击刺激、药物刺激、想象刺激、其他刺激。

第三步：把握时机施加厌恶刺激。

⑤注意事项。

一是不具备使用条件的咨询机构或个人，不可采用厌恶疗法。厌恶刺激应该具有足够的强度，但是作为一种医疗措施，它又必须是无害的，起码是安全的。所以厌恶疗法必须在严格控制下使用。

二是如果采用厌恶疗法，求助者与心理咨询师一定要签订知情同意书。

三是靶症状要单一而且具体。例如一位酗酒成瘾的老年人要求戒酒，尽管他同时还有吸烟等不良嗜好，心理咨询师只选择饮酒行为作为靶症状，这叫作症状单一。而且必须针对他最常饮用的某种酒，即一定的酒精浓度和一定的量，这叫具体。另外，动作单一而具体，才便于培养和建立条件反射。

（5）模仿法。

①模仿法的定义。模仿法，又称示范法，是向求助者呈现某种行为榜样，让其观察示范者如何行为以及他们的行为得到了什么样的后果，以引起他从事相似行为的治疗方法。

②模仿法的具体方式。模仿法是建立在班杜拉社会学习理论之上的一种咨询治疗方法。该疗法可以分为以下几种具体方式。

一是生活示范。是指让求助者在生活中观察示范者演示适当的行为。一般示范要演示数次，在看过多次示范后，让求助者重复其所看到的行为。

二是象征性的示范。生活中的示范有时不方便得到，就需要使用象征性的示范。常用的象征性示范是记录适当行为的电影和录像带，还有图画书和游戏。

三是角色扮演。该方法是由心理咨询师和求助者一起扮演一个确定的情境，心理咨询师扮演求助者生活中遇到的人。这个方法常常由几个类似于生活中人际交往的情景部分组成，用来帮助求助者学习和别人交往的技巧。

四是参与示范。是心理由咨询师为求助者示范的行为，然后引导求助者使用这个行为。如果求助者害怕上梯子，心理咨询师首先自己爬梯子做示范，然后用一把放好的梯子，让求助者爬，同时加以鼓励，有必要的话协助求助者实施动作。

五是内隐示范。有时示范的行为是不可观察的，即想象示范行为。

③注意事项。

一是影响模仿能力的一个重要因素是年龄，通常认为学龄期是模仿能力最强的年龄段。一般来说，模仿法更加适用于年轻的求助者。

二是要强调示范者的作用。

三是对正确模仿行为的强化，应当适时和恰当。

（6）生物反馈治疗。

①生物反馈治疗的定义。生物反馈疗法，是通过现代电子仪器，将个体在通常情况下不能意识到的体内生理功能予以描记，并转换为数据、图形或声、光等反馈信号，让求助者根据反馈信号的变化了解并学习调节自己体内不随意的内脏机能及其他躯体机能，达到防治疾病的目的。

②注意事项：需要辨别生物反馈疗法的适应症和禁忌症。

③适应症：一是各种睡眠障碍的老年人；二是各类伴紧张、焦虑、恐惧的神经症，心因性精神障碍；三是某些心身疾病：如原发性高血压、支气管哮喘、月经前期紧张症、紧张性头痛、书写痉挛等；四是慢性精神分裂症（伴社会功能受损）。

④禁忌症：一是各类急性期精神病求助者；二是有自伤、自杀观念、冲动、毁物、兴奋不合作的求助者；三是训练过程中出现头晕、头痛、恶心、血压升高、失眠、幻觉、妄想等症状的求助者。

（六）行为疗法的计划

（1）行为分析。

（2）选择治疗方法。

根据靶症状定方法，如系统脱敏、暴露疗法、厌恶疗法等。

（3）制定行为治疗步骤。

第一步，决定老年人的住院或者门诊治疗的方式。

第二步，决定老年人治疗的时间与次数。

第三步，决定老年人的家庭作业。

（七）行为疗法的效果评估

（1）临床评定：临床症状的改善情况。

（2）反馈指标的变化：无统一标准（降肌电能力达 60%）。

（3）心理测量指标：焦虑评定，行为观察等。

（4）生理指标：血压、血糖、头痛、睡眠等。

任务二 老年人心理护理与康复技法

任务情境

李奶奶，女，84 岁，丧偶，离休干部，居住在养老院。李奶奶的母亲在她出生不久就患上了产后抑郁症，5 岁时李奶奶的父母离异，李奶奶的妈妈带着她一直没有再婚。李奶奶有两个女儿，李奶奶在她 40 岁的时候丈夫去世，45 岁再婚，83 岁时第二任丈夫去世。李奶奶告诉养老护理员，她从再婚后就开始出现了抑郁状态。

任务目标

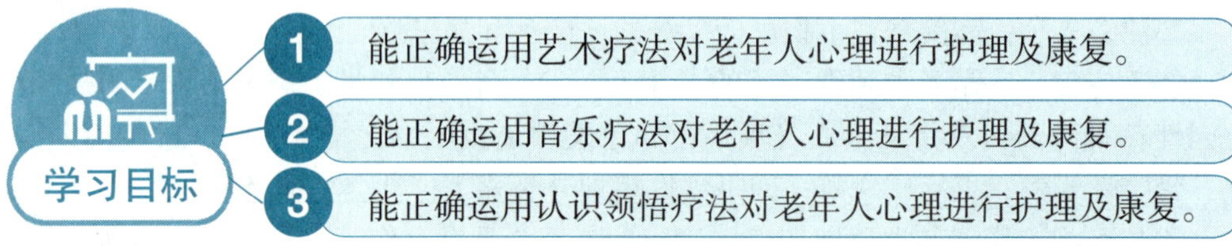

任务描述

随着艺术疗法、音乐疗法、认识领悟疗法的研究领域越来越广泛，心理学领域中的艺术疗法、音乐疗法等的深入研究，近年来，艺术疗法、音乐疗法的热潮在不断高涨。由于我国人口老龄化的不断增加，艺术疗法、音乐疗法等康复技法在老年领域的发展也显得尤为重要。本任务主要介绍艺术疗法、音乐疗法等方法技术，以及在老年康复活动中的实际运用。

一、艺术疗法

（一）心理剧的定义

心理剧是西方最负盛名的团体心理治疗技术，创始人是雅各・莫雷诺。心理剧能帮助参与者将心理事件通过一种即兴与自发性的演剧方式表达出来。观众也是演员，演员也是观众，他们通过舞台，演出心里的东西，不管是过去、现在还是未来，都可以演出来。

（二）特点

心理剧是一种可以使患者的感情得以发泄从而达到治疗效果的戏剧。通过扮演某一角色，患者可以体会角色的情感与思想，从而改变自己以前的行为习惯。在心理剧中，患者可以扮演自己家中的一位成员、一个老相识、一个陌生人或者治疗专家。剧情可以是一般的内容（离婚、母子冲突、家庭纠纷等），也可以是与患者的实际情况相近似的内容。在舞台上，患者所扮演的角色，其思想感情与平日里的自己不同，他可以体验角色内心的酸甜苦辣，可以成为患者理想或幻觉的化身。专家可以在一旁指导，也可与患者一起表演。观众则为患者鼓掌助兴。

（三）适用范围

心理剧可以用于心理失常的儿童、青少年、老年人，也可以用于弱智者、精神病患者和罪犯。有的工厂为了达到训练、教育工人的目的也常采用这种方法。对精神病患者来讲，第一个角色可以是他幻觉或错觉中的人物，日后逐渐地接近现实中的人物。

（四）心理剧治疗的主要方式

（1）心理剧的基本形式是角色扮演，患者在角色活动中得到疏泄、进行学习并获得自知力，是一种重视解释于演戏情节之中的疗法。

（2）要求患者表演或再现他的日常生活，尤其是他个人涉及的重大冲突，应尽可能全面和具体地反映出有关人物和情况，这就需要同伴协助（称为辅助自我），扮演患者的家属、亲友，或幻觉、妄想、梦境，或某种象征、愿望、态度等。施治者作为导演，组内其他成员作为观众。

（3）独白戏，要求患者讲述出他一直隐藏在心里从未吐露的真实感受或想法。

（4）利用各种技术增强治疗效果。如更换角色（让患者更换为另一个主要人物角色），双重角色（一个辅助自我也像患者一样表演）、镜子技术（一个辅助自我同时模拟患者，当患者表演不下去时可给予提示）。

（五）心理剧治疗的参加人员

（1）导演者即心理治疗师，任务是鼓励患者自发参与戏剧活动，促使剧情向预期的效果发展。

（2）戏剧主角即患者，由他决定心理剧的戏剧节，把他的心理问题表达出来。

（3）辅助性配角，他们尽可能逼真地再现主角所处的现实生活环境，使主角自然而然地体验到与这种背景相联系着的内心冲突自发地发泄出来。

（4）观众小组即心理治疗医师邀请来的、与主角有类似的心理问题的观众。

因此，导演鼓励他们从舞台的表演中寻找自己的生活，并把自己的行为投射到正在发展的剧情中。

（六）心理剧治疗的适应症

（1）心理剧可单独用于短期心理治疗或同其他形式的治疗联合应用。一般来说，用于其他短期心理治疗的选择标准都适用于心理剧。短期治疗的标准包括下列几项：患者应是聪明的并能掌握心理概念；患者应该能与同伴很好相互影响并能同施治者形成良好的关系。此外，为了参加心理剧，患者必须克服在公众中暴露秘密的恐惧。

（2）心理剧通过一系列戏剧活动，使参演者的人格特征、人际关系、心理冲突和情绪问题呈现于舞台，以达到精神发泄的目的。消除思想上的压力和自卑感，受参演时激情的影响，可产生自居作用，并能诱导出患者的自发性，增强其适应环境和克服危机的能力，从而使自我实现成为可能。

（3）应用于精神疾病的治疗。莫雷诺认为心理剧对大多数精神疾患皆能适用。它能促进患者的行为改变并保持改变的结果，增加慢性患者的自信、独立性和自尊心，作为康复治疗的一部分。一般地讲，凡适用集体心理治疗的患者皆可适用此疗法。莫雷诺还指出：有较强求治心或有能力从心理剧中领悟出自知的患者，获得的疗效较大。因此，通常对参加心理剧的患者有所选择。

（4）人际关系训练：心理剧是非常有效的人际关系训练方法，它教育人们如何比现在更有效地发挥自己的作用，教会人们各种技术。例如，从行政管理、照料小孩到医学院学生的谈话技巧等。

二、音乐疗法

（一）音乐疗法定义

音乐疗法是新兴的边缘学科。它以心理治疗的理论和方法为基础，运用音乐特有的生理、心理效应，使求助者在音乐治疗师的共同参与下，通过各种专门设计的音乐行为，经历音乐体验，达到消除心理障碍，恢复或增进身心健康的目的。

（二）音乐疗法的机理

1. 音乐疗法审美移情说

音乐这种审美客体的旋律音色变化和节奏节拍运动过程，焕发出人类精神世界特有的魅力，音乐与医学的本质联系，正在以这种特有的魅力对人类身心产生重大的影响和作用。审美主体的情绪在音乐情态的诱发中，获得释放与宣泄，使积极的情绪强化、消极的情绪排除。甚至可以使原有的消极状态转化为积极情态，缓解躯体的应激状态，解除心理扭曲和紧张，创造自我治愈的机会。因此，长期有效地欣赏音乐，可以解除人们不良的身心反应，陶冶性情，改变性格和情趣。

2. 音乐疗法共振原理说

人体是一种耗散结构，必须不断地与外部环境交换物质才能维持生命的运动。音乐就是一种作用于人的生理场与物理场的物质能量。它通过曲调、节奏、旋律、力度、速度等因素传递信息。这些因素具备一定规律和变化频率，音响振动作用于人体各部位时，会引起人体五脏六腑、肌肉、脑电波等的和谐共振，促进各器官节律趋于协调一致，从而改善了各器官的紊乱状态，以解除疾病，促进康复。因此，掌握共振原理，根据患者具体的情形选曲，就可以配合患者的节奏、动作、呼吸，建立一种令人心安的持续关系。

3. 音乐疗法神经活动说

现代科学研究表明：音乐可以通过人的听觉作用于人的大脑边缘系统及脑干网状结构，调节大脑皮质，使人体的内脏活动及情绪与行为有良好的协调作用。当音乐声波作用于大脑时，会提高神经和神经体液的兴奋性，促进人体分泌有利于健康的生化物质。如优美健康的音乐能促进孕妇分泌一些有益于健康的激素酶、乙酰胆碱等物质，起到调节血液流量和神经细胞兴奋的作用。

（三）音乐疗法的方法

1. 主动音乐疗法

主动音乐疗法注重患者的参与，大多采取治疗师与患者合作的方式，成立治疗演奏团，治疗师和患者分别使用不同乐器，治疗者与患者一对一组合，或使患者与治疗组的 1 人或数人组合，或让患者一边弹奏钢琴一边演唱自己喜欢的歌曲，使患者在演奏、演唱中情绪高涨、心理充实而达到放松、治疗的效果。

2. 被动音乐疗法

被动音乐疗法注重治疗师的引导作用，强调欣赏音乐的环境设置。采取这种形式的方法也很多样。有的把心理治疗与音乐治疗相结合，治疗时，先对患者催眠，使患者潜意识中的活动呈现出来，通过播放事先选好的音乐，边听边进行中性的引导，让患者产生想象，然后自由联想，不断报告他的感受，患者跟着音乐走，医生跟着患者走，使患者在不知不觉中，充分进行自我认识，重新认识丰富的世界。

3. 综合疗法

一般来说，具体施治并不局限于哪种方法的使用，主动、被动往往双管齐下。如提供几种活动方法，在音乐声中由音乐治疗师带领或由患者自己进行肢体上的运动。万氏介绍的国外音乐疗法分别有以柔和的体操伴随熟悉的充满激情的音乐，或以面部按摩伴随熟悉的轻松音乐，或以治疗师指导的专门音乐进行肌肉松弛，或播放音乐前提示与抑郁情绪和机能障碍性想法相反的松弛意象以暗示性意象，伴随熟悉的标题音乐，或指导患者伴随音乐的特殊意象，构想自己起着积极作用，解决某个问题或改善情绪，或反复播放慢速音乐以加速患者入睡或尽量放松，或以有节奏的音乐增强活力，或在开展绘画或其他艺术活动的同时播放音乐，以欣赏或陶冶情绪等；还有人利用音乐导引练静松功、静养功，诱导患者入静，利用“内气”以治病；或利用通俗流行的轻音乐，根据音乐风格搭配人格类型、生物节律等相合并综合考虑病症、病因、体质、患者的文化背景、职业、性格、爱好诸因素，开出音乐处方实行辨证施乐。

（四）音乐疗法的类型

1. 依据音乐疗法来访者主动性程度分为两类

（1）单纯聆听形式：超觉静坐法、音乐处方法、音乐冥想法、名曲情绪转换法。

（2）主动参与式：简单乐器训练，选择性地按音乐知识学习、乐曲赏析、演唱歌曲、音乐游戏等。

2. 依据音乐疗法临床分类

（1）单纯音乐疗法：单纯通过听音乐达到治疗目的。

（2）音乐电极疗法：患者接受音乐治疗的同时，还接受音乐电流治疗，将声频转化为电频，电流与音乐是同步的。

（3）音乐电针疗法：音乐疗法与针刺疗法相结合同时进行。

（五）音乐疗法的特点

1. 共振疗法

音乐治疗，由体感音乐、治疗方案和体感音响设备三方面组成。内容包括治疗对象心身状态评估、体感音乐的选择和确定音量、振动强度和治疗时间及疗程等。体感音响设备主要包括：音源和分频—放大—换能装置，其主要形式为床、床垫、台、椅和沙发等。其效用是使人在聆听音乐的同时身体也能感受到音乐声波振动。体感音响设备不同，音乐声波频率范围和振动强度有所差别。

2. 高频疗法

高频音乐疗法是根据法国音乐学家阿尔弗雷德·托马提斯的理论制作而成，适用于两岁以上所有的人群，是一款系统的、科学的音乐调理与治疗产品。

（六）音乐疗法的疗效

音乐疗法源远流长。据我国古医书记载，楚国一个太子久居宫中，患了神经衰弱，后来还是请医生用音乐疗法治愈的。随着科学的发展，人们对音乐的防病、治病作用有了进一步的认识。

（1）从物理作用来看，音乐是一种有规律的声波振动，能协调人体各器官的节奏，激发体内的能量。如节奏明快的乐曲，可增长肌肉力量；节奏徐缓的音乐，可使人呼吸平稳，脉搏有力，而优雅动听的音乐则可调节自主神经功能，有助于大脑休息，使疲劳得以恢复。

（2）音乐可调节人的情绪。音乐的旋律、节奏、音调对人体有良好的影响，对大脑和脑干的网状结构有直接作用，可调节人的精神活动和自主神经功能，产生镇静、安定、镇痛、兴奋、调节情绪及降压的功能，并能促进胃肠蠕动，增加消化液分泌，有利于食物的消化吸收。

（3）音乐对多种疾病有治疗作用。音乐医学正式成为一门专门的新学科。如音乐代替麻醉药物进行拔牙，效果良好；小提琴协奏曲，使高血压患者血压明显下降；抑郁症患者每天听优美的轻音乐，症状明显减轻；等等。

（4）孕妇经常听音乐，是一种较好的胎教方法，可促使胎儿健康成长和容颜美丽；老年人经常听音乐，可延缓脑细胞衰老；年轻人听摇滚音乐，则能发泄心中不满，有利于身心健康。当然，就像治病用药必须对症一样，听音乐应因人而异。如高血压患者就不宜听节奏过快的兴奋音乐，忧郁悲伤者应避免听深沉压抑音乐。

（七）常见的音乐治疗介绍

1. 接受式音乐治疗

接受式音乐治疗，指治疗者通过聆听喜爱的音乐引起其生理及心理上的共鸣，之后与治疗师或小组成交流感受，或者用律动、唱歌等形式表现其对于音乐的理解。

接受式音乐治疗在我国已有 20 多年的历史，最早在精神病院应用比较普遍，而后又有综合医院将此方法用于减轻患者疼痛和解除紧张心理等方面，还有一些成人或儿童医疗机构设置了一些加装了音响设备的床、椅子等器械，供患者在上面聆听治疗师为其特选的音乐，也取得了一些音乐治疗效果。

（1）范围。适用于各种人群，既适合个体治疗，也适合集体治疗。国内已将此方法用于成年人及各类人群的减压、放松、催眠等方面。如给老年人播放或演奏一些他们年轻时喜爱的音乐，并共同歌唱，使老年人重温青春时代的美好。

（2）曲目的选择。由于接受式音乐治疗的聆听法具有操作简便、音乐治疗师不需要高超的演奏技能等特点，因此普及速度较快，但在关于如何准确选择曲目方面的研究，还需要做更深层次探讨。由于东西方文化差异，有些国外研制的配套音乐治疗曲目系列用在中国患者身上，不一定能够完全接受，因此曲目的选择需要因人而异。一是治疗师需搜集、聆听大量古今中外曲目，并充分阅读理解相关音乐欣赏文献资料中对作品的诠释。二是以自己在音乐治疗实践中总结出的选曲经验为首选音乐治疗用曲依据，以他人音乐治疗选曲经验为辅。敢于针对不同患者使用不同地域风格的广泛曲目，但使用的治疗曲目一定要建立在音乐治疗师对作品的理解之上。三是时刻关注和搜集各类患者对音乐的聆听感觉，通过长期观察、记录、总结，形成自己的一套音乐治疗选曲经验。音乐治疗师在治疗实践中需要找到自己使用音乐的“感觉”，才有可能实现“对症下药”的疗效，避免音乐治疗变成一次普通的音乐欣赏活动。

2. 参与式音乐治疗

参与式音乐治疗，又称“主动音乐疗法”，患者扮演执行者的角色。具体方法有歌曲演唱及音乐演奏操作等。目的是使患者在演奏、演唱中情绪高涨、心理充实，并逐步建立适应外界环境的能力，最大限度地调动身心各部分功能的发挥，改善行为，最终达到康复的目的。常用技术有：即兴演奏式音乐治疗、再创造式音乐治疗。

（1）特点。

①因地制宜的“灵活多变”。治疗师根据自身所学，依照被治疗者的实际情况，制定出相应的治疗方案，并在治疗过程中进行适当的调整。

②恰如其分的“随心所欲”。根据被治疗者的具体情况，在不脱离原先计划的前提下，增加或减少活动内容，有针对性地提出新的活动内容，以达到更好的治疗效果。

③丰富多样的“治疗手段”，在进行治疗时不停地变换活动内容，用多种多样的形式吸引老年人的注意力，使得其一直对活动的内容保持高度的集中力，这样治疗师才能更好地把握整个活动场面，调动起老年人的积极性，在音乐的旋律中增进彼此的感情。

（2）治疗过程。

第一步，每次治疗前，进行 10 分钟的音乐放松静坐训练。

第二步，适当的音乐活动，如随节奏律动、简单的舞蹈，合唱并指挥，即兴表演等等。

第三步，学习简单的音乐知识。

第四步，组织老年人讨论对活动的感受，互相交流心得。

（3）对老年人的影响。

采用主动法为核心，更多地倾向于“动”与“听”的结合，大量采用歌曲演唱、律动模仿，器乐演奏、音乐游戏等形式进行干预治疗，形成听觉、视觉、运动觉、触觉、嗅觉等多感官功能共同参与的综合效应。因此，通过参与式音乐治疗，有利于老年人的方面：①提高生活动机；②增加社会交往；③刺激长期记忆；④延缓短期记忆能力衰退；⑤减少紧张、忧郁情绪；⑥提高语言能力；⑦加强感知觉训练；⑧保持对现实世界的反应力；⑨增强自尊心；⑩减少不适应的行为；⑪是提高整体健康水平和生活健康。总而言之，参与式音乐治疗有助于老年人保持躯体健康、心理健康，在维持社会功能上都有积极的作用。

（4）误区。

①认为老年人并不可能真正去提高音乐方面的技能，这其实是没有根据的。有些老年人通过长期不懈地学习有关音乐方面的技能，并最终达到了一定程度的成就，这不但大大提高其老年生活的质量，还增强了他们自身的生存价值感。

②认为老年人只喜欢自己以前熟悉的音乐，或者喜欢比较舒缓的音乐，这其实也是一种偏见。据研究显示，许多老年人喜欢新歌曲，而且有的老年人对节奏轻快的音乐也比较热衷。所以在选择音乐时，绝对不要只选择老年人熟悉的老歌，或者选择固定风格的音乐，一定要根据老年人的需要来决定治疗所要运用的音乐材料。

（5）治疗方法。

①因人而异，选择喜欢的音乐。从现代医学角度看，音乐对情绪活动的作用，与内分泌、自主神经系统、丘脑下部、边缘系统有着密切关系。音乐的节奏、力度、旋律、和声，可以不同程度地影响人的精神心理活动。不同的人因文化背景、生活习惯等诸多因素影响，喜欢的音乐类型各不一样，选音乐一定要首先考虑这种区别。比如，强迫不喜欢民乐的老年人去听《春江花月夜》，即使曲调再柔和，还是会让人产生烦躁、厌恶的情绪，治疗只会适得其反。

②因病而异，选择适合的音乐，对于不同患者群，音乐的选择也需注意。例如，国际高血压学会曾发表研究报告指出，每天坚持听半小时节奏均匀的古典或印度音乐的高血压患者组，血压明显低于不听的患者组。国内外不少研究都指出，放松性音乐治疗与常规药物治疗配合可以更早地控制血压。

③因情绪而异，听音乐看心情，音乐选择要与情绪一致。例如，当老年人处于强烈悲痛情绪时，不能立即选用欢快的乐曲聆听，这可能会增加老年人的心烦意乱，产生厌恶感。此时，应选用《悲怆交响乐》或民乐《江河水》一类的乐曲，以求宣泄悲痛之情，引导其尽情发泄直到心中郁结的悲哀得以化解，等其逐渐感受到轻松后，再聆听平静舒缓的乐曲，再经过一段调整，情绪有了转换后，才能逐步聆听较轻快的乐曲，使波动的情绪得以平静下来。

④因时而异，不同时间，不同音乐，一天中不同的时间段，也要选择不同的音乐。

例如，古籍《寿世保元》中有“脾好音乐，闻声即动而磨食”的说法。吃饭时听些柔和轻松的音乐，可以增加食欲；而饭后欣赏舒缓的音乐，则可以使元气归宗，乐以忘忧，健脾消食。在睡前，从喜欢的音乐中选择和声简单、音乐和谐、旋律变化跳跃小，缓慢的独奏曲或抒情小品音乐，则有利于创造放松、舒适的意境，进而促进睡眠，改善睡眠质量。

（6）对患认知症老年人的影响。

①音乐具有刺激记忆力的强大作用。我们每个人都可能会有这样的体会：当听到或唱起多年以前的歌曲时，很自然地想起了那个年代的很多往事，甚至一些似乎早已经忘记的生活琐事，会突然浮现在脑海之中，历历在目，让我们心潮澎湃。这就是为什么很多人，特别是上了年纪的人钟爱老歌的原因。

另外，当人们对一些文字内容的记忆感到比较困难的时候，如果为它谱上旋律成为一首歌，就变得非常容易记忆，而且很多年都不会忘记。音乐治疗师利用这一特点，专门演唱或播放老年人年轻时代流行的歌曲，与老年人一起讨论那个年代所发生的事情和个人的经历，以达到刺激、保持和改善长时记忆的目的。

同时，也通过教老年人们学习当下流行的歌曲，刺激他们的短时记忆，让他们尽可能地保持一个比较好的记忆能力。

②音乐治疗师还利用唱歌来改善老年人的语言能力。科学家认为语言是在大脑的左半球，而音乐是在大脑的右半球，所以当语言功能出现障碍，就可能意味着左半球的语言中枢受到损害。但是一个有趣的现象是，虽然很多老年人慢慢变得不太能说话了，但在唱歌的时候，他们却能够很清晰地唱出歌词。于是音乐治疗师就会先带领他们一起唱歌，然后要求他们慢慢地去掉旋律，只说歌词。这样的做法会取得很好的效果，人们依然可以保持甚至改善他们的语言功能。

③音乐治疗师还会通过各种各样的音乐、舞蹈活动来刺激老年人的生理功能，提高老年人的活力，改善精神和情绪状态，促进他们的社会交往。这些对于维护老年人的身心健康，防止老年性痴呆的发生和发展，起到不可估量的积极作用。

3. 即兴演奏式音乐治疗

即兴演奏式音乐治疗，是指通过在特定的乐器，随心所欲地即兴演奏音乐的活动来达到治疗的目的。在对患者的治疗中有可能被有意识地使用，也可能是在经过一段时间自由流畅的即兴演奏后，对当时实际发生的演奏状态进行探索和客观的分析而总结出来。

（1）乐器。它所采用的乐器大多较为简单，以奥尔夫乐器为主，这些乐器为不需要经过训练就可以演奏的节奏性、旋律性打击乐器，如各种鼓、铃鼓、木琴、三角铁、铝板等，患者可以在不需要任何学习的前提下根据自己的喜好演奏各种节奏，而治疗师多数情况下会用钢琴或吉他参与其演奏。

（2）治疗原理。即兴演奏式音乐治疗的原理是人们对和谐音乐的体会及对不和谐音乐的趋避。旋律是音乐的基础，是人们接受音乐的主要形式。研究表明，人有大脑颞叶上回负责旋律的识别和再认，同时也能辨别和谐与不和谐旋律之间进行转换，从而使人寻找和体验和谐音乐（见图 7–7）。

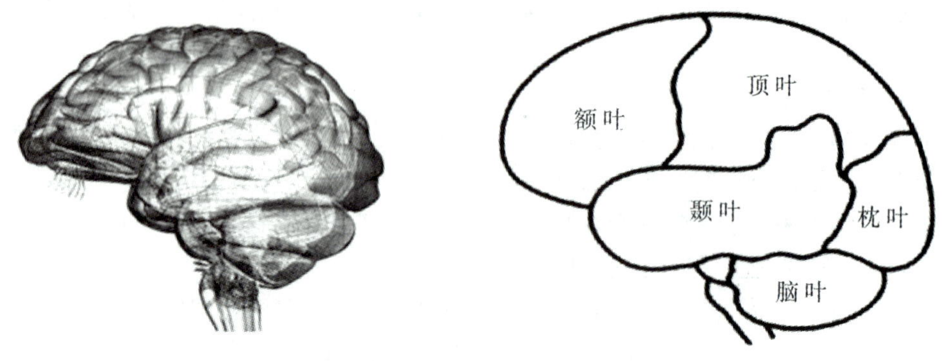

图 7–7 治疗原理

（3）类型。即兴演奏可分为有标题性演奏和无标题性演奏两种。

①有标题性的即兴演奏，是指由治疗师或治疗对象先确定一个主题，然后参与者按照各自对主题的理解和思路进行演奏。

②无标题的即兴演奏，是指参与者在完全无主题的前提下自由演奏。

（4）音乐类型。因对象的特异性决定了在音乐治疗领域是没有所谓绝对的“音乐处方”的。

由于人的性格、性别、地区、心情、经历和成长环境的不一，欣赏同一音乐时的感受是不同的。例如，同样在欣赏《春节序曲》，长年生活在城市里的人，音乐会使其联想到人们在过年时吃年夜饭、发压岁钱的情境；而长年生活在农村的人，在欣赏这首音乐时会让其感觉到的是过年家家户户放爆竹、贴窗花、打年糕、串门子的情境。即便是同一个人，由于心情不一，在欣赏音乐时的感受也会不一样。例如，同样在欣赏贝多芬的《月光》，当其处在刚刚进入热恋期时，会觉得这首音乐好美、好抒情；而当其刚刚失去恋人时听这首音乐，会使他觉得凄凉、悲惨。这其实就是音乐带给人的与众不同。因此，选择音乐进行音乐治疗时不可能像我们平时病了到医院去看病一样，感冒了吃感冒药，胃痛了吃胃痛的药。而是要根据患者的性格、心情、经历、成长环境等特点以及患者当时的具体情况来有针对性地选择音乐。音乐的特性决定了音乐治疗的与众不同和神秘，音乐治疗正以其独特的方式和方法在帮助解决人类心理领域的各种问题中起着不可或缺的作用。

即兴演奏式音乐治疗既可用于个体治疗，也可用于集体人群治疗。用于个体治疗时，因为是一对一演奏，有利于建立起和谐的医患关系，有助于投射出患者的心理症结与内心情感；用于集体的即兴演奏有助于患者改善人际关系与适应社会。治疗师在演奏过程中始终应处于辅助、引导、支持启发角色，不应喧宾夺主。即兴演奏式音乐治疗具体来说有很多不同流派，有的以精神分析为取向，有的以行为主义为取向，有的则以人本主义为取向。

（5）治疗方法。

①音乐心理剧，这是一种集体治疗的形式。开始前需要准备好不用训练就能演奏的乐器，治疗师要应用音乐投射术与模仿术，把患者带入反映自己主观感受的情绪状态，从而为患者提供支持，使其产生自发的改变。

②即兴创作法，指奥尔夫教学法运用于成人的音乐治疗方法。奥尔夫是德国著名音乐家，奥氏法最初是针对儿童的各种障碍，以后扩展至各个年龄组人群。它是根据人类可以自发地创作音乐的先天倾向而设计的一套治疗模式，一般分为以下六个阶段。

第一个阶段：准备。即进行认知和情感的准备阶段。

第二个阶段：刺激。呈现一个原始观念的刺激。

第三个阶段：探究。探究原始观念。

第四个阶段：同等反应。使音乐发展与人际关系发展同步。

第五个阶段：形式。使即兴创作保持完整形式。

第六个阶段：结束。给即兴创作的音乐一个研究的结尾。

③即兴创作评估，这是通过即兴演奏来测量一个人的人格结构的治疗技术。音乐治疗师首先了解患者成长过程，然后出题让其演奏，继而进行音乐要素分析，最后据此推断出患者的人格结构特征，为进一步治疗提供依据。

三、认识领悟疗法

（一）认识领悟疗法的定义

认识领悟疗法系由我国精神病学家钟友彬所创立。该疗法借用了精神分析的某些观点，从改变患者的认识入手，创造的一种适合于中国国情的心理治疗实践方法。认为精神障碍的根源在于儿童期受过的精神创伤，这些创伤引起的恐惧在大脑内留下痕迹，在成年期遇到挫折时就会再现出来影响人的心理，以至于用儿童的幼稚态度去对待在成年人看来不值得恐惧的事物。由于症状都是幼年期经历的恐惧在成年人身上的再现，因此症状的表现必然带有幼稚性，具有不成熟的儿童式的心理表现。

（二）治疗过程

初次会见即让患者及家属叙述症状产生和发展的具体内容，以明确诊断，并简单直接地告诉患者，其病态症状是由于幼年的恐惧经验在成年人身上再现出来，或用幼年的方式来对付成年人的心理困惑或解决成年人的性欲。

此后的会见中，可询问患者的生活史和容易忆起的有关经验，然后逐步对患者分析症状的性质，注意把握时机，分析症状的幼稚性和症状中符合成年人逻辑规律的情感或行为，使患者认识到有些想法近似于儿童幻想，在健康成年人看来是完全没有意义的不值得恐惧甚至是可笑的，再进一步向患者解释病的根源在过去，甚至幼年期。

治疗过程主要由治疗者和患者一起分析症状的性质，采用患者易于理解的、符合其生活经验的解释，促使患者理解认识并相信其症状和病态行为的幼稚性、荒谬性、不合理性，让患者达到真正的领悟，“下决心不做儿童心理的奴隶”，从而抛弃原有的错误的态度与病态的行为，使症状得以消失。该疗法的适应症主要为强迫症、恐怖症和某些性变态。

（三）治疗方法

即如何领悟、领悟什么。正统的心理分析疗法要经过长时间的自由联想，了解症状的象征性意义，除去精神防御机制的伪装，让患者领悟到幼年期未得以满足的性心理症结；心理动力学疗法让患者尽量回忆过去各种精神创伤的经历，从而找出病状的无意识根据；而认知领悟疗法则是直接和患者一起讨论、分析症状临床表现的性质，使他们认识到病态情感和行为的幼稚性，领悟到这些感情与行为是幼年儿童的心理和行为模式，与他的实际年龄和身份是不相称的，从而主动放弃这些想法和行为。必要时，也可让患者回忆容易忆起的幼年经历作为佐证，但不必追究深处无意识的动机。认知领悟疗法可以看作是在医生的指导下进行的患者自我教育，是对幼稚心理的改造。患者在接受治疗前，对他们病态行为的幼稚性和幼年儿童的行为模式概不自知，通过医生的解释、分析、互相讨论，并联系自己深入思考后，才真正认识到病态行为的幼稚性，领悟到它是儿童期留下的痕迹，是成年人不应再保持的幼年心理行为模式。最后随情感和行为的改变，症状也就自然消失。

（四）治疗范围

认识领悟疗法主要适应症是强迫症、恐怖症和性变态中的恋物症、露阴症、窥阴症和摩擦症，要点如下。

（1）认为强迫症和恐怖症的症状是过去或幼年期的恐惧在成年人心理上的再现，因此患者表现幼稚和成熟并存的特点；人的一些活动可以在意识外进行，个体不能理解这些活动，特别是某些病态行为的产生原因。

（2）承认某些症状的产生原因是无意识的心理活动，但强调意识层面的领悟，不重视无意识内容的探寻。

（3）承认幼年的生活经历特别是创伤性经历对个性的形成及心理障碍的发生有重要影响，但倾向于认为幼年期的心理症结是由于儿童无知无能，不成熟，因此未能解决心理冲突，被潜抑到无意识成为症结。

（4）认为性变态行为是成年人用幼年的性取乐方式来解决成年人的性欲或解除成年人的苦闷和烦恼，本人对此意识不到。

（5）用患者容易理解的、符合其生活经验的语言和事例进行解释，使患者理解、认识并相信其症状和病态行为的幼稚性、荒谬性及缺乏成人逻辑性，可以达到真正的领悟，从而使症状消失。认识领悟疗法对于性变态行为的治疗，有两个关键点：一是要引导患者认识他的行为是幼年儿童式的取乐行为；二是用幼儿方式来宣泄成年人的性欲，解决成年人的心理困难。

（五）钟氏领悟疗法

钟氏领悟疗法，是我国精神病学专家钟友彬先生在心理分析疗法的基础上发展出来的一套体系。原本钟友彬把这种方法称作“认识领悟心理疗法”，并把它看作是心理分析在中国的应用和发展的某种变体，但由于近些年我国心理咨询和心理治疗界有越来越多的人接受和重视它，大家自发地把它称作“钟氏领悟疗法”，故此以这个名称称呼这一体系。

1. 适应症

钟氏领悟疗法是在治疗强迫症、恐怖症和性变态的临床实践中总结出来的，这几种心理障碍是主要的适应症。近几年来，通过这个疗法治疗了神经性呕吐和顽固性疼痛，都取得了良好疗效，说明它的适应症正在扩大中。

2. 治疗步骤

（1）采用医生和患者面对面的会谈方式。在患者同意的情况下，可以有一个家属参加。治疗应在诊室中进行，以示严肃性。

（2）每次会谈时间为 60 ~ 90 分钟，每次会谈后，咨询者还可要求有书写能力的来访者结合自己的症状和有关情况，写出对咨询者做出的说明和解释的意见与体会，并提出自己可能想到的问题。

（3）初次见面时，要求来访者或其家属叙述症状产生、发展的历史和具体表现。咨询者对此进行初步解释，告诉他问题是可以解决的，但必须主动合作和积极配合，对咨询者的提示、解释要联系自己的想法认真思考。然后，向来访者明确指出，其病态是由于过去的恐惧体验或幼稚的思维方式的结果。

（4）在以后的会谈中，一面继续补充询问病史，一面进行会谈。会谈的内容就诊断和患者的具体情况而不同。不论是强迫症、恐怖症或性变态患者，都可用启发式的问题和他们讨论症状的性质。从而引导他们分析恐惧心理和做出能解除恐惧的行动，会谈内容应符合成年人的经验和行为模式等。对恐怖症的恐惧情绪本质也可做类似的询问和讨论。

（5）鼓励患者勇敢地询问，用客观的调查结果来矫正他们对自己的错误判断。

3. 与心理分析疗法的比较

（1）相同之处。

①承认无意识的心理活动。因此某些变态行为背后的心理原因是患者不能意识到的。

②承认精神结构理论，并承认防御机制是人们不自觉地应付心理冲突的手段。

③承认幼年生活经历对以后的影响。尤其是创伤性经验，影响个性的形成，并可能成为日后心理障碍的种子。

④承认患者患病后有两种获益，尤其是外部获益，由于患者因病而受到宽容、关

怀，因而使改变发生困难。

（2）独到之处。

①重视幼年生活经历，尤其是创伤性经验。

②重点不是回忆和挖掘幼年症状或初期焦虑的具体事件，而是分析症状的幼稚性。

③强调意识层面的领悟，不重无意识内容的开掘。解释更加符合常识，入情入理。

4. 注意事项

（1）对心理治疗的抗阻是心理疾病的特征之一。咨询师要用各种比喻向患者解释病例心理本质及症状的幼稚型。另外，在适当时可直接向患者指出他在对治疗进行抗阻。消除患者对治疗的抗阻，使治疗顺利进行。

（2）正确处理移情与反移情。移情是指来访者对治疗师产生的情感与想法。对于治疗师的角色功能，患者并没有清晰的认识，他们并不清晰治疗师在很大程度上应保持中立和客观。一旦识别并指出移情，就需运用自由联想技术以澄清移情的含义。

任务三 中国传统的老年人心理干预方法

任务情境

刘爷爷，身体健康，耳聪目明，精神矍铄，领导着一个近千人的大工厂，上上下下没有一个人不服他、不敬他。两年前，工厂领导换届，刘爷爷的厂长职务被年轻人取代，但厂方考虑到他的年龄和工作经验，返聘他为厂里的技术顾问。可刘爷爷当领导当惯了，总是爱管事，爱操心，看什么不顺眼就想多说几句，别人考虑到面子问题，当面不说什么，照旧该怎么做还是怎么做，刘爷爷只能是干着急，回到家也总是闷闷不乐，更让他不能接受的是，很多人看到他连招呼都不打，还在背后说长道短。刘爷爷实在不能忍受，于是赌气提前一年退休了。一年多的光景，刘爷爷就完全变了一个人似的，背也驼了，过去的精神劲儿一点也没有了，天天待在家里足不出户。最近，刘爷爷的举止越来越奇怪，情绪低落，动不动就大发脾气。后来，干脆一个人跑到阁楼上住了。一天夜里，老伴觉得很奇怪，于是上去一看，发现老头子把孙女和几个布娃娃一会摆弄成这样，一会又摆弄成那样，嘴里还念念有词，好像在指挥工人们生产一样。

任务目标

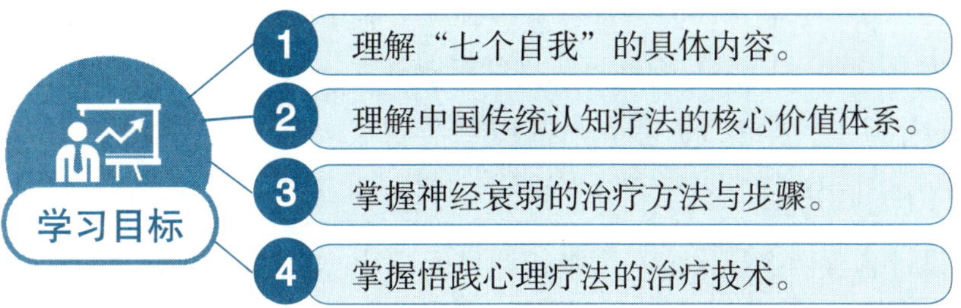

任务描述

请问案例中在刘爷爷属于什么问题？适合采用何种心理治疗技术？

一、“七个自我”

“七个自我”是专家作为提高自身健康素质的基本手段和必由之路。直接为服务对象健康负责的专家（心理咨询师、心理医生、医师）他们在患者进行咨询、辅导或医治前，要更深入地了解对方的内心活动，才能成为一位合格的专家。在此之前，他们必须对自己的整个心灵有全面的理解，因此其必须进行专业培训即首先对自己的素质健康进行自我审查，做到“七个自我”，即自我剖析、自我评价、自我激励、自我设计、自我调控、自我教育和自我医治，然后要求求助者也学会和掌握这“七个自我”，方能达到成功的目的。

（一）自我剖析

自我剖析，即应该对组成“我”个性（人格）的三种素质——社会素质、身体素质和心理（精神）素质是处在什么样的水平有一个基本的了解。由于这三种素质是融合在一起、不能分割开的，只有从自己的心理社会素养和心理生理（身体）素养所形成的内心活动和所表现的外部行为来剖析自己。

（二）自我评价

心理素质最核心功能是意识和自我意识，它们愈强，自我认知、自我体验和自我调控能力就愈强。人能清晰地认识到自己必须有健壮的体魄和良好的人际交往，实事求是地评估自己的学识、才能、长处、优点、强项，以及短处、缺点、弱项。不断地发挥自己的所长，及时克服自己的所短，才能在人生的道路上经常保持健康。

（三）自我激励

要认识到自己的优点、长处、强项后，看问题总是先看到光明、积极的一面，心情乐观，坚信任何障碍阻挡不了“我”前进的步伐，一定能完成所给定的任务。中途遇到困难、挫折，甚至失败时，就要意识到这离成功就差一步了，再稍做努力就将获得胜利。在每次活动后，不论是人际交往活动还是个人单独活动，要总结一下收获，自己从中得到什么启迪，为下次活动积累经验教训。

（四）自我设计

自我设计包含两个层次：一个是长期目标设计，就是根据自己特长选择从事哪一方面的工作来实现自己的价值观，问自己：“我将来是做一个政治家、实业家、军事家、理论家、社会活动家还是其他领域的专家？”这是自己的理想，是毕生孜孜不倦追求的目标。另一个是短期目标设计，不论在哪一个领域工作，必须掌握一定的专业技术，要制定出实现这一目标的具体步骤，努力使自己成为某一行业中的专家，可造福他人。

（五）自我调控

每一个具有个性的人只有在人际交往中才能实现自己的人生价值，不论是直接面对他人，还是通过自己的著作、讲演、演艺等活动面向群众，都要时刻注意调节自己的言行，控制自己的情绪情感，表现独特魅力的形象，把自己的专长技术在当时的场合下发挥出最佳的效果，使个体或集体受益。

（六）自我教育

自我教育的前提是学习和掌握解决问题的基本知识。对于专家而言，职业生涯开始之前就已经开始了一个无止境的学习过程，指导他学习的老师包括教授、书本、他的患者，更为重要的是他本人内心微妙的感觉变化和成长体验。

（七）自我医治

专家之间可以在交流过程中实现互相医治，在医治或咨询过程中与患者共同成长也实现了专家自我医治的目的。

更重要的是，当专家具备敏锐的洞察力和强烈的自我完善动机时，他能及时捕捉到自己身心发生变化的微小信息，迅速判断信息所代表的良性或不良的意义，并以正确的方式应对，获得妥善处理的结果，使自己保持动态健康。

二、悟践心理疗法

（一）悟践心理疗法的概念

悟践心理疗法或悟践疗法是 1958 年李心天等在治疗神经衰弱症患者基础上所创立

的一种方法。该疗法认为神经衰弱症患者对疾病的认识存在缺陷，故心理治疗的核心是促使患者对疾病形成的正确认识。这种疗法深受神经衰弱症患者的青睐。

（二）悟践心理疗法简介

神经衰弱症一向被看作是一种难以治愈的慢性疾病，由于当时的历史背景是受苏联的影响，把心理学和心理治疗当作是唯心主义的或者是资产阶级的产物而加以批判。然而神经衰弱症和其他神经症都属于心因性疾病，主要由心理因素引起的疾病而不敢提和不敢用心理治疗来医治，是过去神经衰弱症疗效不高的真正原因。

（三）悟践心理疗法具体疗法

综合快速疗法的指导思想是：认为患者对疾病的认识存在缺陷，因此心理治疗的核心是树立患者对疾病的正确认识。疾病产生的原因是由于对待外界的生活事件不能正确地认知和评价，导致精神过度紧张，产生有害于身心健康的负性情绪而致病。因为大脑并没有质性病理损害，因此可以通过自己的积极努力，参与各种治疗活动，不单纯被动服药，而是发挥自身的主观能动性来消除负性情绪，改变自身的病理状态，即通过提高自己对疾病的正确认识，主动参与改变自身状态的治疗活动和建立一个积极的心理状态，来达到消除疾病的目的，因此后来就将此疗法改为悟践心理疗法。具体的做法如下。

1. 治疗人数

选择确诊为神经衰弱症或神经衰弱症状为主的其他神经症，经过体检无其他严重躯体疾病者，每批 30 人左右。

2. 治疗时间

每日半天，星期日休息，总治疗时间为 4 周。

3. 整个治疗分为三个阶段

第一阶段：认识疾病和消除焦虑等负性情绪阶段。此阶段以集体心理治疗为主。向患者讲授神经衰弱的医疗知识，建立治愈的信心，时间约 1 周。

第二阶段：消除病因，恢复健康阶段。此阶段集体心理治疗和个别心理治疗并重。向患者讲授人的认识过程和个性心理特征与疾病的关系，鼓励患者积极参加各项治疗活动。在与患者个别谈话时，分析患者患病的可能原因，时间为 1 ~ 1.5 周。

第三阶段：健康巩固阶段。集体心理治疗讲授对待生活事件应采取的正确态度，和制服失眠等症状的有效方法；个别心理治疗则根据每个患者的情况制定出一个循序渐进的恢复健康正常的生活日程表，要求患者按日程表活动，建立科学的生活制度和生活方式。

集体心理治疗除讲课外，还包括了我国民众惯用的群众活动形式。治疗第一天开动员会，治疗结束开庆功会、表彰会。讲课时还现身说法，定期召开治疗心得交流会，营造医生与患者、患者与患者间相互沟通的良好融洽气氛。强调医护员的指导和示范作用和患者的积极能动作用。集体行为治疗主要为气功、太极拳。

4. 每日治疗内容

（1）医生讲课。

（2）与医生谈前一日自己的情况，填写记录病情和生活进程的表格。

（3）酌量服用某些药物或做必要的物理治疗。

（4）在医院内草坪或附近公园中集体做气功或打太极拳。

（5）定期进行形式多样的文体活动。

（四）悟践心理疗法适应范围

神经衰弱症及以神经衰弱为主的其他神经症患者、失眠、头痛、工作学习能力下降、记忆力减退等。

三、中医心理疗法

自 20 世纪 70 年代末我国改革开放以来，经济迅速发展。人们生活水平的提高，衣、食、住、行等生存和安全需要的满足，必然会产生更高层次的精神需求。随着社会由计划经济向市场经济的转型，竞争机制的引入在促进经济飞速发展的同时，也给人们带来了巨大的精神压力。而古人所言“衣食足则知荣辱”“饱暖思淫欲”，从正、反两方面形象地诠释了马斯洛的需求层次理论，表明了心理问题产生的必然性及复杂性。

心理治疗方法在中医学中的内容是十分丰富的，形式是多种多样的。在心身疾病的治疗中，它的作用有时比药物治疗显得更重要。因为心理治疗通过语言行为直接影响患者的认知和情绪，影响着心身疾病的发生、发展与转化，所以运用好心理疗法并非一件容易的事情，做一个好的心理医生、心身疾病科医生其难度亦是很大的。

当今社会，尤其是经济发达的国家，心理治疗的应用愈来愈普遍。美国临床心理学具有庞大的网络系统，上至总统，下至普通百姓离不开心理医生。而在我国，“心病还须心药医”一直是流传悠久，临床广为使用且极为实用的医学格言，对人类的健康和医学的发展起着极其重要的作用。

现将中医常见的心理疗法介绍如下。

（一）疏神开心法

疏神开心法是一种最基本的心理治疗方法，类似于现代医学的心理咨询、心理疏导。疏导的前提是患者疏泄，或为自动疏泄，或为引导疏泄，不论是哪种疏泄方式，都要给予同情、关怀，并以十分耐心的态度、巧妙的语言，引导其无所顾虑、畅所欲言。疏泄完毕，要科学地分析与解释。分析要客观、要现实、要指出患者认知系统中的非理性成分，让患者了解不良情绪来源自己本身，只要能够使患者改变其想法，放弃非理性信念，接受理性的生活哲学，就可避免非理性信念的困扰，即避免负性情绪的困扰。

（二）定情安神法

《素问·上古天真论》说："恬淡虚无，真气从之，精神内守，病安从来。"患重病或伤残者的心理压力很大。或因工作、经济、家庭等原因，亦可导致患者悲观厌世情绪产生。临床上安定患者的情绪，鼓励患者树立战胜疾病的信心，消除杂念，积极配合治疗，谓之定情安神法。随着医学模式的转变，恶性肿瘤患者的心身障碍研究日益受到国内外医学界的重视。对于癌症可否告知患者本人等问题临床仍有争议。笔者通过临床观察发现，对于阴阳平和型性格的患者，把病情告知患者有利于安神，利于治疗，避免不必要的猜疑，利于患者尽快稳定病情，恢复镇定和自信，利于提高患者的心理承受能力。

（三）移情调志法

中医认为，当忧愁、悲哀、抑郁之情萦绕心际，难以解除之时，当用移情调治法治疗。治疗手段是通过言语、行为、环境影响，将其注意转移、负性情绪排遣，心志改移，使之从不良心态中解脱出来。其机理在于给患者一个"在于彼而忘于此"的良好环境，即移情调治的环境。实际上，移情调治法与中医文献中的移情变气法类同，同是一种"心机移转的妙术"。如听曲、谈笑、弈棋、书法、赋诗、种花、垂钓、登城观山。

（四）支持性心理治疗

支持性心理治疗也称一般性心理治疗，是其他各种心理疗法的基础。支持性心理治疗的特点是，按照患者的具体情况，给予感情上的安慰和支持。消除他们对疾病的误解和疑虑，鼓励他们树立战胜疾病的信心，增强心理防御能力，不触及患者的隐私，不揭露患者内心的矛盾冲突，包括致病的情绪因素。其治疗特点是解释、保证、安慰、鼓励。假如患者的精神压力过大，暂时处于心理代偿失调状态时，医生应首先给患者提供心理上的支持，减轻焦虑、紧张，使患者在较短的时间内安定下来。有些患者只有躯体症状，查不出相应的体征，或仅有轻微的体征，但主诉较重，疑虑较多，对医生的诊断和治疗不大相信，在这种情况下，医生要用较多的时间予以心理上的支持，鼓励他们尽可能地放松情绪，必要时予以保证的言语，以消除患者的疑虑。

这些疗法在心身疾病的治疗上同样具有重要的作用。心理治疗方法的选择是心理疗法成败的关键，像"性好吉"而诈病时，张仲景认为以"危言"恐吓效果好；对多虑不解之症，如果过分安慰不仅无效反而认为是假的，故张子和不用安慰开导法，而用怒胜思的情志相胜疗法；对于达官贵人、性多骄子，常难听于忠告，不论于理者，华佗文挚只好以怒治之。现在，心理疗法已得到广大医者和患者的普遍认可，在心身疾病的治疗中发挥着较大的作用。但不容否认，中医心理疗法还不够全面、系统，故在实际应用中可根据患者的自身症状选择有针对性的一项或数项心理治疗方法合用或并用，只要选择利于治疗的方法，发挥好医生的艺术和技巧水平，心理治疗就会成功。

四、中国道家认知治疗

（一）道家认知治疗的核心价值体系

1. “利而不害”，“为而不争”

劝导人们只做利己、利他、利社会的事，不做害己、害人、害社会的事。“为而不争”是指办事尽力而为，量力而为，不与人争。同时，提倡互助合作，在主张刚健有为的同时，提倡谦虚礼让，在“进一步山穷水尽”时，深切理解“退一步天地皆宽”的道理。

2. “少私寡欲”，“知足知止”

“知足者常乐”“知止不辱”“知止不殆”，都是中国传统文化中养生处世原则的精华。换句话说，祸莫大于不知足，辱莫大于不知止。极私多欲，争名夺利，穷奢极侈，穷凶极恶，都是没有好下场。

3. “知和处下”，“以柔胜刚”

道家主张“和光同尘”“知和日常”，与儒家“以和为贵”是异曲同工的。中国人美谦虚，爱和平，取中庸，讲尊卑，是几千年积淀的为人处世哲学。道家教导世人“处下”，这样便能够减少人际冲突，维持安定。在中国社会要获得良好的适应，为群体所接纳，就要防止高高在上，盛气凌人；不可自作聪明，自以为是；不可指手画脚，操纵别人。

4. “返璞归真”，“顺其自然”

返璞归真就是回归自我本来真实的面目，去伪存真。处世为人不做作，不装腔作势，不自作多情；不捕风捉影，不飞短流长，也不在乎别人的注意与议论；不卑不亢，功过自有公平论断。

当不可抗拒灾祸降临自己的头上时，做到不惊慌失措，不怨天尤人，对将来不心存侥幸，对过去不悔恨无穷，不做徒劳挣扎，也不做无谓牺牲，做到心平气和，走完人生最后的一段路程。

项目总结

本项目主要介绍三种中国传统的养老相关心理干预技法，悟践心理疗法、中医心理疗法和中国道家认知治疗，临床实践表明，这些疗法对抑郁、焦虑、孤独及神经衰弱等心理疾病，有较好的治疗效果。在老年心理治疗和心理护理领域，已经有不少人在提倡且运用中国本土的、传统的心理治疗技术，中国传统心理养生之道的最大贡献和最大的特点，就是强调“天人合一”“物我一体”“形神融合”，主张兼顾生理、心理、自然和社会四个方面的因素，养生之道蕴含了生理—心理—自然—社会的整体保健模式。

思考实践

1．运用悟践心理疗法治疗神经衰弱的方法与步骤是什么？
2．结合自身，谈一谈如何实现心理专家的“七个自我”？
3．情志疗法的治疗原理是什么？

老年人心理咨询与疏导

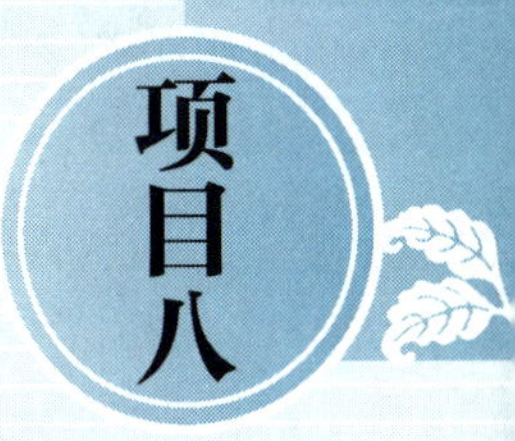

项目八

项目概述

随着中国第七次人口普查的数据公布，中国以 14.117 8 亿人口仍然稳居世界榜首。其中 60 岁及以上人口为 26 402 万人，占比 18.7%，而 65 岁及以上人口为 19 064 万人，占比 13.5%，相比 2010 年，60 岁以上人口的比重上升了 5.44%，人口老龄化程度进一步加深，必将带来老年人在养老、医疗、出行各方面的问题，而老年人的心理健康问题也急剧凸显。老年人心理咨询与疏导工作，中国即将进入深度老年社会的迫切需要。本项目将从老年人心理咨询的概念、对象、任务、分类、程序、会谈技术、理论观点、案例实操等方面进行详尽介绍，重点包括会谈技术、理论观点和案例实操，共 3 学时。

学习目标

知识目标	1. 熟知老年人咨询的概念、对象及任务。 2. 掌握老年人心理咨询的分类和程序
能力目标	1. 能正确掌握老年人心理咨询的会谈技术。 2. 能正确理解老年人心理咨询的理论观点
素养目标	1. 具有使用心理咨询会谈的一般技术能力。 2. 具有实施心理咨询案例的分析与处理能力

项目导航

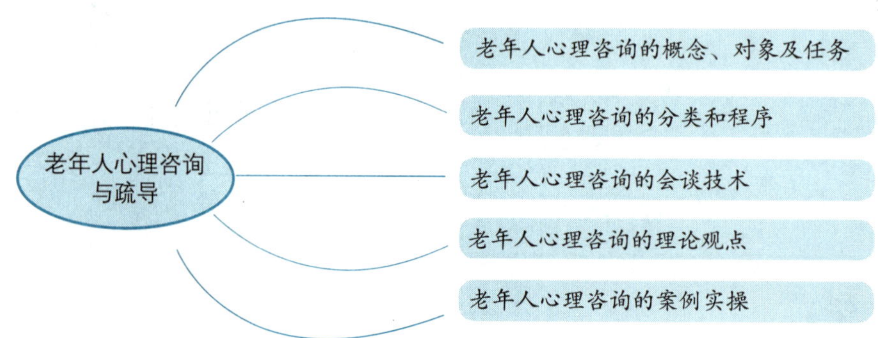

任务一 老年人心理咨询的概念、对象及任务

任务情境

患者，男，64 岁，他一生勤俭节约，年轻时话不多但是爱笑，脾气很好。大概是 10 年前退休后，脾气越来越差。五年前和他的一个孙子生活在一起，当时孙子和他经常吵架相处很不好。之后做过一次胃部手术，术后康复良好，本以为经过这次手术后他会珍惜晚年生活，尽情享受晚年生活，然而他对于金钱越来越吝啬，不懂享受生活。

现在他对于家里的样样事情都要过问、都要管，家务琐事都要经过他的同意，每天的娱乐就是看电视、打扑克，偶尔出去买菜，他平时的话不多，但是很固执。一旦有不顺他心意的地方，说话会很大声，听起来很生气。例如，午饭吃的芹菜必须和土豆、萝卜炒在一起，芹菜必须要切小块。而且对于近些年发生的种种社会问题，他变得愤世嫉俗。在看完《一九四二》之后他说："原来看这种东西还感到同情，现在什么感觉都没有，都是假的。"

初步诊断：人进入老年社会，会有很多的丧失——心理、生理、社会各个方面，并伴随着一定程度的心理退行——有点像是小孩子，执拗、自以为是、不合时宜。这些都是他本人的真实生活状态，不见得他出了什么问题，也不具备社会评价意义上的是非对错。

任务目标

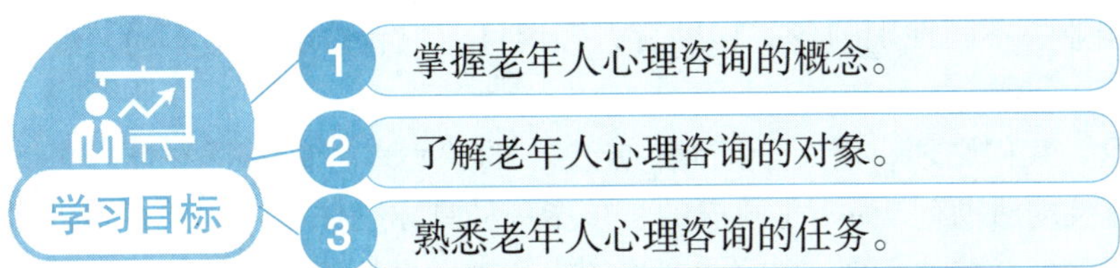

任务描述

老年人心理咨询的概念是什么？具体的任务内容是什么？

一、老年人心理咨询的相关概念

关于心理咨询的操作性定义，中外不同学者各有各的说法。

罗杰斯（1942）将心理咨询解释为：通过与个体持续的、直接的接触向其提供心理帮助并力图促使其行为、态度发生变化的过程。

威尔森等（1949）将心理咨询解释为：A、B 两个人在面对面的情况下，受过心理咨询专门训练的 A，向在心理适应方面出现问题并企求解决问题的 B 提供援助的过程。这里的 A 就是咨询师，B 就是求助者。

陈仲庚（1989）认为，心理咨询就是帮助人们去探索和研究问题，使他们能决定自己应做些什么。心理咨询应明确三个问题：（1）待解决问题的性质；（2）咨询师的技术；（3）所要达成的目标。

《心理学大词典》（朱智贤主编，1989）将心理咨询定义为："对心理失常的人，通过心理商谈的程序和方法，使其对自己与环境有一个正确的认识，以改变其态度与行为，并对社会生活有良好的适应。心理失常，有轻度的也有重度的，有属于机能性的，也有属于机体性的。心理咨询以轻度的、属于机能性的心理失常为范围。心理咨询的目的，就是要纠正心理上的不平衡，使个人对自己与环境重新有一个清楚的认识，改变态度和行为，以达到对社会生活有良好的适应。"

《心理学百科全书》（李维主编，1995）中对心理咨询的定义做了如下说明："咨询者就访谈对象提出的心理障碍或要求加以矫正的行为问题，运用相应的心理学原理及其技术，借助一定的符号，与访谈者一起进行分析、研究和讨论，揭示引起心理障碍的原因，找出行为问题的症结，探索解决的可能条件和途径，共同协商出摆脱困境的对策，最后使来访者增强信心，克服障碍，维护心理健康。"

以上的学者给心理咨询下的定义，使人颇有同宗各表的感觉。在科学领域中，按规则给某类事物下定义，应当是用概括的语言说出该事物的本质。如果吸纳上述学者洞见的合理内核，按照规则，心理咨询的定义是心理咨询师协助求助者解决心理问题的过程，上述这个定义是广义的。它涵盖了持不同理论见解的咨询师；涵盖了不同年龄、不同职业、不同性别的各类求助者；咨询目标中涵盖了轻重不同，性质各异的各类心理与行为问题。

在这里，我们必须讲清一个问题：定义中的“心理咨询”是一个广义概念，是指一种“职业性的活动”，而不是狭义的、单指一种具体操作措施的“心理咨询”。

“心理治疗”与“心理咨询”，在临床干预中，本是两种交替使用的措施，虽然操作方式有区别，但它们的目标是一致的，不去严格区分原本也无大碍，可是，目前在学界有许多作者喜欢对两者进行比较，并指出许多异同点。其实，若从根本上去分析，问题很容易解决。

为了说明心理咨询与心理治疗的关系，必须先给心理治疗下定义。按照下定义的科学原则，心理治疗的定义也只有一句话：心理治疗是心理咨询师对求助者各类心理行为问题进行矫治的过程。

从心理咨询和心理治疗的定义内涵来看，两者在本质上有一个相同点，即工作目的是一样的：消除求助者的心理或行为问题。有两个不同点：其一，一个在操作上是规范化、标准化的；另一个是不太规范、不太标准化的。其二，一个是“协助解决”即在协商和帮助过程中解决问题；另一个则是“矫治”，即带有强制性的矫正和按治疗方法进行调整。除去上述异同点之外，其他方面即便有雷同或差异，都是属于非本质性的异同之处，无关紧要。

二、老年人心理咨询的对象

心理咨询的主要对象可分为以下三大类。

（1）心理正常，但遇到了与心理有关的现实问题并请求帮助的人群。

（2）心理正常，但心理健康出现问题并请求帮助的人群。

（3）心理不正常，即临床治愈的精神病患者、神经症患者或人格障碍患者。

心理正常人群，在现实生活中会面对许多问题，如婚姻家庭问题、择业求学问题、社会适应问题，等等。他们面对上述自我发展问题时，需要做出理想的选择，以便顺利地度过人生的各个阶段；在这时，心理咨询师可以从心理学的角度，向他们提供心理学帮助，这类咨询叫发展性咨询。

另外，患者长期处在困惑、内心冲突之中，或者遭到比较严重的心理创伤而失去心理平衡，心理健康遭到不同程度的破坏，尽管他们的心理仍然是正常的，但心理健康水平却下降了许多，出现了严重程度不同的心理问题，甚至达到“可疑神经症”的状态。这时，心理咨询师所提供的帮助，叫心理健康咨询。

心理咨询的对象包括精神不正常的人（精神病患者）吗？不包括。可是，为什么精神病院里也有心理咨询和心理治疗科呢？因为精神病患者，即心理不正常的人，经过临床治愈之后，心理活动已经基本恢复了正常，他们已经基本转为心理正常的人。这时，我们不能再认定他们是精神病患者。所以，在这时，心理咨询和治疗具备介入和干预的条件。当然，也只有在这时，心理咨询和治疗的介入才有真实价值。心理咨询可以帮助他们康复社会功能，防止疾病的复发。但是，对于临床治愈后的精神病患者进行心理咨询和治疗时，必须严格限制在一定条件之内。有时必须与精神科医生协同工作。

三、老年人心理咨询的任务

心理咨询的任务，从总体上来说，是帮助正常人群在生活中化解各类心理问题，克服种种心理障碍，矫治不良行为，理顺人格结构，纠正不合理的认知模式和非逻辑思维，学会调整人际关系，深化自我认知，端正处事态度，构建健康的生活方式，强化适应能力，等等。心理咨询完成上述任务，皆为达到一个目的，即提高个人心理素质，使人健康、愉快、有意义地生活下去。

心理咨询的任务，其具体内涵有如下几点。

（1）认识自己的内、外世界。人人都是生存在身外的客观世界中，但却有各自的内部世界。这两个世界，被人的认知与实践活动连接在一起。所以，两者总是处在既一致又矛盾的状态中。

我们的内部世界，基本是由以往积累的经验构成；而我们的外部世界，却是由活生生的、不断变化的现实构成。我们的内部世界，可以按我们的意志来编排；而我们的外部世界，却是不随我们的意志而改变的。这两类世界之间的差异，其本身就是矛盾的。当我们对这种矛盾缺乏明确认识，采取了错误应对方式的时候，都会在我们心灵深处，产生困惑不解、烦躁不安，甚至使我们对自己的生存价值产生怀疑，对自己固有的信仰发生动摇。这些，就是我们产生各类心理问题的前提。

一个心理咨询师，当你面对一位求助者，企图通过改善他的认知去帮助他的时候，这时候，心理咨询的第一任务就应当是帮助他认清自己的内、外世界。

在到处充满矛盾的现实世界中，五花八门、冲突横生的客观世界，既向我们提供无数信息资源，使我们充实自己的内部世界；又用压力、诱惑、假象以及变幻莫测的种种事态，不断地袭击我们。在这种形势下，我们既吸纳着外部世界的"营养"，又不断地吞噬着苦果。可以想见，在利与弊兼备的生存环境中，知己知彼，该是何等重要。在生活进程中，人们不断积累经验，到一定时候，在自己的内心世界，便形成所谓"经验系统"。这种"经验系统"，反过去又能影响人对外部世界的认识，影响人对待事物的态度，影响人的决策、行为等等。这就是说，人面对客观世界，不是绝对消极被动的。人的内、外世界之间，是处在相互作用的过程中。正是这种相互作用，使得人类能在生存和发展中，具备一种"积极适应"的能力。咨询师在与求助者讨论如何认识自己的内、外世界时，指出这种内、外世界的相互作用以及人的"积极适应"能力，也是咨询任务的一部分。特别是对那些有外控倾向的宿命论者和缺少自知之明的求助者，这样做更有必要。通过咨询，有些人惊奇地发现，许多心理问题是他们自己造成的，只要理顺了自己内心的情结，软弱的内心世界就会变得坚强起来，生活会变得更惬意、更充实、更美满。

（2）纠正不合理欲望和错误观念。求助者经常确信自己的动机和需要是正确的、合理的，但实际上并非如此。他们的心理问题往往是由这种盲目自信造成的。

一位女青年由于忙于打拼事业，在三十好几还没有处对象，后来与一位同样三十多岁的男青年认识后，感情融洽，迅速确定婚期。在进行婚检中，由于未婚夫在婚检报告签名中写字潦草，女士要求他重新签名，男士不愿，两人发生了激烈争吵，最后结婚也成泡影。当心理咨询师问女士为什么要让未婚夫重新签名，女士抽噎答道："我觉得他对婚检签名不认真，就是对婚检不重视，对婚检不重视，就是对结婚不重视，对结婚不重视，就是根本不爱我，都不爱我还结婚做什么。"在这里，当我们冷静下来是不是都觉得这位女士的想法太片面，用一个签名就对一段感情判了"死刑"，究其到底女士的想法是否合理？正是这位女士自己的不合理的观念，将她引入无法摆脱的困境。心理咨询的任务之一就是协助求助者纠正自己的错误思维和观念，与其说是理论推导，不如说这是心理咨询师多年临床经验与实践的总结。对于某些求助者来说，帮助他们总结自己的经验教训，学会评估自己的思维、观念是否合理，这不仅能够解决求助者当前的心理问题，而且能够使他们看清未来的方向，从而让他们实现自我成长。

（3）学会面对现实和应对现实。心理咨询应当帮助求助者学会面对现实，帮他们提高应对现实问题的能力。前来咨询的某些求助者，他们的心理问题，可能是由于不敢面对现实造成的。有的人，由于在现实中遭遇了失败或严重挫折，很可能走上逃避现实的道路。他们可能沉溺于过去的痛苦回忆，或者固执地坠入未来的想象。他们在回忆和想象中生存，久而久之，对想象和回忆形成依赖。越依赖回忆和想象，越脱离现实；越脱离现实，就越依赖回忆和想象，最后，形成恶性循环。

人们面对现实需要勇气，而逃避现实并不困难。他们只要用全部时间回味过去、计划未来，现实问题就可以被排挤出局。为此，心理咨询师的重要任务之一，就是帮助求助者回到现实中来。

任何人都有三个时态：过去、现在和未来。过去的永远是历史，历史绝对不会倒退或再来。它只能负载着我们的一切经历，永远留在我们的身后。无论是痛苦，抑或欢乐；无论是成功，抑或失败；无论是辉煌，抑或黯淡。随着时间的流逝，慢慢地远离，渐渐地淡化。我们有时凝眸回首，但那仅仅是为了应对现实生活而从历史经验中吸取经验和教训罢了，过去对我们的现实意义，仅此而已。

未来的仅仅是希望，希望可以给我们激励，但不能替我们解决任何现实问题。如果你只是盯着画出的大饼，它绝对不能解决你眼下的饥饿。没有希望是可怕的，但若有希望而止步，要比无希望更痛苦。

综上所述，在心理咨询时，咨询师应当对求助者说：过去的是历史，未来的是希望，只有现在，才是真正属于你可把握的时空！

有勇气面对现实，只是学会生存的第一步。更重要的是以什么方式、方法去正确地应对现实。

人对现实事件的反应，大致有三类：感性反应、理性反应、悟性反应。

感性反应是对外部事物的情绪化应对，应当说是一种儿童式的应对行为。因为儿童的理念系统尚未最后完善，所以面对外界事物，其反应方式包含着更多的情绪成分。比如，小孩要求妈妈买一件自己喜欢的玩具被妈妈拒绝而大哭，这对小孩来说是一种正常的反应。但如果一个成人，每逢遇到事情，不管事情的性质和大小，也不管时间与场合，一律采取情感式的反应，我们只能认定他有心理问题。

理性反应是用概念和事物之间的客观逻辑去应对外部事物，这是一个人心理发展成熟的表现。同时，这种反应方式，在心理健康人群中表现得最广泛。他能使人最准确地判断形势，最完善地形成决策，最有效地应对事件。

悟性反应是另一类超现实的反应形式。面对无常理可循的事件，面对超出个人能力的事件，面对烦乱无序、短期无法明朗化以及个人无法承受的事件，人们往往以超脱的态度，站在更高的位置上，用哲理把事物看穿。将外界事物，如与自己的名利相关的东西，从自身剥离出去，把它置于可有可无的地位，以此摆脱种种不必要的烦恼。古人说的“云卷云舒，花开花落”就是这样一种心态。

三种反应方式，各有各的用途，在现实的人生中，三者必备，但各有轻重。可以这样说：人的一生应该坐在理性上，左手握住些感性，右手握住些悟性。

（4）学会理解他人。任何个体，都有发自人性的依附本能。彼此理解，是满足此类本能的必要条件。无奈的是，现实世界里的名利冲突以及其他冲突，打破了人性内在平衡，使依附本能被淹没在这些冲突之中。这种状况使人的心理产生扭曲，体验到孤独、嫉妒、怨恨，基至产生严重心理回题。心理咨询师如果协助求助者唤起自己的依附本能，他们就能自觉地理解他人以及理解群体对自己的重要性。一个人一旦把自己融入群体之中，且理解自己与他人的关系，那么，就可以缓解人际冲突，是恢复人性平静的关键。

（5）增强自知之明。个人的片面经验、扭曲的社会需求以及不合理的生物需求，都可以产生片面的自我认知，使自己自觉或不自觉地对自己做出错误评估。这时，一个人就会处于“无自知不明”的状态。

常言道：“人贵自知之明。”“贵”的意思是说，虽然人能“自知”，但达到“明”的地步，并不容易。人的认知会受到种种局限，最大的局限是把“自我的需求”作为“自我认知”的参照，而不是站在自我之外，使用客观标准衡量。曾子说“吾日三省吾身”，这是加强修身的途径，但是，通过这条途径能否达到自知之明呢？答案不是唯一的。如果使用客观的衡量标准，就可以通过反省自己，进而全面地、正确地了解自己；如果按自我的需要（如只考虑“自我实现”的需要）来反思自己，其后果就不是这样了。因为，按“自我实现”的标准来衡量，思考的重点常常是“我的需要”而不是“客观的需要”，所以，遇到心理问题时，多半归因于外界阻碍个人成长，而不是“我的需要”是否合理。即便是发现了自己的弱点，也可以使用“自我接纳”的原则搪塞过去。如此，虽然在“自我接纳”的幌子下获得一时平静，但最终仍然不能达到“自知之明”和明确自己的前进方向。

（6）构建合理的行为模式。受不合理行为模式困扰的求助者，若想改变自己的现状，必须在心理咨询师的协助下，建立一种新的、合理的行为模式。只有按这种合理的行为模式生活，求助者的行动才可以变成“新的有效行为”。所谓“新”，是过去从未尝试过；所谓“有效”，是说这种行为可以满足他自身发展的需要，如建立友好人际关系的需要、获得知识的需要、成就感的满足，等等。在咨询过程中，心理咨询师的启发、鼓励和支持求助者建构“新的有效行为”，可通过直接明确的建议和具体的指导，也可以通过含蓄的、间接的或暗示性的方式，如使用类比、列举他人成功的事例，等等。

有时，求助者的确形成了合理的想法，可是他仍然不能行动起来。当他为此而深感苦恼时，这恰恰是协助他建立“合理有效行为模式”的最佳时机。“合理有效行为模式”是由若干具体的有效行动组成的，所以，心理咨询师应当按计划行事，逐个地协助求助者实施每个有效行动，比如，要建立合理的社会交往行为模式，必须实施以下若干有效行动：和蔼诚恳地接待他人，平心静气地与人交谈，耐心地倾听别人，真实地表达自己，善意理解别人，善于原谅他人，名利面前善于退避，危难时刻能挺身而出，对他人无私援助，对自己恪守勤俭……如此，一旦形成合理的社会交往行为模式，可以使你坚定地相信自己有能力自律，进而确立满意的自我评价、合理的自我接纳以及在道德水平上的自我肯定。与此同时，也满足了自己的社会需求，清除道德冲突，维持持久的心理平衡，并且建立了维护心理健康的良好社会支持系统。只要针对求助者的心理问题，鼓励求助者采取有效行为，就可使他摆脱苦恼，达到新的平衡。

解除心理问题的要害，不在于求助者能否控制自己的思想和欲望，而在于求助者是否将合理的思想和欲望付诸行动。

任务实施

表 8–1　对老年人心理咨询的概念、对象及任务的测试

分类	内容	重点	说明
老年人心理咨询的概念	（1）广义的概念。 （2）狭义的概念	掌握老年人心理咨询的概念	
老年人心理咨询的对象	（1）心理正常，但遇到了与心理有关的现实问题并请求帮助的人群。 （2）心理正常，但心理健康出现问题并请求帮助的人群。 （3）心理不正常，即临床治愈的精神病患者、神经症患者或人格障碍患者	理解老年人心理咨询的对象	
老年人心理咨询的任务	（1）认识自己的内、外世界。 （2）纠正不合理欲望和错误观念。 （3）学会面对现实和应对现实。 （4）学会理解他人。 （5）增强自知之明。 （6）构建合理的行为模式	理解老年人心理咨询的任务	

知识拓展

会谈、心理咨询

心理咨询和会谈这两个专业术语在本书里会经常互换使用，但它们之间的差别也是不容忽视的。通常认为，会谈是搜集信息、解决问题和提供建议时的基本过程，会谈人员可以是辅导人员和专业咨询者、医务人员、商业人士或别的服务行业的人员。心理咨询则是更专业化和个人化的过程。通常与帮助人们解决一般问题有关。尽管许多人认为会谈可以被称为咨询，但咨询更多的与社会工作、辅导、心理学、精神咨询等专业领域相结合，甚至在一定程度上，与精神病学相结合。

我们可以通过一些例子说明这种不同。一个人事部经理可以与一个想得到一份工作的求职者会谈，但接下来的几个小时里，他却向某个正在考虑是否要接受偏远小镇的一个职位的员工咨询。学校理事会的某个成员在某个学期，可以会谈每个班级的学生以检查课程选择情况，但是也可以就其中的一些同学咨询个人事情。一个心理学家可以在与某个人会谈时取得研究数据，但在随后的时间又对来访者即将离婚的事情进行咨询。即使是在一个简单的接触中，一位社会工作者也可以会谈一个来访者以得到经济数据，然后转向有关人际交往的咨询。

任务评价

表 8–2　“老年人心理咨询的概念、对象及任务”任务学习自我检测单

姓名：	专业：　　　班级：　　　学号：
任务分析	老年人心理咨询的概念：
	老年人心理咨询的对象：
任务实施	老年人心理咨询的任务：

任务二 老年人心理咨询的分类和程序

任务情境

患者，女，64 岁。退休教师，儿孙满堂，性格谦和，疼爱子女，非常细心，老伴性格开朗，老两口感情很好，搭配默契。患者一直以来患有血糖高，最近伴有轻微并发症：嗜睡、心悸、胆小、失眠、惊梦、健忘，不愿意活动，经常待在电视旁边很久。

任务目标

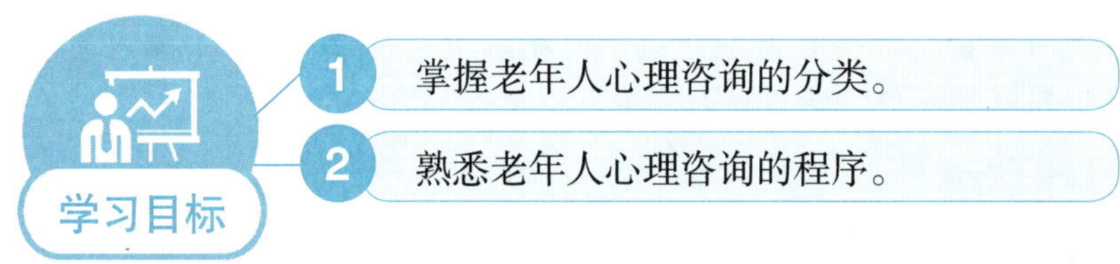

任务描述

该老年患者按照心理咨询的分类应该属于哪一类？进行心理咨询的程序是什么？

一、老年人心理咨询的分类

根据咨询的性质，可分为发展咨询和健康咨询；根据咨询的规模，可分为个体咨询与团体咨询；根据治疗时程分类，可分为短程、中程和长期的心理咨询；根据咨询的心理学理论依据，可分为精神分析、行为主义心理学、认知心理学和人本主义心理学的咨询；根据咨询的形式，可分为门诊咨询、电话咨询和互联网咨询，等等。

（一）按性质分类

1. 发展心理咨询

在个人成长的各个阶段上，都可能产生困惑和障碍。为适应新的生存环境，为选择合适的职业，为个人事业的成功突破个人弱点等等，所要进行的就是发展性心理咨询。

2. 健康心理咨询

当一个心理正常的人，因各类刺激引起焦虑、紧张、恐惧、抑郁等情绪问题，或者因各种挫折引起行为问题时，也就是说，发现自己的心理健康遭到破坏时，这时进行的心理咨询就是健康心理咨询。

（二）按规模分类

1. 个体咨询

个体咨询的形式，是咨询师与求助者建立一对一的咨询关系。咨询活动与求助者所处的那个社会、集体及家庭无直接关系。在内容上，着重帮助求助者解决个人的心理问题。

2. 团体咨询

团体咨询是在团体情境中，向求助者们提供心理帮助和指导。它是通过团体内人际交互作用，促使个体在交往中观察、学习、体验，认识自我、探讨自我、接纳自我、调整和改善与他人的交往、学习新的态度与行为模式，以促进个人的、发展良好的、生活适应的助人过程。

（三）按时程分类

1. 短程咨询

在相对短的时间内（1 ~ 3 周以内）完成咨询。资料收集和分析集中在心理问题的关键点上，就事论事地解决求助者的一般心理问题。追求近期疗效，对中、远期疗效不做严格规定。做好这类咨询，要求咨询师的思维要敏捷、果断，语言要准确、明快，有长期的临床经验。

2. 中程心理咨询

在 1 ~ 3 个月内完成咨询。可涉及较严重的心理问题，要求有完整的咨询计划、咨询预后，追求中期以上疗效。

3. 长期心理咨询

在遇到严重心理问题或神经症性的心理问题时，可采用长期心理咨询，一般用时在 3 个月以上，应使用标准化咨询方法——心理治疗，要求制订详细咨询计划，追求中期以上疗效，并要求疗效巩固措施。对资历较浅的心理咨询师，除要求有详细咨询计划外，还要求写出案例分析报告。

（四）按形式分类

1. 门诊心理咨询

门诊心理咨询现在已经不限定在医院门诊进行，也可在专业心理咨询中心进行。门诊心理咨询是进行面对面咨询，这类咨询的特点是能及时对求助者进行各类检查、诊断，及时发现问题，做出妥善处理（如转诊、会诊等）。因此，它是心理咨询中最主要而且最有效的方法。

2. 电话心理咨询

电话心理咨询是利用电话给求助者进行支持性咨询。早期多用于心理危机干预，防止心理危机所导致的恶性事件，如自杀、暴力行为等。咨询中心有专用的电话，心理咨询工作人员24小时轮流值班，并设有流动的应急小组。

现在的电话咨询涵盖面很广，是一种较为方便而又迅速的心理咨询方式。但它也有某些局限性，如咨询不能面询，不能观察来访者的面部表情以及潜在的心理意识活动。

3. 互联网心理咨询

互联网心理咨询是心理咨询师通过互联网来帮助求助者。

互联网咨询除了可以突破地域限制之外，通过互联网进行心理咨询，可以凭借行之有效的软件程序，进行心理问题的评估与测量；可以将咨询过程全程记录，便于咨询师深入分析求助者的问题以及进行案例讨论。

二、老年人心理咨询的程序

心理咨询不是随便谈话和聊天，它是按一定程序实施的特殊“治疗”手段。

（一）资料的搜集

临床资料是咨询师进行心理咨询工作的基本依据，欠缺或者资料不完整，心理咨询就会陷入盲目或无从入手。所以，不管咨询师进行哪种咨询或哪种治疗，第一步必须搜集临床资料。

1. 搜集资料的途径

（1）摄入性会谈与记录。

（2）观察与记录。

（3）访谈与记录。

（4）心理测量、问卷调查。

（5）实验室记录（心理、生理）。

2. 资料的内容

（1）人口学资料。

（2）个人成长史。

（3）个人健康（含生理、心理、社会适应）史。

（4）家族健康（含生理、心理、社会适应）史。

（5）个人生活方式、个人受教育情况。

（6）对自己家庭及成员的看法。

（7）社会交往状况（与亲戚、朋友、同学、同事、邻里的关系）。

（8）目前生活、学习、工作状况。

（9）自我心理评估（优缺点、习惯、爱好；对社会、家庭、婚姻以及对目前所从事工作的看法；对个人能力和生存价值的评估）。

（10）近期生活中的遭遇。

（11）求助者的目的与愿望。

（12）求助者的言谈、举止、情绪状态、理解能力等。

（13）有无精神症状，自知力如何。

（14）自身心理问题发生的时间、痛苦程度以及对工作与生活的影响。

（15）心理冲突的性质和强烈程度。

（16）与心理问题相应的测量、实验结果。

（二）资料的分析

（1）排序——按出现时间，将所有资料排序。

（2）筛选——按可能的因果关系，将那些与症状无关的资料剔除（注意：不可犯“以前后为因果”的错误）。

（3）比较——将所有症状按时间排序，再按因果关系确定主症状和派生症状。

（4）将与症状有关的资料进行分析，找出造成问题的主因和诱因。

（三）综合评估

将主诉，临床直接、间接所获资料（含心理测评结果）进行分析比较。将主因、诱因与临床症状的因果关系进行解释，确定心理问题的由来、性质、严重程度，确定其在症状分类中的位置。

（四）诊断

综合评估结果，形成诊断。

（五）鉴别诊断

（1）症状定性——按症状的表现确定其性质。

（2）症状区分——将已经定性的症状和在现象上与其相近、性质相类似的其他症状做细致的区分，并做出明确判断。

（3）确定鉴别诊断的关键症状和特征（如有无自知力）。

（4）按现行的症状诊断标准，进行鉴别诊断。

（六）制定方案

咨询方案是心理咨询实施的完整计划，它是心理咨询进入实施阶段时必备的文件。方案的制定，必须依据心理问题的性质、采用的治疗方法、咨询的期限、咨询的步骤、计划中要达到的目的等具体情况来制定。所以，每一次治疗的方案，很可能是有一定区别的。但是，不管具体治疗方案有怎样的区别，其一般原则和基本程序是一致的。它必须包含以下几方面的内容。

（1）求助者的概况（人口学资料、主诉、亲属介绍、临床观察等）。
（2）诊断和鉴别诊断。
（3）与求助者协商制定咨询协议。
（4）确定使用的咨询、治疗方法。
（5）确定咨询的步骤和阶段。
（6）确定阶段性咨询预期目标及评估方法。
（7）确定最终预期目标及评估方法。
（8）确定预后。
（9）确定咨询意外和失败的对策及措施。
（10）确定本方案允许意外修改的可能范围。

任务实施

表 8–3　老年人心理咨询的分类和程序内容的测试

分类	内容	重点	说明
老年人心理咨询的分类	（1）按性质分类。 （2）按规模分类。 （3）按时程分类。 （4）按形式分类	理解四种形式的分类及标准	
老年人心理咨询的程序	（1）资料的搜集。 （2）资料的分析。 （3）综合评估。 （4）诊断。 （5）鉴别诊断。 （6）制定方案	掌握老年人心理咨询的六大程序	

知识拓展

心理咨询其他形式的分类

1. 按心理问题严重程度分类

一般心理问题、严重心理问题、神经症性心理问题。

2. 按心理咨询的内容分类

（1）发展性心理咨询。自我发展：人格发展、认知调整、情绪管理、意志训练、智力开发、成长发育（青春期烦恼、性心理困惑、更年期）、兴趣培养；学习问题：学习困难、考试焦虑、升学压力、专业选择；人际关系：朋友关系、同事关系、上下级关系、师生关系、同学关系、亲子关系、婆媳关系；婚恋家庭：恋爱、失恋、网恋、单恋、剩男剩女心理、婚姻经营、离婚；亲子教育适应：升学转学、职业状态（求职、在职、离职、下岗、退休）、角色转变、异地生存、亲人过世。

（2）障碍性心理咨询（药物为主，心理咨询为辅）。

①神经症：恐怖、焦虑、强迫、疑病、神经衰弱、抑郁、人格解体。

②人格障碍：偏执型人格、分裂样人格、反社会型人格、冲动型人格、表演型人格、社会型人格、强迫型人格、边缘型人格、依赖型人格、自恋型人格。

③应激相关障碍：急性应激障碍、创伤后应激障碍、适应障碍。

④心理生理障碍：进食障碍（厌食、神经性贪食、神经性呕吐）、睡眠障碍［失眠症、嗜睡症、发作性睡眠异常状况（如睡行症、夜惊、梦魇等）］。

⑤性心理障碍：性身份障碍（易性症、双重异装症等）、性偏好障碍（恋物癖、易装癖、露阴癖、摩擦癖、窥阴癖、恋童癖等）、性指向障碍（同性恋）。

（3）癔症。

①心境障碍：躁狂发作、抑郁发作障碍、双相障碍、持续性心境障碍。

②精神分裂及其他妄想性障碍：精神分裂症（偏执型、青春型、紧张型、单纯型）、偏执型精神障碍、急性短暂性精神障碍。

任务评价

表 8–4 “老年人心理咨询的分类和程序”任务学习自我检测单

姓名： 专业： 班级： 学号：	
任务分析	老年人心理咨询的分类有： （1）按性质分类： （2）按规模分类： （3）按时程分类： （4）按形式分类：
任务实施	老年人心理咨询的程序：

任务三 老年人心理咨询的会谈技术

任务情境

患者，女，70岁，前段时间因为买保健品被骗了3万块钱，之后就开始懊悔这件事，总说身体不舒服，一阵阵的胸闷憋气，一会儿说身上发热，一会儿又说身上发冷。家人近1月带患者做了很多检查也没有查出什么毛病，但患者仍说各种不舒服。患者家里经济条件还不错，这3万块钱也算不上什么大事，而且家里几个兄弟姐妹给她补齐了这3万块钱，但她还是过不去这个坎，怎么劝都不行。

任务目标

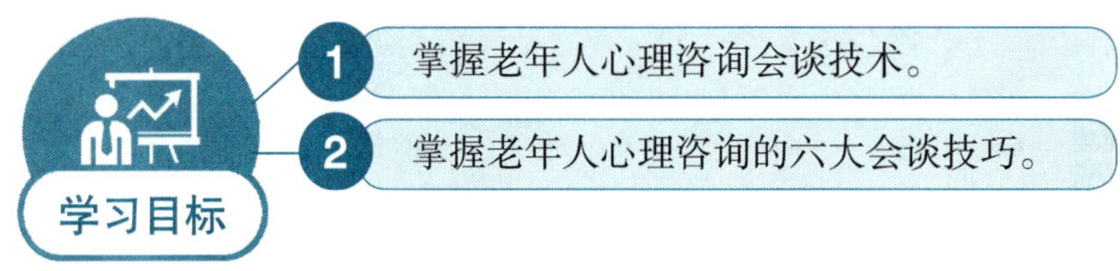

任务描述

对老年患者进行心理咨询时，可以采取哪些会谈技巧？

一、询问技巧

询问提供了指导会谈的系统框架，询问帮助会谈顺利地进行，开辟新的谈论话题，帮助咨询师明确并澄清问题，也帮助来访者进行自我探索。询问是一个不可或缺的部分。特别是在认知行为、简短咨询和许多职业决策中，心理咨询师和社会工作者采取评估式会谈，都需要使用询问技巧。

1. 询问技巧的作用

（1）主要作用：如果咨询师能够有效地利用开放式问题，交流将会更加自由和开放。封闭式问题具有确定的答案或答案唯一，仅可以提供一些信息和细节。

（2）次要作用：询问中的知识和技能有以下作用。

①找出来访者话题中更多的细节，丰富他们的故事。

②对来访者的问题做出一个有效的评估。

③引导来访者谈论话题的方式。比如，什么样的询问通常引导出事实，询问如何引导出情感和过程，为什么询问能引导出原因。

④根据会谈的个人需要，帮助来访者打开或结束谈话。

2. 询问的两种重要类型——开放式问题和封闭式问题

（1）开放式问题：是不能用几句话就可以回答的那类问题。这类问题鼓励别人说，从而给你提供最大限度的信息。典型的开放式问题以“是什么”“怎么样”“为什么”，或者“能否”开始。比如“你能告诉我你今天为什么来这儿吗？”你会发现这些问题很管用，能较易地挖掘出来访者的问题。

（2）封闭式问题：用几个词或者句子就可以回答。它们有利于聚焦会谈并获得信息，但引导谈话的重担就落在了会谈人员的身上。封闭式问题通常以“是”开头，比如“你是和家人住在一起吗？”使用得好的话，会使咨询师获得重要的细节信息。

然而，过度使用询问会将会谈的重心从来访者身上转移开，同时给会谈人员过多的权利。

3. 有效询问的八个主要问题

（1）询问帮助开始会谈。跟言语交谈的来访者有一个舒适的关系，开放式问题推动了自由讨论，也给交谈留下了足够的空间。这里举一些例子。

“你今天想谈些什么？”

“上次我们见面的时候，我们谈论你打算去面对你的伴侣并讨论性问题。这周怎么样了？”

前一个开放式问题提供了足够的空间，因为那使来访者几乎可以谈论任何事情，后一个问题是开放式的，但问题来自前一周，所以为会谈提供了关注点。

不管怎样，这种开放式问题当遇到一个不健谈的来访者的时候就很难把握。在这种情况下以一些非正式的谈话来开始会谈。比如，关心一下天气，上周交谈的一些积极的话题，或者就你所知道的来访者感兴趣的话题。当来访者感到很舒服的时候，你可以把话题转到会谈中心问题。

（2）开放式问题帮助来访者详细讲述和丰富其故事。一开始的会谈通常先问一个或两个问题，然后再考虑接下来应该怎么办。即使很有经验的咨询师一开始也会觉得不知道应该做什么，那么，就来访者早些时候提出的话题问一个开放式问题可以帮助重启谈话并使其向前继续：

“你能告诉我关于那件事情的更多情况吗？”

“当那件事情发生时你是什么感觉？”

“根据你说的，你认为这个问题的最佳解决方法是什么？”

（3）询问有助于引出来访者话题中的具体细节。如果有一个简单的在实际会谈和大多数理论劝说中都很有用的开放式问题，那么它必然是以发现来访者具体细节为目标的问题。一个典型问题就是："你能给我一个明确的例子吗？"这是对于任何会谈者来说最有效的开放式问题。许多来访者倾向于谈论一些模糊的一般性问题。明确的、具体的例子可丰富会谈，也给理解行动提供了资料。

（4）询问对于评估至关重要。询问是有效地诊断和评估的核心。乔治·凯利针对一般问题的诊断，提出以下一套进行评估的问题。以"谁""什么""什么时候""哪里""怎么样""为什么"这类词开头。上述这一系列询问给咨询师提供了事先准备好的系统，能够帮助来访者详细阐述自身的问题或者使话题更明确。对于这些，我们再次提出加上"还有什么吗"的询问来进一步体现开放性。

（5）某些开放式问题的关键词决定了来访者接下来将要说什么。用关键性的询问词可以产生预期的结果。"什么"类型的询问通常引导出事实。"发生什么了？""你将要做什么？""怎么样"这种类型的询问经常引出关于结果、过程的讨论或者引出情感。"你对那件事情感觉如何？""为什么"这种类型的询问通常引出对原因的讨论。"你为什么让那件事情发生呢？""你为什么那样想呢？"找出原因可能很有用，但也有可能受到误导。要记住，许多来访者在"为什么"的追问下，可能联想起过去被拷问的不快经历。"能否"这类询问被认为是最大限度的开放，包含了一些封闭式问题的优点。

（6）询问中潜在的问题。询问在会谈中能发挥巨大的作用，但我们不能忘了它潜在的问题。这些问题如下。

①炮轰。太多的问题会使来访者产生防备心理，他们也会对咨询师给予许多控制。

②多重询问。咨询师可能每次会提出好几个问题扰乱来访者思维。但是，炮轰形式有时也可以帮助一些来访者选择一个问题来回答。

③询问和文化差异。一个风格迅急的询问可能会使来访者远离你，假如他们的文化跟咨询师有差异的话，给不适用询问的文化群体的一个成员做咨询的话，要注意到过多地使用询问有时会导致患者对咨询师产生不信任感。

④"为什么"询问。"为什么"这类询问可能会让来访者产生戒备或感觉不舒服。同样的不舒服会来自任何一个感觉被攻击的询问。

⑤询问和控制。提出问题的人通常是会谈的控制者。他（她）决定了谁谈论什么，谈话发生在什么时候，在什么条件下会发生。有时候，询问在将失控的会谈重新纳入控制和正确方向方面是很有用的。

（7）在跨文化的情况下，询问可能导致不信任。如果咨询师来自一个不同的文化背景，咨询师的询问可能会遭遇不信任，被简单地回答。

（8）询问可以用来帮助来访者找到正面优点。在助人会谈中呈现的故事通常是消极的，充满了问题和困难。人们从力量中成长，而不是从软弱中成长。卡尔·罗杰斯（Carl Rogers），认为总是能在会谈中发现一些积极的东西，积极看待和尊重对来访者未来的成长是必需的。

二、倾听技巧

倾听是一个主动的过程。不管你是否运用技巧、鼓励、释义或总结，你都必须全神贯注地投入到会谈过程中去。倾听并不是仅仅坐在那里，听来访者讲故事，积极的倾听是要求咨询师全身心地投入，并帮助来访者扩充和丰富他们的故事。需要咨询师能听出来访者的想法、情感和行为中发生的微妙的变化，这就要求咨询师对来访者的思路了如指掌。所以说，积极的倾听需要全身心地投入。

1. 积极倾听技巧的作用

（1）主要作用：来访者需要知道咨询师一直在倾听，已经理解他们的观点，并像他们所经历的那样感受他们的世界。可以不断利用鼓励、释义及总结这三种基本的技巧使来访者觉得他们被理解。一旦来访者的故事被真正地倾听，他们便会更为开放，做好改变的准备。

（2）次要作用：这方面的知识和技巧有以下作用。

①使来访者明白他/她说了些什么。

②使咨询师明白来访者说了些什么，通过反馈听到的内容，就可以检验倾听内容的准确性。

③让来访者更详细地叙述他们所碰到的问题。

④让那些过于健谈的来访者停止重复同样的事实和故事，从而加速并明确会谈的过程。

2. 积极倾听的技巧：鼓励、释义和总结

鼓励、释义和总结是积极倾听的三个基本技巧，并且能帮助咨询师和来访者进行交流。通过运用这些准确的倾听技巧，咨询师不会把自己的想法与来访者所说的相混淆，并能够运用来访者的关键词，反馈给来访者。通过提炼、简化和明确他们所说的话来帮助他们。释义和总结这两种技巧会使来访者觉得咨询师一直在倾听他们。鼓励可以让来访者更全面地倾诉自己的想法和情感。

（1）鼓励是咨询师或心理治疗人员运用言语或非言语的方式引导来访者介绍更多信息。此技巧包括点头、张开手，运用如“嗯哼”等肯定性短语，以及重述来访者所说的话中的关键词。重述是更深一层的鼓励方法，是指准确地重复来访者使用的两个或更多的词。此外，适当的微笑以及关心是两种主要的鼓励手段，能使来访者在会谈中感觉更轻松，从而更能表达自己。鼓励的方式有点头、开放的手势、积极的面部表情等，能使来访者滔滔不绝地谈论，例如“嗯”“啊”也能产生相同的效果。沉默和适当的非语言交流，是另外一种形式的鼓励。所有的这些鼓励形式只是最小限度地影响来访者谈论的方向，来访者只要被鼓励一直说就可以了。

（2）释义是指向来访者反馈其所说的话。咨询师通过简化并阐明来访者的谈论来做到这一点。释义并不是机械地重复，而是用咨询师自己的话加上来访者所说的关键词来解释的。释义是个简单的技巧，只是比鼓励复杂一点。在重述和鼓励时使用正确的词和短语以一种缩短的、明确的形式反馈给来访者，如果咨询师能给来访者准确的释义，可能会以“很对”或是“是”回应来访者。来访者会继续更深层地探索问题。而且，准确的释义能帮助来访者停止重复一个故事。一些来访者会提出些复杂的问题，如没有人有耐心地准确地听，他们便会一遍一遍地倾诉自己的故事，直到有人说已经听清楚了为止。一旦来访者知道别人听明白了，他们便会说一些新的话题。释义的目的就是推动来访者探求和阐明问题。咨询师伴随释义的说话声调和肢体语言也会向来访者表明：是否你对倾听更深的内容感兴趣或者是否希望来访者继续。

（3）总结主要是用来阐明及提炼来访者在很长时间内所说的话。总结可以用来开始或结束一次会谈，或向新的话题过渡，或阐明复杂的话题。最重要的是，通过总结可以帮助咨询师和来访者思考、整理会谈中的一些过程。

鼓励、释义和总结可以帮助来访者明白问题并转向深层的问题探究，它们还可以帮助咨询师确信准确地倾听了来访者所说的话。在运用上述三种技巧时，要求咨询师集中注意力倾听和分清来访者所说的话，也就是要在整个会谈过程中起到积极作用。

在这个阶段以及在所有的会谈、咨询和治疗中，重要的是非判断性态度，这就要求咨询师在倾听来访者叙述时，不要对他们以及对他们所说的故事进行“好”和“坏”评估，只需要简单地听从及接受他们所说的。通过视觉的、声音的、言语跟踪、肢体语言——即表现不偏不倚的，甚至是表现出支持。对于咨询师来说，真正的挑战就是要做到毫无判断性地接受来访者所说的。

三、共情技巧

卡尔·罗杰斯（1961）让我们注意到共情的重要性。他明确指出，认真倾听，进入来访者世界，表达我们理解来访者世界——正如来访者自己看待和经历的那样，这些是非常重要的。来访者的参考框架对共情理解起着至关重要的作用。共情通常被定义成像来访者那样经历这个世界，但要记住来访者是独立的。共情技巧分为以下三种类型。

（1）基本共情。咨询师能准确地重复来访者所说的话。

（2）强化共情。咨询师的反应添加了一些超出来访者所说的话的内容，这可能增加了一条与来访者前面所说的内容相联系的纽带；或者它可能是一个适合的想法或是参考框架，能帮助来访者发现一个新的角度。

（3）弱化共情。咨询师的反应有时不能表达甚至曲解来访者所说的话。

这是一个介绍共情的5分级测试：

来访者：我不知道怎么办。我已经一遍又一遍仔细考虑过这个问题，我的丈夫不理解我，我真的不再在乎了。他只是一直尝试这个雷同的令人讨厌的方式，似乎不值得再和他纠缠不清了。

咨询师1：（弱化的）这不是一种很好的谈话方式。我想你也应该考虑他的感觉。

咨询师2：（略微地弱化）看起来你已经放弃他了，你不想再试了。

咨询师 3:（基本共情）你很沮丧、很迷惘，你已经同你的丈夫讨论过这个问题，但他似乎不懂。这时，你感觉他不值得纠缠了。你真的不再在乎了。

咨询师 4:（略微地强化）你已经一次次中肯地与他谈论你现在真的不再在乎了，你已经努力地尝试了。这对你意味着什么？

咨询师 5:（强化的）我感觉到了你的伤痛和迷惘，并且你现在真的不再在乎了。从你已经告诉我的内容，你的思想和情感对我产生了很大的影响。同时，你有了一个努力尝试的理由。你已经谈过一些昔日对他的深情厚谊，你现在怎样把这些深情厚谊与你现有的感情放在一起？

咨询师 3 的基本共情是相当安全和直接的。当心理咨询师努力升级到强化反应时，他们可能有时完全背离了目标，来访者将反应消极这并不意味着心理咨询师的反应低劣，可能仅仅是来访者在这时还没有准备好，或者来访者在这个主题上的发展水平太低了。

在任何情况下，来访者如何对会谈做出反应，比咨询师所说的内容的任何外部评价都重要。没有一个咨询师总能预料到来访者对引导的反应。因此，来访者观察技巧和咨询师的灵活性及改变下一个引导以满足来访者需要的能力是最重要的。灵活性需要咨询师注意来访者对干预的反应，并且有意向地提供另一个与此刻来访者需要更一致的干预。下面 1—2—3 模式表明灵活性的必要性和真正的共情回应。

咨询师观察来访者的言语和非言语行为，有意或无意地选择一个言语引导技巧，该技巧带有促进来访者发展的可能性。

来访者对心理咨询师言语或非言语行为的陈述做出反应。

咨询师要再次观察来访者的言语和非言语行为，选择另一个言语引导技巧，该技巧带有促进来访者发展的可能性。在这个模式中，第一个是心理咨询师的行为，第二个是来访者的反应，第三个是由此引起的心理咨询师的行为。真正的共情要求会谈人员不断地灵活变化，并准备好改变，以适应每一个独特的来访者。

通过特定的方法共情已经得到进一步精练，目的是提高会谈的质量——积极的看待、尊重和热情、具体性、非判断性的态度、真实性和一致性。

四、观察技巧

有经验的咨询师会关注如何促进人的发展，而理解来访者的行为、思想和情感是基础。因此，在会谈过程中熟练观察来访者的行为是很重要的。

1. 观察技巧的作用

（1）主要作用。咨询师能够观察到在他与来访者之间发生了言语和非言语交流，对于建立专业关系是很重要的。观察技巧将会帮助咨询师对个体及多文化差异做出恰当的反应。它们也将会指导咨询师在会谈时抓住关键问题。

（2）次要作用。

①言语行为。如何使用语言？

②非言语行为。如何进行非言语行为？

③不一致和冲突。大部分的会谈是关于解决生活中面对的冲突和不可避免的不协调的。

④与不同的个体和文化有关的不同表达方式。怎样能在会谈中有意识地灵活变化，避免在观察中墨守成规？

2. 观察技巧的三个基本的观察问题

观察技巧的三个基本的观察问题分别是：非言语行为、言语行为、不一致和冲突。

（1）非言语行为。咨询如何通过视觉、声音、肢体语言——一些与主要的行为有关的贯注行为，85% 或者更多的交流是非言语的。不管这个说法是否被接受，咨询师需要时刻意识到潜在情绪常常是通过非言语信息来传递的。

（2）言语行为。语言是会谈和咨询的基础，并且有大量的方法来考察言语行为——从具体的语言学测试到各种各样咨询和治疗理论的语言体系。会谈中直接的言语观察有用的五个方面：选择性注意的模式、来访者的关键词、“我”的陈述、“他人”陈述，以及抽象和具体的交谈。

（3）不一致和冲突。是否帮助来访者解决困难，处理问题，将会促进他们生活中的矛盾、不协调和冲突等问题的解决。对言语和非言语的认识将会增加咨询师识别更多冲突类型的能力。

观察来访者的贯注行为的模式是很重要的。当来访者正在谈论他们感到舒服的话题时，可以预料他们会暂停目光接触，展示身体动作及改变声音性质。咨询师可以观察到，当来访者想要结束一个话题时，他们可能会把自己的胳膊或腿交叉，在迷惑时会有快速的目光交流，他们在思考困难话题时会表现出口吃或者话语犹豫。这可以增强咨询师对这些和其他行为的意识。下面介绍几种意识形为。

（1）面部表情。面部表情对观察来说特别重要。眉毛会紧锁，嘴唇会紧绷或松弛，脸会红，来访者会在不恰当的时候笑。仔细的观察会发现来访者脸部细微的颜色变化，这是因为血流量会对情绪做出反应。呼吸可能加快或者暂停，嘴唇会撅起，瞳孔会放大或缩小。

这些看上去很小的反应是咨询师了解来访者当时情形的重要线索，要注意到线索在咨询师的实践中起作用。观察来访者是很有价值的，但是一定要注意不要对他们的行为、思想和感情持僵化见解或过于简化的判断。

（2）肢体语言。尤其重要的是非言语行为中的不一致。当一个来访者正漫不经心地谈论一个朋友时，比如他的一只手握拳而另一只则是放开的并且很轻松，可能意味着来访者对这个朋友有一种复杂的感情或者是一些事情涉及这个朋友。

手和胳膊的姿势可能向咨询师提供一些来访者如何组织事情的指示。随便、不一致的姿势暗示着迷惑，而当一个人试图控制事情的时候，其手和胳膊可能会移成直线，手指命令式地指出。平缓的姿势，特别是那些与其他人一致的姿势，比如说与他的家人、朋友或者会谈者本人，可能意味着坦率。

在人们之间存在着戏剧性、有趣的动作模式。观察他们和别人动作的一致性程度是很有用的。通常，那些交流很好的人也会反射出彼此的肢体语言。他们可能会无意识地坐在相同的位置，甚至一起做一些复杂的手部动作，像是在一个芭蕾舞剧中，这被称作是同步动作。其他成对的动作可能不相同，但却仍然很协调，像是互补性动作。例如，当一个人说话时另一个人赞同地点头。咨询师还会发现在一个人讲述的末尾会有一个手部动作，另一个人接过话题开始说时以一个相关的手部动作回应了前者。

（3）言语行为。这里提出了四个对会谈分析非常有用的附加概念：选择性注意、关键词、具体对抽象，以及“我”的陈述和“他人”的陈述。

（4）选择性注意。选择性注意是来访者倾向于谈论那些我们感兴趣和愿意听的方面。例如，行为主义咨询师经常有谈论特定具体情景的来访者，存在主义治疗专家有谈论生活意义的来访者，而精神分析治疗专家却听到大量有关梦的内容。咨询师的生活经历和“选择理论”确实是如何倾听他人的决定性因素。

（5）关键词。如果咨询师认真地倾听来访者的谈话，将会发现有些特定的词会在他描述反复出现。来访者通常是用这些关键的描述性词语揭示潜在的意义。咨询师会发现用他们的关键词谈话会促进你和他们之间的相互理解和交流。如果他们的言辞是消极和自我贬低的，反映的是他们在会谈早期的感觉，但是过后要帮助他们用更积极的言辞来描述相同的情景和事件。咨询师经常要去做的是帮助来访者从“我不能”变成“我能”。

（6）具体对抽象。一方面，具体 / 情境的来访者擅长于提供一些具体的和他们关心的问题例子。另一方面，抽象 / 形式操作的来访者强调自我分析和对他们问题的反映。当然，许多成年人和青少年来访者将会在两种水平上都进行讨论。具体 / 情境性的来访者将会提供大量的具体信息。这些细节信息的价值在于，至少从来访者的角度，可以让咨询师相对准确地知道究竟发生了什么事情。然而，他们经常会在理解别人的观点时有困难。

（7）陈述与非言语行为的不一致。“那个问题不会使我烦恼（谈话时红着脸，拳头紧握）。”注意这种联系的时间性。来访者可能正在谈论他想修复与某人破裂的关系的愿望，但同时又把这人的衣着攻击得一文不值。当来访者面对一个麻烦的问题，感到没有得到会谈人员的充分支持时，他们会做一些或大或小的身体动作来离开会谈者。

五、面质技巧

尽管所有的咨询技巧都与促进变化有关，但是对不一致的面质在激发人类潜能中起着重要的杠杆作用。大部分来访者都希望在会谈中找到生活上的某种变化。然而，有时他们也许需要咨询师帮助他们带来这种变化。咨询师的任务就是帮助他们超越问题，使他们认识到自己作为人的充分潜能。面质是一项很复杂的技巧，通常会使来访者发现其关键问题所在。

1. 面质技巧的作用

（1）主要作用：帮助来访者重塑生活的基础。

（2）次要作用：面质中的知识与技巧有如下几方面作用。

①提高检测行为、思想、情感或意义中的不一致、矛盾或者混合信息的能力。

②促进来访者以一种利于解释及解决冲突和不一致的观点来谈论问题的能力。

③运用面质或其他技巧，在会谈以及整个治疗期间，识别来访者变化过程的能力。

面质可以被简单地定义为指出来访者自身存在的不一致，利用主要的咨询技巧向他们反馈这种不一致（或者通过影响技巧来促进和指导他们）。

面质也可以这样来定义：面质不是一种直接的、尖锐的挑战。它是一种较温和的技巧，包括仔细而尊重地倾听来访者的陈述，然后力图帮助来访者充分地观察自我与环境。面质不是“攻击”来访者，而是“帮助”来访者；寻找解决问题的新方法。应把面质理解为一种支持性的挑战。

面质包括以下三个主要步骤。

第一步，通过混合信息、矛盾和不一致找出冲突。在会谈中观察矛盾和混合信息的能力是有效面质的基础。在这里需要解释一下两个概念，即内部冲突和外部冲突。

什么是内部冲突？来访者内部的不一致包括非言语行为中的混合信息，言语陈述中的不协调，言语之间的不一致和言语与非言语行为的不一致。比如一位来访者，面对丈夫时的痛苦表情与见新网友的微笑进行对比，产生了内部冲突。

什么是外部冲突？“来访者与外部世界的不一致”突出地表现为人与人之间的冲突以及来访者和他所处的环境之间的冲突。咨询的大部分工作要集中在来访者与外部世界之间的不一致。

“咨询师与来访者的不一致”是很具有挑战性的。咨询师经常会避免与来访者产生冲突，或者通过反映性倾听技巧来掩饰他们与来访者的差异。实际上，如果咨询师听得够长够仔细，就会发现，当他理解了来访者是如何产生现在的想法和行为的时候，他与来访者之间的不一致便不存在了。所以当发现他与来访者之间存在差异时，首先要通过倾听来支持他们。咨询师的首要任务就是注意到自己或来访者在面对可能存在的差异时的不适，通过在内心质问自己来努力理解他们，然后从来访者的立场去理解他（她）是如何体验当时情况的。

第二步，向来访者清楚地指出这些问题，帮助他们面对冲突并加以解决。因此，询问、观察、倾听以及反馈等技巧在有效的面质中的作用就显得突出了。

面质要针对不一致问题本身而不要针对来访者这个人。面质经常被误认为是责备来访者［因为他（她）所犯的错误］，其实，面质应该通过下面这些方法婉转地指出来访者的矛盾问题。

（1）找出来访者故事或陈述中的矛盾或冲突。运用反映性倾听技巧总结出来并告诉来访者。往往“你如何让这两者同时得到满足呢？”这样一个简单的问题就可以引导来访者进行自我面质，并找到解决问题的办法。

（2）通过使用询问以及其他一些倾听技巧，从冲突或者混合信息中找出具体的细节。要注意到混合信息、矛盾或者冲突的每一个部分，且一次只注意一个。如果涉及了两个人，那么就试图让来访者自己区分两个人的观点。在这个阶段，很重要的一点就是不要进行判断和评价，只寻求事实。可以通过声调和肢体语言来表达非评判性态度。

（3）定期总结不一致的多个不同维度。“一方面……，而另一方面……”是陈述面质的模式句，它对总结不一致来说是很有作用的。这一模式的变式包括“你说……，可是你却是……做的”。总结完后，要进行检验（如“刚才说的那些你听起来有何感觉？”）。当咨询师指出了不一致问题以后，来访者就得面对事实。

寻找来访者的正面优点对于促进他们的发展变化是非常有帮助的。当我们对来访者进行挑战时，经常会把他们置于一种不平衡的状态中。面质的作用之一确定就是打乱来访者的满足与舒适。咨询师总是在寻找合适的、有效的面质，帮助来访者形成新的力量。可以简单地评论说来访者把问题描述得很清楚——例如，“我很欣赏你在处理一些实际挑战时所采取的方式”。个人的支持会帮助来访者形成新的行为、思想和意义。会发现很多来访者对于具有对抗性和挑战性的方法感觉很不舒服。因此，很重要的一点是，通过帮助他们寻找自己内部以及与别人的关系中的长处与积极品质来帮助他们发展。一个很明智的做法就是，从面质过程中抽出一些时间来寻找积极力量。当来访者发现了自己与他人的积极品质后，就能够面对困难的面质过程了。

如果必要的话，把你对来访者的不一致的观点和观察告诉他们，进行反馈。如果在这个过程中，不一致没有得到解决，有必要说：“你是这样看待它的，而个人是以另一种方式看待它的，我们必须再重新审视它。”

注意个体差异及多元文化的差异。对任何一个来访者来说，咨询师对不一致的面质都具有很高的挑战性，尤其是对和咨询师具有文化差异的来访者。如果咨询师能够在进入面质前花时间和来访者建立一种坚实的信任与和谐的关系，那么来访者就容易接受面质这个过程了。如果来访者比较脆弱，或者咨询师和来访者间的关系不够坚实，在使用面质的时候就需要灵活、谨慎。

支持性的、共情性的面质。在这种面质中，咨询师主要是清晰地倾听来访者的故事，婉转而尊重地总结出差异，并鼓励来访者产生解决问题的办法。沉默是面质的另外一种方法。咨询师只需听来访者进行谈论，当来访者在内部冲突或外部冲突中挣扎的时候，咨询师只需静静地坐着。这种类型的面质会使来访者询问咨询师的观点——“难道你不认为是我的配偶做错？”如果咨询师什么都不说，来访者必须思考他的沉默，然后慢慢地意识到答案就在其中。

阻抗是会谈人员与来访者矛盾中的一个重要方面。一些理论家认为要“消除”来访者的阻抗，并把来访者的犹豫不决视为是不合适的。来访者对于自己视为外部威胁的东西，需要进行自我保护。从这个意义上来说，所谓的阻抗对来访者来说是一件好事。在处理明显的矛盾时它保护了来访者的内部自我。应该把阻抗看作是一个机会，而不是一个问题。

第三步，评价干预对来访者成长变化的有效性。面质的有效性可以通过把来访者的反应（如拒绝、接受等）放在面质影响量表的连续统一体上进行测量。如果来访者没有接受面质，那么需要使用共情及其他的技巧。

第四步，对变化进行评估。

在现代社会中，人们是以一种积极的态度看待变化的，而且也希望来访者能够积极地寻求变化，并向着变化前进。然而，经常发现来访者会抵制并破坏变化。在此将使用测量变化的量表——面质影响量表五个维度即否认、部分觉察、接受并承认但没有任何改变、产生新的解决办法、发展新的行为模式来做有关的评估。

简言之，面质过程的第三步要求咨询师要观察来访者的思想和行为。会发现可以：①在会谈的任何时候判断来访者在哪里起了变化；②发现干预是否有效，这样就提供了非常重要的反馈，以帮助思考下一步的行动。

许多来访者在面对变化问题时，都会经历否认、接受和主动变化三个水平的过程，一个强有力的干预，会发现他们会表现出多种反应。理想状态下，他们会做出积极的反应，产生新的思想，并不断发展。而另一种情况下，他们会忽略或者否认对他们进行面质这一事实。然而大多数情况下，来访者会承认并接纳干预。

六、影响技巧

影响技巧是所有会谈和咨询的一部分。即使我们对来访者仅仅使用了参与技巧，旨在影响着会谈中发生的事——得到其他人的倾听会深刻地影响我们思考的方式以及组织自己生活的方式。已有研究发现，面质、聚焦和意义反映是能够产生人际影响的技巧。本章又增加了另外六种可在会谈中使用的技巧：解析、逻辑结果、自我披露、反馈、建议、指导。这六种技巧在以这种或那种方式改变来访者的思想或行为时，对咨询师的责任感要求更高。

1. 解析 / 重组

解析 / 重组与重新叙事的思想是紧密相连的。在重新叙事中，来访者学会了用一种新的、积极的方式来谈论问题故事，而后就会导致新的行动。类似地，当使用分析 / 重组技巧时，是在帮助来访者以一种新的视野来看待问题或忧虑。这种新的思考方式对于重新叙事和行动过程至关重要。

解析 / 重组也和意义反映很类似，但是在意义反映中，是来访者对他（她）的问题赋予新的意义。而在解析过程中，是作为会谈人员以一种更为直接的方式来重新叙事的。在帮助来访者重新解析或重组他们的问题时，咨询师可以从对来访者的观察中，从自己的个人经历中，或者从一些理论观点中提取某些思想。

聚焦是另外一种能够大大促进新的观点产生的影响技巧。通过聚焦于性别问题，咨询师可以帮助来访者认识到她不是问题，然后重新聚焦于性别歧视问题，或者文化 / 环境背景问题。因此，如果想帮助来访者对他们的问题产生新的观点，除了使用解析 / 重组之外，还有两个选择——聚焦和意义反映。然而，有时候希望能够在重新叙事过程中更积极一些，那么可以主要使用解析这一技巧。

假设咨询师已经对小艾进行了很长一段时间的咨询，有一天，她因为一个可怕的梦来找他。这个梦在她童年时经常出现，在车库事件之后，它又出现了。不同的理论对这个梦的解析也不一样，但是每一种理论都会为来访者提供一个新的角度和观点。例如，小艾把她的梦告诉了咨询师，并这样总结道：

小艾：简言之，我梦见我在悬崖边上走，下面是咆哮的大海。我感到很害怕。我找不到我的父母。这个梦一直重复出现。

咨询师：（心理动力学理论）你很生你父母的气，你找不到他们，这让你感到害怕，现在你发现车库里的那个家伙也是这样，但是挑战他的结果又是很令人恐惧的。

咨询师：（决策理论）你刚刚进入大学，找到一份新工作，然而发生了车库里的那件事，这让你感到就好像是从悬崖上掉下来一样。现在你完全靠自己了，这让你感到害怕。

咨询师：（性别取向理论）你感到很害怕——你还看见一个女人有勇气离开那些悬崖，面对挑战。我们需要一起来帮你找到支持，应对挑战。

咨询师：（格式塔理论）让自己成为那个悬崖（停顿）。你看到了什么？感觉到什么？悬崖？（在这个例子中，来访者扮演了梦里的物或人的角色。到后面，来访者讲可以成为咆哮的大海，“大海”与“悬崖”之间就可能会有一个对话。）

哪一个是正确的解析呢？对于不同的环境与情境，这里的任何一种解析都可能会有帮助或者有害。解析的价值依赖于来访者对它的反应。每一种解析都为来访者提供了另一种新的思考环境的方式。简言之，解析用一种新的观点重新命名或者重新定义了“现实”。相比较来说，意义反映使用能引出意义的问题，询问来访者从资料中获得了什么认识或意义。

解析也可以和释义、情感反映、聚焦以及意义反映进行比较。在那些技巧中，会谈人员一直在使用来访者自己的参考框架。而在解析中，参考框架来自于咨询师的个人经历或理论结构。

2. 逻辑结果

来访者对未来计划的行动很可能会对来访者的生活产生影响。例如，一个人想换工作，可能只是因为新的工作提供了更高的薪水。然而，一方面，这种变化很可能会扰乱家庭生活，进一步又会产生其他问题。另一方面，这一变化可能会产生难以想象的积极结果。在会谈或咨询中，有时仔细谨慎地向来访者解释他们的行为可能导致的结果会对改变来访者的不理性决定有所帮助。下面介绍几种逻辑结果的技术。

警告是告诉某人逻辑结果的方法之一。它们告诉一个人，一个决定或者行动所包含的消极方面，以及可能造成的后果。警告会降低冒险，产生遵奉。它们主要关注于对惩罚的预期。在会谈中，有些来访者计划了非常冒险的行动，而没有考虑到所有可能的结果。一个刚开始吸烟的来访者，把吸烟产生的危害告诉他对改变他吸引的行为可能会有帮助。

鼓励某人采取一定的冒险行动或者尝试新的任务是一种更为积极的使用逻辑结果的方法。在学校里，有些儿童过于顺从，表现出很少的创造性。他们被威胁、警告和坏结果所制约，而害怕做任何行动。在这样的情形中，会谈的目标就应该是鼓励冒险行为，指出一个决定或者行动的积极结果。对奖励的预期是逻辑结果的一种形式。这种形式要求个体想象新的行为或行动所带来的积极结果和奖励。在会谈中，咨询师要鼓励来访者更自信去尝试一些新的行动。在这个过程中，对积极结果的预期是很有帮助的。

在提供逻辑结果时，注意以下几个方面。

（1）通过倾听技巧，确保理解了问题以及来访者理解它的方式。

（2）在来访者要做决定时，鼓励他们考虑各种决定的可能的积极结果和消极结果。

（3）对任何可能的决定或行动，都要既提供积极的结果，也提供消极的结果。

（4）如果合适的话，以一种非判断性的方式，向来访者总结一下积极和消极的结果。

（5）在咨询环境中，要让来访者决定采取哪种行动。

在咨询中，向来访者提供逻辑结果是一种很温和的技巧，它可以帮助来访者更充分地了解问题。当要做一个复杂决定的时候，此技巧可以用来把各种可能的结果排列等级。

3. 自我披露

咨询师或会谈人员的自我披露是一个存在很大争议的话题。很多理论家反对咨询师表露自己，他们更喜欢一种有距离的、客观的角色。然而人本主义的咨询师已经证明了适当的自我披露的价值。自我披露能够促进来访者谈论，增加来访者与咨询师之间的信任，并且在会谈中建立一种更为平等的关系。本质上来说，自我披露的结构很简单：就是咨询师在“谈论自己”。

有效自我披露的另外一种方法是简单地告诉来访者自己的故事。例如，如果来访者生活在一个酗酒的家庭，而咨询师在自己的家里也曾有过酗酒的经历，那么简单和来访者分享一下自己的经历会有所帮助。当然，讲述自己的故事也有危险，那就有可能造成咨询师把大部分时间花在讲述自己的问题上，而忽视了来访者。在这里，影响模型尤为重要：①关注来访者的故事；②判断讲述自己的故事是否合适，和来访者分享你的故事；③重新聚焦于来访者——注意他（她）是如何接受咨询师的故事的。讲述和来访者有关的故事是一项很复杂的技巧，要注意以下方面。

（1）真诚。这是一个模糊的概念，但是如果这样讲它就比较具体了：咨询师必须真的拥有那些经历和思想，并且诚实地告诉来访者。这也可以被描述为“对自我真诚”，这是一个重要的开始。但是自我披露要对来访者真诚。例如，来访者对于要在学校的演出中进行表演而感到焦虑和咨询师在面对 50 个人进行演讲时感到焦虑。在这个案例中，咨询师的经历和来访者的经历离得太远了。自我披露应当与来访者的经历相当接近。比如说，咨询师在那个年龄的时候，也曾经因为相同的情况而感到焦虑。

（2）适时。如果来访者能够流畅地谈论某件事，那么就不需要咨询师进行自我披露了。但是如果来访者想谈论某件事遇到了困难，那么咨询师的一个简单的、引导性的自我披露就会有所帮助。如果自我披露太深，会吓到来访者，或者会让来访者由此疏远你。

看看下面这个例子：

小王：当我自己一个人出去的时候，我父母会很生气，为此我感到很气愤。他们真的不信任我。

咨询师：你现在感到很气愤。你终于触及了自己的情感，我很高兴。

咨询师：我可以告诉你，过去我在表达情感时遇到了和你一样的困难，这种困难帮我了解了自己的感受。

咨询师；认识到这一情绪能够帮助我们在将来更好地处理此类问题。我知道它将继续帮助我。

很明显，有效的自我披露是一项复杂的技巧，然而，它可以在会谈中增加分享与帮助的新维度。

4. 反馈

反馈指的是向来访者提供关于他们的表现以及他人如何看待他们的清楚的资料。在咨询和会谈中，互相反馈对于发展技巧的过程很重要。

（1）来访者收到的反馈应当适度。如果来访者请求反馈的话，作为会谈人员，应当判断来访者是否已经准备好以及是否可以准确地反馈。只给出来访者当时能够承受得了的反馈。

（2）反馈应当聚焦于来访者的接受程度。告诉来访者改变很多错误的事情并没有什么用处。对来访者积极方面给予反馈会更有效。当在谈消极问题时，这些消极的问题必须是来访者能够通过努力而改变的，或者能够接受它，并把它作为现实的一部分。

（3）反馈应当具体而详细。就像指导一样，给出一个模糊的反馈是没有多少用的。例如，“你不能和这个团队搞好关系”不像“你和小李吵过两次，这让你们都很伤心，而现在你又对小王强烈不满。这对你来说意味着什么？”那样有帮助。

（4）反馈应当具有相对的非评判。关注事实和具体细节。事实是友好的，但是评价可能是友好的，也可能不是。

（5）反馈应当少而精。不要给来访者太多的反馈。选择一两件事情进行反馈，把其余的留到后面。

（6）检验反馈是如何被接受的。正如有效的自我披露或者重组中那样，检验他人对反馈的反应：“你对此的反应是什么？”“听起来接近吗？”以及“这对你来说意味着什么？”是询问来访者对反馈的反应的三个例句，它们会表明来访者是否倾听了咨询师的反馈，以及反馈作用如何。

积极的反馈被描述为建立支持的方法。积极具体的反馈会使来访者在重叙他们的故事和问题时产生很大的变化。

5. 信息／建议／观点／暗示

提供帮助信息所包含的步骤和那些在影响技巧中谈到的步骤是很相近的。

（1）关注来访者，确保他（她）已经准备好接受信息或建议。

（2）指导过程要清晰、详细、具体、适时。那些在反馈、指导和逻辑结果中讲到的概念对于准备更为复杂的指导程序尤其有帮助。

（3）检验来访者是否理解了咨询师的思想。

这些技巧在心理学的教育中经常被使用——对来访者的生活技巧进行直接指导。信息或建议的提供可以通过下面这个简单例子来说明。

职业信息：需要关注的一个问题是你的工作机会问题。看看这个表。你现在是在计算机科学领域工作，我们看到在未来的十年中，这个领域的发展估计会比预期要增加25%。

6. 指导

所有的影响技巧都应当适合来访者，也就是说首先需要引出来故事和正面优点与力量。指导可以有助于产生一个新故事，但是在引导来访者行动方面更有作用。虽然对有些来访者来说，一个积极的新故事就足够了，但是来访者都是从各种指导所提供的具体行为和行动中受益的。

提供指导的一个简单过程如下。

（1）让来访者共同参与指导策略。不要简单地告诉来访者应该如何去做，以确保已经充分了解了他（她）的故事和问题。告诉来访者咨询师要怎么做，以及可能的结果是什么。一般的原则是，和来访者一起努力而不是代替来访者努力。

（2）使用合适的视觉、声调、言语跟踪和肢体语言。当使用影响技巧时，贯注行为要比倾听的时候更自信、更有力。这个一般规则也会随着个体和文化的差异而调整。当来访者是非常有挑战性的，如一个有行为问题的青少年，就需要更强的贯注技巧，对于一个比较安静、犹豫不决的来访者，在分享问题的新的思考方式时，有时也需要你比较平静和缓慢。

（3）在咨询师言语表达的时候要清楚而具体。知道自己将要说什么，并且要清楚明白地说出来，比较一下：

模糊的：出去准备参加一个测验。

具体的：今天你离开之后，拿一张测验表，今天填完它，我们下周见面就要讨论这些结果。

模糊的：放松。

具体的：静静地坐着……让你的双肩靠在椅背上……握紧你的右手……使劲地握着……现在慢慢地松开右手……

上述例子说明了清楚地告知来访者你的意图的重要性。指导需要是真实可信的，也需要能够满足来访者的要求。

检验指导是否被听到和理解了。咨询师说得很清楚并不意味着来访者就能理解所说的。外显或内隐地进行检验，确保指导被来访者理解了。当你给出一系列指导的时候，检验尤为重要。例如，“你能够重复一下我刚刚要让你做的事情吗？”或者“这周我建议你做三件事。你能够把它们总结一下，然后告诉我吗？我想知道我说的是否清楚。

任务实施

表 8–5　老年人心理照护的标准与评估的测试

分类	内容	重点	说明
老年人心理咨询的会谈技术	（1）询问技巧。 （2）倾听技巧。 （3）共情技巧。 （4）观察技巧。 （5）面质技巧。 （6）影响技巧	掌握老年人心理咨询会谈技术的内容	

知识拓展

会谈和咨询的会谈微技巧模型

1966—1968 年间，美国科罗拉多州立大学的一个小组发展了单一的会谈微技巧层次模型，会谈微技巧模式不仅可以把任何理论方法连接起来，在一定的前提条件下，也可以在很多种理论和情况中适用。

微技巧学习的模式是一步步的实践，它包含了以下几个中心方面。

（1）确定某一技巧的指向以及如何让它在某种情况中发挥作用。也就是集中考虑一个的技巧，这是整体会谈的一个重要部分。

（2）观察这一技巧在行动中的应用。这可以通过会谈的记录、录音、录像或实际生活情景来进行。

（3）参阅有关这一技巧的书籍或参加有效运用这一技巧的要点分析的讲座。认知理解对于保持这一技巧是十分重要的。

（4）通过角色扮演来练习技巧。用录像进行练习，但是有观察者和来访者的角色扮演同样有效。

（5）通过自我评价和计划进行“一般化”。你怎样才能让这一技巧渗透到会谈的日常工作中呢？

下面是一段微技巧的使用流程：故事讲述—发现正面优点—重新叙事—采取行动—故事讲述。

（1）故事讲述：来访者讲述他们的生活、问题、挑战和机遇。

（2）发现正面优点：仅仅听是不够的；找出来访者故事中的积极力量和优点是很重要的。有时候，咨询和会谈会退化成消极故事、哭喊、埋怨的令人沮丧的重复。除非能帮助来访者形成新的思考角度认识问题并给他力量，否则让他积极看待问题就是困难的。

（3）重新叙事：如果你已经理解来访者的故事和积极力量，接下来就可以帮助他重新叙事了，从新的方向来谈论自己。许多时候，有效地倾听来访者的故事就足以提供给他们力量，来发展他们自己的新的叙事角度。聚焦、面质和其他影响技巧，是帮助来访者重新认识自己经历的重要方法。

任务评价

表 8–6 “老年人心理咨询的会谈技术”任务学习自我检测单

姓名：	专业： 班级： 学号：
任务分析	询问技巧： 倾听技巧： 共情技巧： 观察技巧： 面质技巧： 影响技巧：
任务实施	运用角色扮演的方式，练习使用上述会谈技巧

任务四 老年人心理咨询的理论观点

任务情境

患者，男，60 岁。从领导岗位退休后，不愿与过去的同事和朋友来往，一直闭门不出，常常独坐，有时暗自感叹人走茶凉的悲哀，感到无奈的孤独和寂寞。长期的情绪低落，使其思维明显变得迟钝，记忆力也有所下降。

任务目标

1 掌握老年人心理咨询的基本理论观点。

2 掌握老年人其他常用的心理咨询理论。

任务描述

该老年患者可以使用哪一种心理咨询理论来进行介入？为什么？

一、精神分析理论

精神分析理论由弗洛伊德（S. Freud）所创立。这一理论的基本思想，在他的早期著作中被充分表达。《精神分析引论》的原版，是他早期三册作品，即《过失心理学》《梦》《神经病通论》的演讲录合编而成。由于这三篇作品都是用性本能解释心理现象或神经症症状，所以又称为“性学三论”。弗洛伊德精神分析学说，大致可以概括为以下几部分：心理结构、人格结构、心理动力、心理发展、适应问题。

（一）心理结构

弗洛伊德认为，人类的心理分为潜意识、前意识和意识三个层次。潜意识是人的心理的深层结构，它包括人类的本能及原始冲动。由于潜意识的内容与社会道德准则相悖，所以无法直接得到满足，通常被压抑在无意识领域之中。无意识领域中的内容，不是被动、僵死的，而是极其活跃并企图随时得到满足。前意识是介于无意识和意识之间的一部分，其功能是在意识和无意识之间从事警戒任务，它不允许无意识领域中的本能冲动随便进入意识领域。他如同“海关机构”，把守着意识的“国门”，它由一些现实经验所构成。意识则是心理结构的表层，它面向外部世界，是由外在世界中种种文化内容构成。由于弗洛伊德十分强调深层的无意识对人类心理的作用，所以，人们又把它的理论称作“深层心理学”。

（二）人格结构

弗洛伊德将人格的结构分为“本我”“自我”和“超我”三个部分。“本我”追求生物本能欲望的满足，是人格结构的基础，是人格中的一个永存的成分。在人一生的精神生活中起着重要的作用。“本我”的活动，遵循“快乐原则，它要求毫无掩盖与约束地寻找直接的肉体快感，以满足基本的生物需要。如果受阻或被迟误，就会出现烦扰和焦虑。“自我”介乎“本我”与“超我”之间，按着“现实原则”活动。自我“通过与外界环境的接触，经由后天学习获得特殊的发展。“自我”感知外界刺激，了解周围环境，储存从外界获得的经验，从而具备了应对现实的功能。“自我”的这一功能是基于个体保存的本能，弗洛伊德称他为“自我”本能，它可以对“本我”发挥指导和管理功能。“自我”可以按“现实原则”确定是否应该满足“本我”的各种要求。弗洛伊德把代表良心或道德力量的人格结构部分称为“超我”，“超我”的活动遵循“道德原则”，从个体发展来看，“超我”在较大程度上依赖于父母的影响。“超我”一旦形成之后，“自我”就要同时协调“本我”、“超我”和现实等三方面的要求。为此，“自我”就成为“本我”与外界关系的调节者，也是“本我”与“超我”之间的调节者。也就是说，在考虑满足“本我”本能冲动和欲望的时候，不但要考虑外界环境是否允许，还要考虑“超我”是否认可。

（三）心理动力

心理动力学是精神分析理论的核心内容。动力多是人的性本能，但不是心理发展的唯一动力。本能包括两种含义：一是性本能；二是营养本能。作为自我保存的本能——营养本能，也是自我发展的动力。为此，弗洛伊德所说的心理发展动力，是性本能和营养本能的复合体。个体保存和种族延续两种本能同时促进心理发展，这才是弗洛伊德心理动力观点的全部。随着他对临床观察分析的深入，似乎已经倾向于如下看法：人的一切心理活动可以从本我、自我和超我三者之间的人格动力关系中得以阐明。它的确已经告诉人们，一个人要保持心理正常，要生活得平稳、顺利和有效，就必须维持这三种力量平衡，否则就会导致心理的失常。

（四）心理发展

弗洛伊德理论的发展观点是动力观点的延伸，即对心理动力的动态描述。弗洛伊德认为，“本我”中的“无意识”冲动和性欲，在个体发展的不同阶段，总要通过身体的不同部位或区域得到满足并获取快感。而在不同部位获取快感的过程，就构成了人格发展的不同阶段。他认为，性心理的个体发展，可分为如下几个阶段（或时期）。

1. 口欲期（0～1岁左右）

其快乐来源为唇、口、手指头。在长牙以后，快乐来自咬牙。

2. 肛欲期（1～3岁）

其快乐来源为忍受和排粪便，肌紧张的控制。

3. 生殖器期（3～5岁）

其快乐来源为生殖部位的刺激和幻想，恋母或恋父。

4. 潜伏期（5～12岁）

这时儿童不再对性感兴趣，不再通过躯体的某一部位获得快感，而是将兴趣转向外部，去发展各种知识和技能，以便应付环境的需要。

5. 生殖期（12岁以后）

性欲逐渐转向异性。这一阶段起于青春期，贯穿整个成年期。

（五）适应问题

弗洛伊德认为，人的本能得以实现，必须经过不懈的努力和艰苦的、形式不同的应对。两种本能的应对经历，构成人类的两种基本应对方式。

1. 变相宣泄

因为主要的心理动力——性本能的活动与发展，是在每一个发展阶段上与“自我”不断周旋中进行的，是在自我的监督、控制中度过的，所以，“本我”必然练就一套“应对的功夫”，甚至不惜改变存在或表达自己的模式，以求自己得到满足。弗洛伊德在《梦》中，对这类应对模式做了详尽的解释。他所谓“隐性梦”就是性本能的应对方式之一——变相宣泄。当然，若不能宣泄，就可能形成神经症焦虑。

2. 自我防御

在个体发展中，随时都要维护个体的安全，他对现实中一切危害生命的危险，必须及时予以反应，以尽自己的职守。这类应对是与人的认识能力有关的。对环境的了解程度，可以影响反应的强度，制约着应对的方式。在发现危险信号时，会形成真实焦虑，这是应对的开端。

精神分析理论的适应观点，是建立在解释上述两类应对的基础上。对第一种应对，按弗洛伊德的本能理论，比较容易理解，至于第二种应对，是弗洛伊德关于人的认知如何影响情绪症状的看法。由于人们的注意力常常被弗洛伊德的本能论吸引，所以往往忽略了他关于认知理解可以影响情绪症状的看法。

“焦虑”是弗洛伊德确立适应观点的重要概念。根据产生的根源不同可以将焦虑分为现实性焦虑、神经症性焦虑、道德性焦虑。焦虑是冲突引起的结果，具有特殊的功能，它能唤醒自我警惕，并去发现已经存在的内部或外部的危险。

当自我把焦虑当成一种危险或不愉快的信号时，它就会做出反应，形成防御机制。

所谓自我防御机制，就是自我在承受本我的欲望压力时，同时又顾及现实要求的压力，在这种情况下，自我便渐渐形成的一种功能，这种功能可以使人们在不知不觉中，用一定的方式调整自我欲望与现实之间的矛盾。经过调整，可以使人们同时接受自我欲望和现实要求，从而不致引起情绪上的严重痛苦和焦虑。不论是正常人或神经症患者，都会使用自我防御机制。防御机制包括压抑、投射、置换、反向、合理化、升华、转移等。

在一般情况下，自我防御机制被使用得当，可免除内心痛苦以适应现实。但在特殊情况下，使用不得当时，虽然感觉不到冲突和挫折引起的内心焦虑，但这些冲突和压抑却能以症状的形式表达出来，从而形成各种障碍。

二、行为主义理论

20 世纪初期，有些心理学家不满意当时的心理学对心理现象的主观推测，他们试图使心理学与其他自然科学一样，把可观察、可测量的行为作为研究对象。于是，他们便集中研究行为。这一类学者形成一个学派，被称为“行为主义心理学派”。

行为主义心理学的先驱，当属巴甫洛夫和桑代克。巴甫洛夫在对大脑两半球的研究工作进展到一定水平时，他的视线转向了精神病患者。当他试图对精神病患者的症状进行解释的时候，他便不自觉地扮演了精神病学家或心理学家的角色。

桑代克使用观察记录老鼠走迷宫的方法，研究行为的学习过程，并提出他的著名的“尝试—错误”定律。从此。开创了使用心理学的实验方法和量化手段，研究动物行为学习的先河。桑代克开创的这类研究，比巴甫洛夫早三年。

华生（J. B. Watson）受俄国巴甫洛夫经典条件反射学说的影响，继承了美国桑代克的方法论，建立了“刺激—反应模式”，即 R=f（S）模式。他不去考虑刺激与反应之间的中间过程，他认为，即使中间有思维作为中介，那也不过是由内部语言所引起的喉头肌肉运动，至于情绪，那不过是内脏和腺体的变化，它们都是可以客观记录的行为。华生（1924）认为，行为是可以通过学习和训练加以控制的，他不认为遗传因素起重要作用。他有一句名言说：“给我一打健康的婴儿，并在我设置的特定环境中教育他们，那么任意挑选其中的一个婴儿，不管他的才能、嗜好、性格和神经类型等种种因素如何，我都可以把他训练成我所选定的任何专家、医生、律师、艺术家、商人乃至乞丐和小偷。”华生认为，心理学要成为一门科学，必须摒弃一切主观内省，同时确立心理学的客观研究对象。华生否认传统心理学使用内省法所获取资料的可靠性，并认为不能将知觉或意识作为研究对象，而只能代之以行为；而行为，可以归结为肌肉的收缩或腺体的分泌。

华生的行为主义的极端观点，很快受到新行为主义的挑战。托尔曼（E. C. Tolma）提出中间变量的概念，即刺激和反应之间，或者说实验变量和行为变量之间存在一个“中介变量”，这个中介变量就是有机体的内部因素。他给出了如下公式：B=f（S、P、H、T、A）。其中，B 为行为，P 为生物内驱力，S 为环境刺激，H 为遗传，T 为训练经验，A 为年龄。也就是说，行为（B）是环境刺激（S）、生物内驱力（P）、遗传（H）、过去训练的经验（T）以及年龄（A）等实验变量的函数。行为并不仅仅由环境刺激所决定。

另一位新行为主义心理学家斯金纳（B. Skinner）建立了“操作性条件反射”，并给予如下公式：R=f（S、A）。其中，R 为反应，S 为刺激。反应（R）与刺激（S）、控制变量（A）之间，是一种函数关系。控制变量 A 是实验者所设定和控制的实验变量，又叫“第三变量”。这一模式既考虑了刺激和反应之间的关系，也考虑到其他条件的作用，如在刺激和反应之间所设计的第三变量，等等。当然，在整个操作条件反射过程中，有机体内部过程如何，斯金纳和其他行为主义心理学家一样，也不予以关注。斯金纳认为心理学应当研究可观察的、刺激与反应之间的相互关系，以便对这种条件反射进行“操作分析”。他在对动物的实验中，在食物和获取食物的 S～R 之间，设置了动物主动地按压杠杆的“第三变量”，动物只要按压杠杆，便能取得食物。“取得食物”是“按压杠杆”强化因子，而“按压杠杆”是条件刺激，这种条件刺激是动物自身发出的一种动作，而不是实验者给出的灯光或铃声等条件刺激，这就是斯金纳“操作性条件反射”与巴甫洛夫“经典条件反射”的根本区别。

斯金纳认为，人的现行行为，大部分都是先前行为的后果，而这种后果对先前行为来说，恰恰起到激励作用，这就是强化的作用。后果不同，强化的性质也不同。斯金纳花了大量时间研究分析强化物的种类、性质以及强化物的强度，等等。斯金纳用这一理论，广泛地解释了学习行为，包括不良行为的形成。

新行为主义学派的另一个杰出代表是班都拉（A.Bandura）。他强调学习过程中人自身的能动作用，强调与社会环境的相互作用。以此为基础，提出了新的“社会学习理论”，又称“模仿学习理论”。

社会学习理论认为，人类行为既不是单纯地取决于生物性的内驱力，也不是单纯地取决于客观环境条件，人所具有的、独特的认知过程，也积极地参与着行为模式的形成，它甚至也参与着人格的形成和保持。

这一理论有以下几个最基本的概念：

（1）“替代学习”或称“观察学习”。“替代学习”的含义是：人们能够操纵符号（如语言等），思考外部事物，可预见行为后果。因此，人学会某种行为，大可不必实际去体验，这是班都拉“社会学习理论”中最重要的概念之一。

（2）自行奖赏或批判。自行奖赏或批判的含义是：人们可以评价自己的行为，对自己的行为进行自我强化（自我奖赏或批判），不一定依靠外部强化。

（3）行为自控。行为自控的含义是：人的行为可以自己调控自己，不一定被外界左右。

按照“社会学习理论”，对行为问题的咨询与治疗的原则是：行为反应过剩时，治疗目标就是通过社会学习，消退这些反应；行为反应不足时，治疗目标就是通过社会学习增加和强化此类行为。其基本理论假设是：个体既然可以通过社会学习形成那些不良或不适应行为，也可通过社会学习获得这些行为，反之亦然。

按这种理论，沃皮（Wolpe）将行为治疗定义为：行为治疗是使用实验确立的行为学习原则和方式，克服不良行为习惯的过程。为此，在治疗中，其目标只能是不良行为本身，不应假设也不能探索在这些不良行为背后是否存在更深层的东西。但是，对行为的直接治疗，并不拒绝承认求助者的内在认知和情感活动，因为在这一派别的行为治疗家眼中，它们也是行为，属于“内隐行为”活动的范畴，它们已经表现在“外显行为”之中了。为此，对“内隐行为”的治疗，已经包括在“外显行为”之中了，它们都是行为治疗的目标。“内隐””外显”活动相一致的观点，就是“认知—行为治疗”的理论依据。行为治疗，在治疗前、治疗中和治疗后，精心分析、评估的对象不是行为背后的东西，而是可观察、可量化的“关键行为”，又叫作“靶行为”。在治疗前，先要对“靶行为”进行具体的描述，然后，制定出详细的治疗方案，其中，方案的每一步，都要进行评价，并且评价指标力求一致，这样便于重复。

行为治疗一般包括五个步骤：

①“靶行为”发生的情境及其功能分析。

②“靶行为”量化与标定。

③矫正目标的制定。

④制定增加积极行为，减少消极行为的干预实施、监测、调整计划。

⑤结束以及复发的处理。

行为治疗的主要方法有系统脱敏法、模仿学习、自我管理技术、角色扮演、自信心训练、厌恶疗法、强化法、认知—行为疗法等等。

三、认知心理学观点

认知心理学观点与行为主义心理学观点不同，后者认为外部刺激进入大脑以后的内部加工过程是不重要的，是不可探索的“黑箱”；而认知心理学则认为，恰恰是“黑箱”中的信息加工过程才是最重要的。

所谓“认知”，用日常语言来说，是指一个人对某一事件的认识和看法，包括对过去事件的评价，对当前事件的解释，以及对未来发生事件的预期。

认知，原本是人类心理活动的一个组成部分，是与情感、意志、动机和行为相联系的一种功能。从心理学发展史来看，过去人们对心理的这部分功能曾是十分关注。在经过仔细观察研究之后，人们发现认知作为理性的心理活动，对人的情绪、动机和行为，有较强的调控作用。

认知可以影响人的心理健康这一事实，早在古代医学文献或其他史料中就有记载。中国古代典籍中有一篇《触龙说赵太后》，说的是赵国的小王子将前往秦国做人质，赵国的太后为此十分郁闷，情绪极度低落，不见任何人，水、米不进。如用现在的看法判断，大概是应激性抑郁反应。触龙见到赵太后，说小王子作为人质，实际是为赵国立了大功，可使秦国暂时不攻打赵国。小王子立下功劳，将来继国王之位，就可以使臣民信服。听了触龙的解释，太后心中豁然开朗，随即开始用餐和接见大臣。上述典故中触龙用的就是一种认知性的疏导疗法。

按照认知理论模型，认知活动的整个流程是由紧密衔接着的若干阶段组成的。首先是刺激物经感觉器官成为感觉材料，再经过以往经验和人格结构的折射，赋予感觉材料具体意义，至此，构成一个知觉过程。通过这一知觉过程，个体可以对过去事件做出评价，对当前事件加以解释，或对未来事件做出预期；这些评价、解释和预期进一步激活情绪系统和运动系统，产生各种情绪和行为动机。按照认知心理学理论，这种被激活的情绪—行为系统，不是纯粹的、孤立的情绪与行为，而是由认知因素决定的一种特定的情绪，如喜、怒、哀、乐等；至于目的、动机和行为，也是由认知过程来把握的特定的目的、动机和行为。由此看来，从刺激物的出现到行为反应，在整个的反应键中，认知活动的确是无所不在。

由于所有认知阶段和各阶段的联系都与认知因素有关，所以，从理论上说，如果改善认知因素的结构、调整认知的逻辑、理顺各认知阶段的联系，就有可能矫正心理同题，从而达到心理咨询和矫治的目的。

四、存在—人本主义心理学观点

这种理论指导下的心理咨询，没有行为主义那种标准化的操作过程。它实质上是求助者和咨询师之间，以存在—人本主义的人生哲学为准绳，围绕着求助者的心理问题，进行“平等、自由”的讨论。通过这种讨论，使求助者接受人本主义哲学理念，坚信这种人生哲学，能帮助自己解脱自身的一切苦闷，无限的“潜能”便可迸发出来，推动求助者直逼“自我实现”的顶巅，获得“自我高峰体验”。

运用这类心理咨询方法的咨询师，必须是这种“主义”的信奉者。当然，在临床咨询中，咨询师力求扮演成“人本主义者”，比如，要力求对求助者“无条件关注”，咨询过程必须充满“自由”“平等”“关注”“温暖”“真诚”的气氛，等等。作为咨询技巧，咨询师必须渲染这种气氛，必须能够熟练地使用技巧，以便尽快地和来访者建立起“咨询关系”，而建立起这种人本主义心理学的“咨询关系”，对咨询十分重要。当求助者进入并体验到“无条件地被关注”时，当这种人际关系（即人本主义的“心理咨询关系”）建立后，这种“自由”“平等”“关注”“温暖”“真诚”“无条件关注”的“咨询关系”，就成为心理咨询的制高点。只要是将求助者引入这种关系中，使其深深体验着“无条件关注”“平等”“温暖”“真诚”，求助者自然就可以接受“自我实现”的观念、认定“自我潜能是无限的”“潜能无论在生理或心理方而都有本能性的完善化趋势”、相信自我存在价值、接纳自我的弱点，等等，整个人本主义理念，便被求助者不知不觉地接受。当然，事情远非如此简单，如若求助者有自己固有的观念，又或者求助者的固有观念与咨询师的观念相左时，又当如何呢？此时，咨询师无论如何也不能直接批评求助者，而是通过巧妙的和恰当的反驳或冲击技巧言语来改变求助者的想法，最终，使来访者的思想纳入人本主义的理念框架。

100 多年前，德国产生了费尔巴哈（Feuerbach）的人本主义哲学，原本是反对宗教的；20 世纪中期，美国产生了马斯洛和罗杰斯的人本主义，但它却是反对科学的。至于临床操作，他们向求助者宣传关于“存在”“意志自由”“价值观念”“人的潜能”“自我实现”等等的哲学概念。

任务实施

表 8–7 老年人常用心理咨询理论观点的测试

分类	内容	重点	说明
精神分析理论观点	心理结构、人格结构、心理动力、心理发展、适应问题	掌握精神分析理论观点的具体内容	
行为主义理论观点	（1）“替代学习”或称“观察学习”。 （2）“自行奖赏或批判”。 （3）行为自控	掌握行为主义理论观点的具体内容	
认知心理学观点	认知的概念及流程	熟悉掌握认知心理学的具体内容	
存在—人本主义心理学观点	存在—人本主义的倡导	熟悉掌握存在—人本主义心理学的具体内容	

知识拓展

人性心理学理论观点

近年来，中国心理学界在心理咨询理论上不断积累创新，也有一些本土有实效的创新理论。郭念锋提出的人性心理学，认为只有从“人的本质属性”，即“人性”出发，才能忽略当今临床心理学“各执真理一面”的局限，去正确地阐明人的心理活动、心理结构心理动力、个性及其发展、心理病理变化以及心理诊断、咨询和矫治等问题。

一、基本概念

1. 人性

人，作为一个类，其自身与其他动物相区别的质的规定性，叫作人性。就其本质而言，人性是人的三种基本属性的辩证统一体。三种基本属性是：

（1）被精神属性和社会属性制约的生物属性。它体现为，人作为生物体与外界进行物质交换（新陈代谢）的过程。

（2）以生物属性为前提、社会属性为内容的精神属性。它体现生存发展而对外界环境进行的探究反射，是与外界进行信息交换的过程。

（3）以生物属性为基础，以精神属性为表现形式的社会属性。它是个体对群体附本能，体现为个体与群体间的利益交换（我为人人，人人为我）。

2. 人性心理学

（1）人性心理学，是从人性出发，在三种基本属性之间的辩证关系中，把握人的心理活动及其规律。

（2）人性心理学，不再把心理现象单纯地定义为“脑的功能和客观现实的反映”，而是明确地提出，心理现象是人性的表达，是人的三种本质属性的具体表现形式。

（3）人性心理学，是以人性中的精神属性为中心，进而说明心理、脑和社会这三者的关系。依据它们之间的具体关系，讨论心理自身的性质、特点以及变化的规律。

任务评价

表 8-8 “老年人心理咨询的理论观点”任务学习自我检测单

姓名：	专业：　　　　班级：　　　　学号：
任务分析	（1）精神分析理论观点： （2）行为主义理论观点： （3）认知心理学观点： （4）存在—人本主义心理学观点：
任务实施	试用一种理论来分析本章节的案例。

任务五 老年人心理咨询的案例实操

任务情境

李某，男，60 岁，退休干部。退休之前的李某身体健康、精神矍铄、性格开朗，在一事业单位任局长，单位同事对他都十分敬重。李某工作能力强，擅长与人交往，找他办事的人络绎不绝，电话、应酬接连不断。但退休这一年多来，前簇后拥的人不见了，原来的“门庭若市”变成了现在的“门前冷落”。李某也像完全变了个人，目光呆滞、脸色灰暗、弯腰驼背、精神萎靡不振，越来越不愿意与以前的老朋友、老同事交往，后来甚至足不出户。脾气也日渐古怪，经常在家中坐立不安，动不动就大发雷霆。家人很不理解李某的反常行为，老伴也非常担心他的健康，多次劝说却没有效果。情急之下，在老伴的陪同下李某走进了心理咨询室寻求帮助。

任务目标

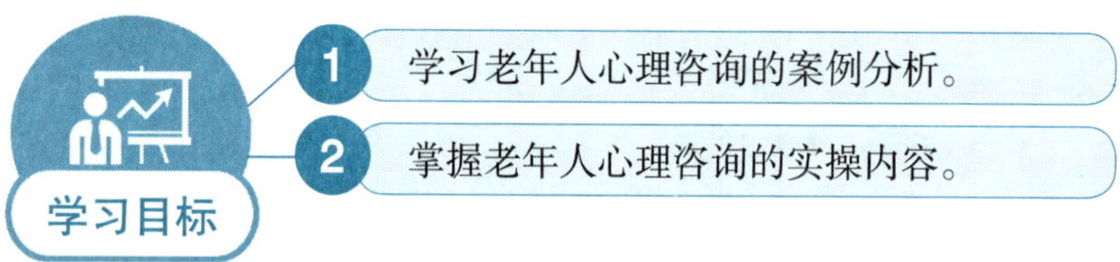

任务描述

针对来访者李某的心理问题，如何进行分析和介入?

来访者为何会发生如此大的变化?从李某的人生经历可以得知，他曾经是事业上的强者，由于缺乏对“退休”这一生活事件的心理准备，对自己退休后的生活没有妥善的计划，离开了自己熟悉的职场环境和热衷的事业，无法适应社会角色的转变，因而不可避免地产生了失落感、孤独感以及反常的行为。这是老年人退休后容易发生的心理问题之一，即“退休综合征”。

一、退休综合征

“退休综合征”是一种发生在老年期典型的心理、社会适应不良性疾病，也是社区老年人常见的心理问题。具体来说，就是老年人由于退休后不能适应新的社会角色、生活环境和生活方式的变化而出现的焦虑、抑郁、悲哀、恐惧等消极情绪，或因此产生偏离常态的行为的一种适应性不良的心理障碍，这种心理障碍往往还会引发其他生理疾病，影响身心健康。焦虑、抑郁可以引起神经—内分泌—免疫系统的紊乱，常常导致高血压或使原有的高血压、糖尿病呈现波动，难以控制，容易出现脑血管意外。然而，并不是每个老年人退休后都会患“退休综合征”。只要合理、科学地安排好自己的退休生活，坦然面对这一不能改变的现实，“退休综合征”是完全可以避免和治愈的。

二、焦点解决短期心理咨询基本流程及对话节选

焦点解决短期咨询的一次晤谈时间约 60 分钟，大致分为三个阶段，即建构解决的对话阶段、休息阶段和正向回馈阶段。

1. 建构解决的对话阶段

此阶段约 40 分钟，通过目标架构、例外架构、假设解决架构收集来访者信息，引发其积极思考。

（1）目标架构。帮助来访者明确他们想要达成的目标，也是咨询的工作目标。咨询师使用一些暗示性语言，影响、改变来访者的认知，引导来访者正向、积极地思考和解决问题。此阶段主要使用的对话技术是预设性询问。

咨询师：你今天来想要改变的是什么？我可以帮你什么？（暗示来访者今天来是想要改变，需要为自己负责任，咨询师只是帮忙，而如何帮得上忙则需要来访者告知，这样有利于加强来访者的自主性）

来访者：我不想退休后就这样无所事事。

咨询师：你理想的退休生活是什么样的？（使用正向的语言）

来访者：我想老有所为、老有所乐。

咨询师：你需要做些什么才能达到这样一种状态？（更注重达成目标的过程）

来访者：每天的生活很充实，有朋友可以交心。

咨询师：假如你的生活现在就很充实，你必须做到什么？和现在的行为有什么不同？（目标不能过于空洞，最好是此时此刻可以去做的具体的目标）

来访者：可是现在人家都不愿意理我，不愿意和我说心里话。

咨询师：这样的情况下，你做些什么事能使这种状况发生改变？（焦点治疗的目的不是去改变别人、改变环境，而是让来访者实施和掌控目标的实现）

（2）例外架构。来访者抱怨的问题一定有例外存在，只是被来访者忽略。咨询师的责任是协助来访者找出问题不存在的时候。此阶段主要使用的对话技术是例外询问

和振奋性鼓舞。

来访者：退休以后，我明显感觉到“人走茶凉”，退休前单位的部下见到我老远就打招呼，满脸笑容。可是现在碰面了就跟陌生人似的，连正眼都不瞧我一下。

咨询师：你以前的老熟人中，有没有一直跟你保持比较好的关系的？

来访者：有，个别同事关系还行。

咨询师：能描述一下你和他们的交情吗？你们最近一次是怎么联系的？（有例外，要追问细节，找出问题发生与未发生之间的差异。注意询问最近的例外经验对来访者帮助最大，因为刚发生不久的事，来访者比较容易记得细节，再次发生的可能性会较大）

来访者：我有一个大学同学，当时住同一宿舍，是我的上铺，我们俩交情深、亲如兄弟……

咨询师：你能结交到这样一位好友真是太幸福了！这份情感，你是怎么“保鲜”的？（振奋性鼓舞，通过语言或非言语的信息，如身体向前倾、点头、微笑等，赞许来访者在例外发生时所呈现的成功和力量）

（3）假设解决架构。当来访者很难用例外的正向的架构来看待自己的问题时，或当来访者的目标不确定时，引导来访者想象未来问题解决时的情景，这样的假设性引导，可以使来访者从未来反观眼前，从中找到一些新的方法或思路来解决当前的问题。此阶段主要使用的对话技术有奇迹式询问、水晶球询问、结局式询问。

如面对一位因退休而孤独自闭的来访者，凭借自身现有力量想不到任何摆脱现状的好方法，咨询师可以这样提问：

“当一个奇迹发生了，使你来这里的问题解决了，你的生活会有什么不一样？”（奇迹式询问）

“如果在你面前有一个水晶球，可以看到未来，想象一下你会看到什么？”（水晶球询问）

“如果这是最后一次的咨询，当你离开这个咨询室的时候，你会希望看到自己变成怎么样？”（结局式询问）

咨询师的提问暗示着来访者的问题已经解决了，这是来访者可以做到的事情。而不要把目标放在“不为此事而痛苦”这样难以掌控的高期望值上。

（4）休息阶段。在会谈 40 分钟后，休息 10 分钟，休息阶段与观察咨询的协同者讨论，如何有效地进行反馈。咨询师可以脱离咨询的情境，回顾咨询的过程，客观地整理与思考，同观察咨询的人员讨论，提取有意义的信息给来访者，使其在本次咨询至下次咨询期间，知道该做些什么。来访者在此阶段进行自我回顾与思索，更加期待咨询师的归来，更能接受咨询师所回馈的一切信息。

2. 正向回馈阶段

此阶段约 10 分钟。通过赞美、提供信息、布置家庭作业等方式促使来访者发生改变。

（1）赞美。赞美技术具有振奋性的鼓舞和赞许。对于来访者表现出正向的力量和资源的地方，咨询师随时给予鼓励、赞许、喝彩、加油、支持与肯定，尤其是在来访者找到例外、解决方法时格外重要。只要是表达对来访者的支持都算是一种振奋性的鼓舞。它有助于营造正向、积极、乐观、期待改变的气氛。能增强、激励来访者，使来访者对自己有信心。如“你当时是怎么决定要去做的？你是怎么告诉自己跨出这一大步的？”（当来访者谈到一个例外时，强调这是个案是自己决定去做的，并暗示还可以决定再做一次，可助长个案的自主性与责任感。“当你用行动使事情改变之后，你现在怎么看自己？”“那太棒了！”

（2）提供信息。为来访者提供一些有价值的信息，使来访者朝着问题已解决的道路前进，暗示来访者可以做得更多更好，最常使用一般化技术。

来访者：我退休后就闷在家里，心理压力特别大，我快撑不住了。

咨询师：很多老年人，尤其是像你这样的领导干部，也会受到这样的心理困扰。年轻时争强好胜，事业心强，工作严谨，兴趣爱好少，对退休毫无心理准备，突然从繁忙的工作中退下来之后无所事事，心理落差大，一时难以适应，在退休后 0.5～1 年出现“退休综合征”的概率很大。（咨询师对来访者的问题提供相关的专业信息，让来访者觉得其遭遇具有普遍性，是一种发展阶段常见的暂时性的困境，而不是病态的、无法控制的灾难，以使来访者减低恐惧感，接纳自己的问题）

（3）布置家庭作业。鼓励来访者在实际生活中去做自己能做的和已经在做的工作。请来访者观察正向的、积极的东西，多做一点正向的或例外的有效行为，观察及发现突发例外时的情景。

3. 再次咨询时的操作要点

焦点解决心理咨询把每一次咨询都看作是第一次也是最后一次咨询，追求的是每一次咨询使来访者朝向目标的方向前进一点，不强求一步就能达成目标。来访者是自己问题的专家，可以随时决定是否还要继续咨询。再次咨询时应该按照来访者的状态调整谈话的方向。

咨询师：这一周来你有哪些变化？这一周你做了什么让自己很高兴的事？（以具体的、具有建设性的、目标导向的问句开始，这样的问句暗示来访者的情况已经有所改变，或者至少有一点改变）

来访者 1（有所改变型）：那天，我到社区老年人活动中心，他们有的在打牌、有的在跳舞……我没加入，看了一会儿就回家了。

咨询师：你能迈出家门走向社区，简直太棒了！你是怎样做到的？你觉得还需要做些什么可以维持这种好的改变？（对于有所改变型的来访者，即使只有一点正向的改变，也需要采用“振奋性鼓舞”“赞美”的技术进行激励，增强其自信心。接下来继续第一次咨询时的流程，利用目标架构、例外架构、假设解决架构继续开展咨询）

咨询师：想象一个 0～10 的评分，0 表示非常不好，10 表示非常好，你给一周前的状态评多少分？对现况的评分又是多少？（评量询问可以应用在许多方面，它可以用来评价来访者的很多情况，如自尊、自信、咨询前后的改变等。利用 0～10 分协助来访者将抽象的概念以比较具体的方式加以描述）

来访者 2（持平型或下滑型）：这一周来没有任何变化。我还是想不到该怎么调整自己。

咨询师：我能了解有许多理由使你感到沉闷，有许多事不能如你所愿，那么，你做了什么没有使情况变得更糟？（来访者实际上感觉不到变化，咨询开始时，仍旧述说自己的困难。咨询师这时要打断来访者的对话，并继续询问来访者一周来是否有一点点改变，即例外询问；或者引导来访者思考自己做了什么使情况没有变得更糟，这其中隐含着来访者解决问题的力量与资源）

4. 咨询效果评价

经过为期 4 周、1 次 / 周的心理咨询，在咨询师的引导下，李某凭借自身力量逐渐改变了观念，给退休生活赋予了新的内容，重建了生活秩序。他开始到社区老年活动中心参加活动，重新学习并培养兴趣，联络旧时好友并结交新友，结伴出游、登山、垂钓，积极乐观地迎接人生的第二个春天。

项目总结

老年人面对现代社会的各种压力，产生负面情绪及躯体症状，在不能自我调适的情况下，需要及时介入心理咨询的干预。本章节对老年人心理咨询的概念、对象、任务、分类、程序、技巧、理论一一阐述，理论联系实际，结合临床案例进行了专业的分析和介入流程的具体介绍。

思考实践

1. 什么是心理咨询？老年人心理咨询的对象和任务是什么？
2. 老年人心理咨询常用的程序有哪些？使用过程中的注意事项是什么？
3. 老年人心理咨询常用技巧有哪些，如何整合使用？
4. 老年人心理咨询常用的理论有哪些？
5. 试用心理咨询专业理论来分析一至两个老年人常见案例。

参 考 文 献

［1］付婷婷. 孤独感对老年人生活质量的影响［C］// 杭州师范大学，浙江省长三角城乡社区发展研究院.《社区心理的浙江研究》学术研讨会论文集. 杭州：杭州师范大学，浙江省长三角城乡社区发展研究院，2019：5.

［2］代玲，曾铁英. 老年人孤独感的影响因素及其相关干预研究［J］. 护理研究，2017（1）：138–141.

［3］梁辰. 老年人孤独感现状及影响因素研究［D］. 济南：山东大学，2018.

［4］王婧雅. 老年人的孤独［J］. 健康之友，2017（12）：44–47.

［5］高茵茵，王东博，闵霞，等. 中老年人孤独感影响因素研究［J］. 中国医科大学学报，2015（6）：503–505.

［6］李艳鸣. 老年人易患三种焦虑症［J］. 江苏卫生保健，2017（1）：50–51.

［7］史学敏. 老年人焦虑与健康［J］. 老同志之友，2019（12）：54.

［8］张丽云，秦卫. 社区老年人群焦虑、抑郁现况调查及危险因素研究［J］. 中国卫生产业，2019，16（28）：183–185，188.

［9］谌益华. 老年人焦虑症的治疗与预防［J］. 健康向导，2019，25（2）：33.

［10］董开莎，程利娜. 离退休老年人焦虑与应对方式的关系［J］. 中国老年学杂志，2014，34（21）：6153–6155.

［11］王惠婷，陈丽霞，陈芬菲，等. 社区老年人远程照护与焦虑、抑郁情绪现状的调研［J］. 贵州医药，2018，42（4）：510–511.

［12］蓝新. 综合疗法对焦虑老年人的护理效果观察［C］// 中国老龄事业发展基金会. 第四届全国老年心理关爱研讨会论文集. 2011：279–280.

［13］裴青燕. 中国老年人抑郁症状及影响因素分析［D］. 郑州：郑州大学，2019.

［14］李秀梅. 老年抑郁症的相关因素及护理干预［J］. 医学信息，2014（12）：665.

［15］杨雅杰. 心理护理干预对老年抑郁症患者临床治疗效果的影响分析［J］. 基层医学论坛，2020，24（9）：1261–1262.

［16］韩雪梅. 浅议老年患者抑郁症的心理疏导以及精神护理［J］. 中国保健营养（下旬刊），2013，23（12）：7599–7600.

［17］刘莉，鞠玉山，刘华，等. 老年抑郁症的诱发因素与预防策略［J］. 航空航天医学杂志，2012，23（1）：72–73.

［18］李华. 对老年患者抑郁症的心理疏导及护理［J］. 中外健康文摘，2014（13）：212–213.

［19］陈立亮，王远玉，张雪芹. 老年期抑郁症的临床特点（附 50 例分析）［J］. 临沂医学专科学校学报，2004，26（3）：179–180.

[20] 吴瑞枝．老年抑郁症病因及临床表现[J]．实用老年医学，2001，15（1）：7-8．
[21] 徐绉妍，陈小勇．老年人抑郁症的影响因素与护理对策[J]．医药与保健（中旬版），2009，17（6）：84-85．
[22] 王叶熙，康红芹．老年人对死亡的恐惧及其应对[J]．湖北大学成人教育学院学报，2011，29（3）：57-60．
[23] 王剑铃．浅谈老年人死亡恐惧感的心理保健[J]．按摩与康复医学（下旬刊），2012，3（10）：226．
[24] 王正惠，尹红，李继铭，等．老年人群死亡恐惧心理的应对模式探讨[J]．中国疗养医学，2014（11）：1037-1039．
[25] 朱建宏．成功老龄化的研究概况[J]．中国老年学杂志，2008，28（7）：723-724．
[26] 青蓝．老年恐惧症的心理疗法[J]．人人健康，2011（7）：47．
[27] 王晶．老年患者的心理特点分析及心理护理对策[J]．世界最新医学信息文摘，2020，20（88）：287-288．
[28] 郑真真，周云．中国老年人临终生活质量研究[J]．人口与经济，2019（2）：44-54．
[29] 张韵，陆杰华．痛苦抑或安详：中国老年人临终状态及其影响因素的实证探究[J]．人口与发展，2017，23（2）：80-91．
[30] 黄婉婷．中国高龄老年人临终照护对临终状态的影响研究[J]．现代商贸工业，2020（7）：74-75．
[31] 刘雨婷，王春苗，戴建强．浅谈老年人临终关怀现状及对策[J]．养生保健指南，2016（28）：84，148．
[32] 刘春琳．浅析临终老年人的心理和关怀[J]．今日湖北（下旬刊），2013（6）：146-147．
[33] 王宝莲，庞书勤，吴异兰，等．老年临终患者家属照护需求的质性研究[J]．解放军护理杂志，2016，33（23）：11-14，19．
[34] 张洪瑜．对我国临终关怀护理发展现状的思考[J]．饮食保健，2019，6（9）：296．
[35] 封铁英，刘蓉，高鑫．人际关系、活动参与与老年人主观幸福感：基于陕西省养老机构调查实例的分析[J]．中州学刊，2020（3）：87-91．
[36] 尤琳．老年人人际关系与心理健康的比较研究[J]．科协论坛（下半月），2007（5）：206-207．
[37] 丁小斌，赵庆华．老年人良好的人际关系分析[J]．中国老年学杂志，2014（9）：2597-2599．
[38] 肖健，王炳德．人际关系与老年人心理健康：下[J]．中老年保健，2000（5）：4-5．
[39] 马建芳，付丽，李洁，等．人际关系对老人院老年人睡眠质量的影响[J]．河北

医药，2012，34（20）：3152-3153.
[40] 美国精神医学学会．精神障碍诊断与统计手册：第5版［M］．张道龙，等译．北京：北京大学出版社，2015.
[41] 人力资源和社会保障部教材办公室等．老年人心理护理实用技能［M］．北京：中国劳动社会保障出版社，2018.
[42] 蔡晓领．老年人智力与年龄关系研究述评［J］．社会心理科学，2007，22（1）：8.
[43] 滕建荣，洪鸣鸣．老年人智力和生活能力的影响因素分析［J］．中国心理卫生杂志，2003，17（2）：108.
[44] 樊旭辉．影响老年人智力和生活能力的心理社会因素分析［J］．中国健康心理学杂志，2005，13（4）：300-302.
[45] 樊惠颖，李峥．怀旧疗法在老年痴呆患者中的应用进展［J］．中华护理杂志社，2014，49（006）：716-720.
[46] 刘建勋，冯志颖．老年期睡眠障碍［J］．中华老年医学杂志，1994.
[47] 吴瑞枝．老年期睡眠障碍［J］．实用老年医学，2003，17（2）：4.
[48] 于美芝，王开尧，王铁石．认知行为疗法干预老年人睡眠障碍［J］．中国临床医生杂志，2014（1）：3.
[49] 胡思帆，刘媛，孙洪强．老年人昼夜节律失调性睡眠－觉醒障碍研究进展［J］．世界睡眠医学杂志，2017，4（1）：6.
[50] 陶晶晶，陈芳，裴大军．正念训练干预在失眠症患者中的应用精读［J］．中华全科医学，2017，15（8）：5.
[51] 程慧，王清馨．正念减压疗法在焦虑症治疗中的应用进展［J］．中华现代护理杂志，2014，20（13）：1594-1596.
[52] CARISA P P，NIKEEA C L，WEBB L，et al．Improving selfregulation in adolescents：current evidence for the role of mindfulness-based cognitive therapy［J］．Adolescent Health Medicine and Therapeutics，2016，7（3）：101-108.
[53] HEIDENREICH T，TUIN I，PFLUG B，et al．Mindfulness-based cognitive therapy for persistent insomnia：a pilot study［J］．Psychotherapy & Psychosomatics，2006，75（3）：188-189.
[54] GATTONE P M．Preventing death by suicide［J］．Epilepsy Behav，2016（61）：292-293.
[55] 尹海辉．1例自杀未遂老年烧伤患者的护理［J］．中华现代护理杂志，2003，009（009）：729-730.